医学信息分析与临床决策支持

Medical Information Analysis and Clinical Decision Support

主　编　李　毅　张豫夫

副主编　许蓓蓓　于　娜

编　者　（按姓名汉语拼音排序）

曹桂莹　北京大学医学部

陈子烁　北京大学医学部

黄紫婷　北京大学医学部

李　毅　北京大学医学部

罗　颜　北京大学医学部

苏鹤轩　北京大学医学部

许蓓蓓　北京大学医学部

姚珊珊　北京大学医学部

于　娜　北京大学医学部

张豫夫　美国伊利诺伊大学芝加哥分校

U0196977

北京大学医学出版社

YIXUE XINXI FENXI YU LINCHUANG JUECE ZHICHI

图书在版编目（CIP）数据

医学信息分析与临床决策支持/李毅，张豫夫主编. —北京：
北京大学医学出版社，2020.12
ISBN 978-7-5659-2204-6

Ⅰ. ①医… Ⅱ. ①李… ②张… Ⅲ. ①医学－管理信息系统－
研究生－教材 ②医学－决策支持系统－研究生－教材
Ⅳ. ①R-39

中国版本图书馆 CIP 数据核字（2020）第 099775 号

医学信息分析与临床决策支持

主　　编：李　毅　张豫夫
出版发行：北京大学医学出版社
地　　址：（100083）北京市海淀区学院路 38 号　北京大学医学部院内
电　　话：发行部 010-82802230；图书邮购 010-82802495
网　　址：http://www.pumpress.com.cn
E - mail：booksale@bjmu.edu.cn
印　　刷：北京溢漾印刷有限公司
经　　销：新华书店
责任编辑：袁朝阳　　责任校对：靳新强　　责任印制：李　啸
开　　本：787 mm×1092 mm　1/16　印张：18.25　字数：460 千字
版　　次：2020 年 12 月第 1 版　　2020 年 12 月第 1 次印刷
书　　号：ISBN 978-7-5659-2204-6
定　　价：85.00 元

版权所有，违者必究
（凡属质量问题请与本社发行部联系退换）

本书由

北京大学医学科学出版基金资助出版

内容简介

全面、系统、精准、及时的医学信息分析与临床决策支持是提高疾病诊断与治疗水平的需要。

本书以大数据和人工智能时代为背景，详细讲解医学信息分析与临床决策支持的相关理论和方法；以运筹学理论、贝叶斯理论、证据理论、模糊集理论、可能性理论、粗糙集理论为基础，重点阐述临床医学领域中的确定型决策、不确定型决策、风险型决策、规则推理决策、模糊决策、一次性决策和三支决策，以及复杂临床环境中的多准则决策、序贯决策、群体决策、人工智能决策和混合型决策的基本原理、分析方法和 R 软件实现过程。

本书作为临床决策类教材，主要面向医学院校各专业本科生，同时适合临床医护人员、医院管理人员以及从事医学信息分析、临床决策支持研究的学者和研究生参阅。

前　言

医学信息分析与临床决策支持贯穿了疾病诊断与治疗的全过程。医学院校应当尽量多地开设医学决策相关的课程供学生选修，以帮助学生们系统学习决策理论知识与技术方法，强化科学决策思维，拓宽学术视野，提高确定决策目标、分解决策问题、采集决策信息、分析决策数据、设计决策方案、构建决策模型和参与决策实践的能力。

20世纪80年代，美国医学院联合会（Association of American Medical Colleges，AAMC）将决策分析的内容列入了大学本科教学课程中，由哈佛大学医学院等几所著名的医学院校率先开设了有关课程。目前，哈佛大学陈曾熙公共卫生学院医学决策科学中心（Center for Health Decision Science，CHDS；Harvard T. H. Chan School of Public Health）已经在决策理论和决策方法等方面开设了十余门课程，并取得了良好的教学效果。

21世纪以来，现代医学的模式逐步由"生物–心理–社会"模式向整合医学、循证医学、转化医学和精准医学模式转变。伴随着决策理论的发展，风险决策、推理决策、模糊决策、多目标决策、序贯决策、群体决策、模拟仿真决策的理论和方法在医学领域得到了更加广泛的应用。大数据和人工智能时代的到来，为定量决策、动态决策、实时决策、智能决策带来了更为广阔的创新空间。

本书内容分为两个部分：

第一部分　概论（第一章 ～ 第四章）：概要介绍医学信息分析与临床决策支持基本理论，探讨决策分析和信息分析的关系，介绍常用医学信息分析方法和决策分析软件，讲解确定型决策和不确定型决策的基础知识、分析方法和R软件实现过程。

第二部分　各论（第五章 ～ 第十四章）：根据现代决策理论发展脉络，分别讲述医学领域中基于贝叶斯理论的风险决策、基于证据理论的规则推理决策、基于模糊集理论的模糊决策、基于可能性理论的一次性决策、基于粗糙集理论的三支决策，以及复杂临床环境中的多准则决策、序贯决策、群体决策、人工智能决策和混合型决策的相关概念、基本原理、分析方法和R软件实现过程。

本书中各章均设有名人名言和提要，由李毅选编。名人名言全部来自著名管理学家、美国克莱蒙特研究生大学（Claremont Graduate University，CGU）教授彼得·德鲁克（Peter F. Drucker，1909—2005年）。彼得·德鲁克的著作及其学术思想对于追求创新和最佳实践的管理者影响深远。希望读者在本书的阅读和学习过程中对于彼得·德鲁克有关管理决策的观点在医学领域中的应用能够有所体会和感悟。提要中列举了教学要点，明确了学习过程中需要掌握、熟悉和了解的内容。

本书各章的第一节为基本理论，第二节为分析方法，第三节为案例和R软件实现，第四节为文献导读。基本理论和分析方法的内容主要由李毅、张豫夫、于娜和许蓓蓓编写。案例和R软件代码由李毅选编，姚珊珊、黄紫婷、陈子烁、苏鹤轩、曹桂莹、罗颜、张豫夫对R软件代码的运行进行了调试和验证。R软件编程环境为R 4.0.1＋RStudio 1.3.959。

数据统一保存在 RStudio 所建项目的 data 文件夹中。文献导读由李毅和于娜编写，选择了与各章节主题密切相关的英文文献，供读者阅读分析和交流讨论。

本书主要作为医学院校本科生医学信息分析与临床决策支持课程的教材，也可以作为临床医护人员、医院管理人员以及从事医学信息分析、临床决策支持研究的学者和研究生的参考资料或培训教材。建议课时安排不低于 36 个学时。

在本书的构思过程中，得到了北京大学第三医院赵一鸣教授和北京大学第一医院张路霞教授的指导和帮助，在此表示感谢！

在本书的编写过程中，参阅了大量的文献资料，文中以脚注的方式注明了引用的期刊论文、学位论文和网络资源，书后列出了主要参考书目和 R 软件包的参考文献。在此向所有作者和出版发布者表示感谢！

近年来，在北京大学医学部为本科生和研究生开设的"医学信息分析与决策"选修课教学过程中，得到了胡永华老师、于娜老师、许蓓蓓老师和刘徽老师的支持和帮助，在此表示感谢！

本书的出版得到了北京大学医学科学出版基金的资助，在此向北京大学医学出版社的支持和编辑们的帮助表示感谢！

需要说明的是，书中所有案例分析和软件运行结果不表明任何医学观点或结论，不可作为任何临床诊疗依据或诊疗建议，仅限于课堂教学过程中的讲解、演示、分析和练习使用。希望读者能够掌握多种决策分析方法的基本原理和 R 软件编程的基本思路，做到举一反三、融会贯通。

由于编者水平有限，书中错漏之处在所难免，敬请广大读者批评指正。

李　毅　张豫夫

2020 年 6 月

目　　录

第一章　医学信息分析方法 ……………………………………………………… 1
　　第一节　信息分析概述 ………………………………………………………… 1
　　第二节　医学信息分析基础 …………………………………………………… 10
　　第三节　案例分析和软件实现 ………………………………………………… 17
　　第四节　文献导读 ……………………………………………………………… 22
第二章　临床决策支持 …………………………………………………………… 24
　　第一节　决策理论概述 ………………………………………………………… 24
　　第二节　临床决策分析方法和临床决策支持系统 …………………………… 35
　　第三节　案例分析和软件实现 ………………………………………………… 40
　　第四节　文献导读 ……………………………………………………………… 43
第三章　确定型决策 ……………………………………………………………… 45
　　第一节　确定型决策概述 ……………………………………………………… 45
　　第二节　确定型决策的分析方法 ……………………………………………… 46
　　第三节　案例分析和软件实现 ………………………………………………… 52
　　第四节　文献导读 ……………………………………………………………… 56
第四章　不确定型决策 …………………………………………………………… 59
　　第一节　不确定型决策概述 …………………………………………………… 59
　　第二节　不确定型决策的分析方法 …………………………………………… 62
　　第三节　案例分析和软件实现 ………………………………………………… 64
　　第四节　文献导读 ……………………………………………………………… 66
第五章　基于贝叶斯理论的风险决策 …………………………………………… 69
　　第一节　风险决策的基础理论 ………………………………………………… 69
　　第二节　风险决策的分析方法 ………………………………………………… 72
　　第三节　案例分析和软件实现 ………………………………………………… 80
　　第四节　文献导读 ……………………………………………………………… 88
第六章　基于证据理论的规则推理决策 ………………………………………… 90
　　第一节　基于规则推理的决策概述 …………………………………………… 90
　　第二节　基于证据理论的决策分析方法 ……………………………………… 96
　　第三节　案例分析和软件实现 ………………………………………………… 107
　　第四节　文献导读 ……………………………………………………………… 112
第七章　基于模糊集理论的模糊决策 …………………………………………… 114
　　第一节　模糊决策的基本理论 ………………………………………………… 114
　　第二节　模糊决策的分析方法 ………………………………………………… 121
　　第三节　案例分析和软件实现 ………………………………………………… 127

　　第四节　文献导读 ……………………………………………………………………… 139
第八章　基于可能性理论的一次性决策 …………………………………………………… 142
　　第一节　一次性决策的基本理论 …………………………………………………… 142
　　第二节　一次性决策的分析方法 …………………………………………………… 149
　　第三节　案例分析和软件实现 ……………………………………………………… 152
　　第四节　文献导读 …………………………………………………………………… 156
第九章　基于粗糙集理论的三支决策 ……………………………………………………… 158
　　第一节　三支决策的基本理论 ……………………………………………………… 158
　　第二节　三支决策的分析方法 ……………………………………………………… 161
　　第三节　案例分析和软件实现 ……………………………………………………… 172
　　第四节　文献导读 …………………………………………………………………… 176
第十章　基于多目标或多属性的多准则决策 ……………………………………………… 179
　　第一节　多准则决策的基本理论 …………………………………………………… 179
　　第二节　多准则决策的分析方法 …………………………………………………… 186
　　第三节　案例分析和软件实现 ……………………………………………………… 191
　　第四节　文献导读 …………………………………………………………………… 200
第十一章　基于时间序列的序贯决策 ……………………………………………………… 204
　　第一节　序贯决策的基本理论 ……………………………………………………… 204
　　第二节　序贯决策的分析方法 ……………………………………………………… 208
　　第三节　案例分析和软件实现 ……………………………………………………… 213
　　第四节　文献导读 …………………………………………………………………… 218
第十二章　基于群体理论的群体决策 ……………………………………………………… 220
　　第一节　群体决策的基本理论 ……………………………………………………… 220
　　第二节　群体决策的分析方法 ……………………………………………………… 225
　　第三节　案例分析和软件实现 ……………………………………………………… 231
　　第四节　文献导读 …………………………………………………………………… 237
第十三章　基于深度学习的人工智能决策 ………………………………………………… 240
　　第一节　人工智能决策的基本理论 ………………………………………………… 240
　　第二节　人工智能决策的分析方法 ………………………………………………… 250
　　第三节　案例分析和软件实现 ……………………………………………………… 256
　　第四节　文献导读 …………………………………………………………………… 258
第十四章　混合型决策 ……………………………………………………………………… 261
　　第一节　混合型决策概述 …………………………………………………………… 261
　　第二节　模糊多准则群体决策的分析方法 ………………………………………… 263
　　第三节　案例分析和软件实现 ……………………………………………………… 267
　　第四节　文献导读 …………………………………………………………………… 272
主要参考书目 ………………………………………………………………………………… 275
R 软件包参考文献 …………………………………………………………………………… 277

第一章　医学信息分析方法

智力、想象力及知识，都是重要的资源。但是，只有"有效性"才能将这些资源转化为成果。

Intelligence，imagination，and knowledge are essential resources，but only effectiveness converts them into results.

彼得·德鲁克（Peter F. Drucker）

提要

本章主要讲解信息分析的定义、特性、类型、作用、方法以及医学信息分析基础。
要求掌握信息分析的定义、医学信息分析方法和案例分析中的 R 软件实现方法。
要求熟悉常用信息分析方法。
要求了解常用信息分析所需的软件工具。

第一节　信息分析概述

一、定义

信息分析（information analysis）是根据特定问题的需要，对大量相关信息进行定向选择、深层次的思维加工和科学抽象，形成有助于问题解决的新信息的研究活动。信息分析的目标是为方向选择、方案论证和成果评价提供依据。信息分析的过程是对整理、鉴别之后的信息进行系统分析，通过定性或定量的方法，提出观点，得出结论，形成新的增值的信息产品。

与信息分析密切相关的概念主要有数据分析、数据统计、数据处理、信息浓缩、信息整合、信息处理、知识挖掘、知识融合、技术跟踪、技术预见、荟萃分析、萃智分析、商业智能、人工智能和决策分析等。

在"数据-信息-知识-智慧（data，information，knowledge，wisdom）"金字塔模型（DIKW pyramid model）[1,2,3] 中，数据位于金字塔的最底层，信息位于数据的上层，知

① Zeleny，M. Management support systems：Towards integrated knowledge management [J]. Human systems management. 1987，9（1）：59-70.

② Rowley，J. The wisdom hierarchy：Representations of the DIKW hierarchy [J]. Journal of information science. 2007，33（2）：163-180.

③ 叶继元，陈铭，谢欢，等. 数据与信息之间逻辑关系的探讨：兼及 DIKW 概念链模式 [J]. 中国图书馆学报. 2017，（3）：34-43.

识位于信息的上层，智慧位于最上层（图1-1）。该模型基本上呈现出数据、信息、知识和智慧的相互关系。

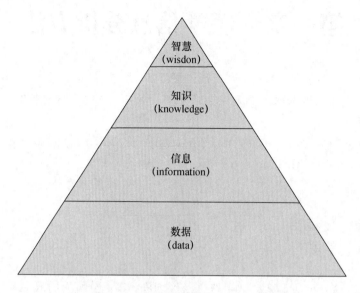

图 1-1　数据、信息、知识、智慧模型

二、特性

信息分析具有目的性（需求要明确）、研究性（采用非传统实验和试验手段）、系统性（多维、多层次）、科学性（假设、检验、修正、改进）、预测性（作为决策依据）、价值性（激活、增值）和从属性（决策支持）。

三、类型

信息分析涉及面广，采用的方法多种多样。根据不同的划分标准，可以将信息分析划分为各种不同的类型。

按照层级的高低划分，可以将信息分析分为战略信息分析和战术信息分析。

按照涉及的领域划分，可以将信息分析分为政治信息分析、经济信息分析、社会信息分析、科学技术信息分析、交通运输信息分析、军事信息分析和生物医学信息分析等。

按照工作的方式划分，可以将信息分析分为跟踪型信息分析、比较型信息分析、预测型信息分析、评价型信息分析。

按照采用的方法划分，可以将信息分析分为定性信息分析和定量信息分析、静态信息分析和动态信息分析等。

按照研究的性质划分，可以将信息分析分为回顾性分析（retrospective analysis）和前瞻性分析（prospective analysis）。

按照分析的过程划分，可以将信息分析分为描述性分析、诊断性分析、预测性分析（predictive analysis）、具有实用价值的规范性分析（prescriptive analysis）和具有理论价值的规范性分析（normative analysis）。

四、作用

信息分析是对信息的深度加工，是开发和利用信息资源的一项研究和服务活动，可通过对大量相关信息的收集、整理、分析与综合，为用户提供高度浓缩的、系统化的资料和数据。

信息分析的最终成果应当形成创新性的、增值的信息产品，能产生一定的社会、经济效益。它可以是一种情景的描述、说明或判断，也可以是一种评论、建议或方案。根据科学技术及社会、经济的发展、演变情况和目前存在的问题，通过信息分析研究，还可以预测未来的发展趋势和可能产生的影响，为不同层次的决策提供支持。

五、常用信息分析方法

（一）逻辑分析法

信息分析最基本的方法是逻辑分析法。

逻辑指的是思维的规律和规则，是对思维过程的抽象。人类智能在计算机上的模拟就是人工智能，而智能的核心是思维。逻辑学研究概念、判断和推理，不研究具体的思维内容，而研究其逻辑形式及各种逻辑形式之间的关系。

逻辑方法是指人们在逻辑思维过程中根据现实材料按逻辑思维的规律、规则形成概念，作出判断和进行推理的方法，包括形式逻辑方法和辩证逻辑方法。形式逻辑方法包括传统形式逻辑方法（如综合、抽象、概括、定义、划分等）和现代形式逻辑方法（如形式化方法、公理化方法）；辩证逻辑方法包括归纳与演绎相结合、分析与综合相结合、逻辑与历史相结合、抽象与具体相结合等方法。

（二）访谈分析法

1. 头脑风暴法

头脑风暴法（brain storming）由美国 BBDO 广告公司的亚历克斯·奥斯本（Alex Faickney Osborn，1888—1966 年）首创，又称智力激励法、自由思考法、集思广益法。该方法主要由项目团队成员在正常、融洽和不受任何限制的气氛中以会议形式进行讨论、座谈，打破常规，积极思考，畅所欲言，充分发表看法，目的在于产生新观念或激发创新设想。

头脑风暴法遵循延迟评判原则、自由畅想原则、以量求质原则、综合改善原则、突出求异创新原则和限时限人原则。

2. 德尔菲法

德尔菲（Delphi）法，也称专家调查法。美国兰德公司在 20 世纪 50 年代与道格拉斯公司合作研究出有效、可靠的收集专家意见的方法，以"Delphi"命名，之后，该方法广泛地应用于商业、军事、教育、卫生保健等领域。德尔菲法在医学中的应用，最早开始于对护理工作的研究，并且在使用过程中显示了它的优越性和适用性，受到了越来越多研究者的青睐。

德尔菲法本质上是一种匿名函询反馈法。其基本流程是：在对所要预测的问题征得专家的意见之后，进行整理、归纳、统计，再匿名反馈给各专家，再次征求意见，再集中，再反馈，直至得到一致的意见。

德尔菲法是为了克服专家会议法的缺点而产生的一种专家预测方法。在预测过程中，专家彼此互不相识、互不往来，这就克服了在专家会议法中经常发生的专家们不能充分发表意见、权威人物的意见左右其他人的意见等弊病。各位专家能真正充分地发表自己的预测意见。

3. 焦点小组访谈法

焦点小组访谈法（focus group discuss，FGD），又称小组座谈法，是采用小型座谈会的形式，挑选一组具有同质性的消费者或客户，由一名经过训练的主持人以一种无结构、自然的形式与消费者或客户交谈，从而获得对有关问题的深入了解。

焦点小组访谈的调查方法可以被用于揭示对某一问题、现象的群体反应，就某一研究形成假说和推论，改进和完善一些定量研究方法，解释并阐述其他一些定量研究方法的结果。

4. 深层访谈法

深层访谈法（in-depth interviews，IDI），又名深度访谈法，是一种无结构的、直接的、面向个人的访问。在访问过程中，一名掌握高级技巧的调查员（一般是专家，需要有心理学或精神分析学的知识）深入地访谈一名被调查者，以揭示对某一问题的潜在动机、信念、态度和感情。

深层访谈法适合于了解复杂、抽象的问题。这类问题往往无法用简单的三言两语说清楚，只有通过自由交谈，对所关心的主题进行深入探讨，才能从中概括出所要了解的信息。

（三）竞争分析方法

1. 定标比超法

定标比超（benchmarking），也称基准调查、基准管理、标高超越、立杆比超等。该方法于 1979 年在美国施乐（Xerox）公司"诞生"。通过实施定标比超，施乐公司使其制造成本降低了 50%，产品开发周期缩短了 25%，人均创收增加了 20%，并使公司产品开箱合格率从 92% 上升到 99.5%，赢得了市场占有率。

对于定标比超法的简单理解就是：将本企业的产品、服务或其他业务活动过程与本企业的杰出部门、确定的竞争对手或者行业内外的一流企业进行对照分析，改进本企业的产品、服务或者管理等环节，最终赢得并保持竞争优势的一种竞争分析方法。

根据定标比超的重点，可将其分为产品定标比超、过程定标比超、管理定标比超和战略定标比超四种。

按照定标比超的对象分类，可将其分为内部定标比超（internal benchmarking）、竞争定标比超（competitive benchmarking）、功能定标比超（functional benchmarking）和通用定标比超（generic benchmarking）。

随着定标比超法的推广和成熟，其具体步骤演化成为"定、标、算、比、超"。各自的含义是：

定，即确定，指选定内容和目标企业；标，即标杆，指建立竞争力评价指标体系；算，即计算，指收集数据，计算相应指标；比，即比较，指进行对比和分析；超，即赶超，指提出对策，追赶并超越竞争对手。

2. 态势分析法

态势分析法，即 SWOT 分析法，是指基于内外部竞争环境和竞争条件下的态势分析，就是将与研究对象密切相关的各种主要内部优势（strengths）、劣势（weaknesses）和外部的机会（opportunities）和威胁（threats）等，通过调查列举出来，并依照矩阵形式排列，然后用系统分析的思想，把各种因素相互匹配起来加以分析，从中得出一系列相应的结论，而结论通常带有一定的决策性。

运用这种方法，可以对研究对象所处的情景进行全面、系统、准确的研究，从而根据研究结果制订相应的发展战略、计划以及对策等。

SWOT 分析基本思路是：发挥优势因素、克服弱点因素、利用机会因素、化解威胁因素；考虑过去、立足当前、着眼未来；运用系统分析和综合分析方法，将排列与考虑的各种环境因素相互匹配起来加以组合，得出一系列未来发展的可选择对策。

3. 宏观环境分析法

宏观环境分析法，即 PEST 分析，分析的内容包括四个方面：政治（politics）、经济（economy）、社会（society）和技术（technology）。

进行 PEST 分析需要掌握大量的、充分的相关研究资料，并且对所分析的对象有着深刻的认识，否则，此种分析很难进行下去。政治方面有政治制度、政府政策、国家的产业政策、相关法律及法规等；经济方面主要内容有经济发展水平、规模、增长率、政府收支、通货膨胀率等；社会方面有人口、价值观念、道德水平等；技术方面有高新技术、工艺技术和基础研究的突破性进展等。

PEST 分析有多种扩展形式，例如，STEEPLE 分析涉及社会/人口因素（social/demographic factor）、技术因素（technological factor）、经济因素（economic factor）、环境/自然因素（environmental/natural factor）、政治因素（political factor）、法律因素（legal factor）、道德因素（ethical factor）等方面。

4. 波特五力分析法

波特五力分析法（Porter's five forces analysis）是美国哈佛大学教授迈克尔·波特（Michael Porter）于 20 世纪 80 年代初提出的。五力指的是：供应商的议价能力、购买者的议价能力、潜在竞争者进入的能力、替代品的替代能力、行业内竞争者现在的竞争能力。五种力量的不同组合变化最终影响行业利润潜力变化。

波特五力分析对于企业战略制订产生了全球性的深远影响。将该方法用于竞争战略的分析，可以有效分析客户的竞争环境。

（四）实证分析法

实证分析法（empirical analysis，case analysis，example analysis）通常是指通过分析大量事例、实物、经验和相关数据后试图推理而得出某些结论的一种研究方法。

实证分析要运用一系列的分析工具，诸如个量分析与总量分析、均衡分析与非均衡分析、静态分析与动态分析、定性分析与定量分析、逻辑演绎与经验归纳、经济模型以及理性人的假定等。

（五）内容分析法

内容分析法（content analysis）是一种对于传播内容进行客观、系统和定量描述性研究方法。其实质是对传播内容所含信息量及其变化的分析，即由表征的、有意义的词句推断出准确意义的过程。内容分析的过程是层层推理的过程。

内容分析法将非定量的文献材料转化为定量的数据，并依据这些数据对文献内容做出定量分析和关于事实的判断和推论；而且，它对组成文献的因素与结构的分析更为细致和程序化。

内容分析法的一般过程包括建立研究目标、确定研究总体和选择分析单位、设计分析维度体系、定性和定量分析、信度分析和研究结果评价、拓展推论六个部分。

内容分析法的信度指两个或两个以上的研究者按照相同的分析维度，对同一材料进行评判结果的一致性程度，它是保证内容分析结果可靠性、客观性的重要指标。内容分析法的信度分析的基本过程是：对评判者进行培训；由两个或两个以上的评判者，按照相同的分析维度，对同一材料独立进行评判分析；对他们各自的评判结果使用信度公式进行信度系数计算；根据评判与计算结果修订分析维度或对评判者进行培训；重复评判过程，直到取得可接受的信度为止。

（六）萃智分析法

1. 萃智分析法简介

萃智分析（TRIZ）是指基于发明问题解决理论（theory of inventive problem solving）的分析方法。TRIZ 源自俄语 ТРИЗ（теории решения изобретательских задач）。萃智分析为发明者提供了一个清晰的发明创新路线图，完全改变了过去研发工作中靠千百次反复试验，或靠专家的灵感突发而解决问题的方式。该方法是从全世界 200 多万件高水平发明专利中总结提炼的一整套解决发明难题的分析方法、分析工具、发明原理、解题模型、标准解法等系统工具与方法。

TRIZ 理论于 1946 年由前苏联海军专利调查员根里奇·阿奇舒勒（G. S. Altshuller）创立。TRIZ 是以系统演进原理和成千上万科学家、发明家的实务经验为基础发展而成。据统计，掌握 TRIZ 的科技人员与不掌握 TRIZ 的科技人员相比，其发明创新能力提高 6～10 倍。

2. 萃智理论体系的主要内容

（1）**创新思维方法与问题分析方法**：TRIZ 理论中提供了如何系统分析问题的科学方法，如多屏幕法等；而对于复杂问题的分析，则包含了科学的问题分析建模方法——物场分析法，它可以帮助快速确认核心问题，发现根本矛盾所在。

（2）**技术系统进化法则**：针对技术系统进化演变规律，TRIZ 在大量专利分析的基础上总结提炼出八个基本进化法则，包括技术系统的 S 曲线进化法则、提高理想度法则、子系统的不均衡进化法则、动态性和可控性进化法则、向超系统进化法则、子系统协调性进化法则、向微观级和增加场应用的进化法则、减少人工介入的进化法则。利用这些进化法则，可以分析确认当前产品的技术状态，并预测未来发展趋势，开发富有竞争力的新产品。

（3）**技术矛盾解决原理**：不同的发明创造往往遵循共同的规律。TRIZ 理论将这些共同的规律归纳成 40 个创新原理，针对具体的技术矛盾，可以基于这些创新原理、结合工程实际寻求具体的解决方案。萃智分析 40 项基本原理包括分割原理、抽取（拆出）原理、局部质量（性质）原理、不对称原理、合并（联合）原理、普遍性（多功能）原理、嵌套原理、配重（反重量）原理、预先反作用原理、预先作用原理、预先应急措施原理、等势原理、逆向思维（相反）原理、曲面化（球形）原理、动态原理、不足或超额行动（局部作用或过量作用）原理、一维变多维（向另一维度过渡）原理、机械振动原理、周期作用原理、连续有益作用原理、紧急行动（跃过）原理、变害为利原理、反馈（反向联系）原理、"中介"原理、自我服务原理、复制原理、一次性用品（用廉价的不持久性代替昂贵的持久性）原理、机械系统的替代（代替力学原理）原理、气体与液压结构（利用气动和液压结构）原理、柔性外壳或薄膜（利用软壳和薄膜）原理、利用多孔材料原理、改变颜色原理、同质（一致）原理、抛弃与再生（部分剔除和再生）原理、改变物体聚合态原理、相变原理、利用热膨胀原理、加速氧化（利用强氧化剂）原理、惰性环境（采用惰性介质）原理、复合（混合）材料原理。

（4）创新问题标准解法：针对具体问题的物场模型的不同特征，分别对应有标准的模型处理方法，包括模型的修整、转换、物质与场的添加等。

（5）发明问题解决算法 ARIZ：主要针对问题情境复杂矛盾及其相关部件不明确的技术系统。它是一个对初始问题进行一系列变形及再定义等非计算性的逻辑过程，实现对问题的逐步深入分析，问题转化，直至问题的解决。发明问题解决算法（algorithm for inventive-problem solving，ARIZ）中包含六个模块。第一模块：情境分析，构建问题模型；第二模块：基于物场分析法的问题模型分析；第三模块：定义最终理想解与物理矛盾；第四模块：物理矛盾解决；第五模块：如果矛盾不能解决，调整或者重新构建初始问题模型；第六模块：解决方案分析与评价。

（6）知识库：基于物理、化学、几何学等领域的数百万项发明专利的分析结果而构建的知识库可以为技术创新提供丰富的方案来源。

（七）社会网络分析法

社会网络分析（social network analysis，SNA）是从"社交关系"角度出发研究社会现象和社会结构，从而捕捉由社会结构形成的态度和行为。

社会网络最基本的数学表达形式是图论法和矩阵法。图论法是以点和线的形式来表示行动者及其关系的一种方法。用社群图可以表示社会关系的结构、特征等属性。矩阵法是把社会网络中的每一个节点或关系分别按行和列的方式排列而形成网络矩阵，包括邻接矩阵、关联矩阵等。矩阵法可以对群体关系进行具体分析。

社会网络分析法包括中心性分析、子群分析、角色分析和基于置换的统计分析等方法。

（八）引文分析法

引文分析法（citation analysis）就是利用各种数学及统计学的方法进行比较、归纳、抽象、概括等的逻辑方法，对科学期刊、论文、著者等分析对象的引用和被引用现象进行分析，以揭示其数量特征和内在规律的一种信息计量研究方法。

如果从分析的出发点和内容来看，引文分析大致有三种基本类型。一是引文数量分析：主要用于评价期刊和论文、研究文献情报流的规律等。二是引文网状分析：主要用于揭示科学结构、学科相关程度和进行文献检索等。三是引文链状分析：科技论文间存在着一种"引文链"，对这种引文的链状结构进行研究可以揭示科学的发展过程并展望未来的前景。

一般来说，对科学期刊进行分析时常用的测度指标有五种，即自引率、被自引率、影响因子、引证率与当年指标。在对专业和学科结构进行研究时，除用引证率外，还可用引文耦合和同被引等测度指标。

引文分析技术日趋完善，应用不断扩大，已发展成为文献计量学的重要方法之一。引文分析方法的应用主要有以下几个方面：测定学科的影响和重要性、研究学科结构、研究学科信息源分布、确定核心期刊、研究文献老化规律、研究信息用户的需求特点、评价人才。

著者引用文献是一个人为控制的思维和判断过程，而作为其表现形式的引用文献，仅仅是宏观的、表面的测度，受到许多限制因素的影响，如引文关系上假联系的影响、文献被引用并不完全等于重要的影响、著者选用引文受到可获得性的影响、马太效应的影响。

（九）系统动力学分析法

系统动力学（system dynamics，SD）是通过分析社会经济系统内部各变量之间的反馈结构关系来研究整个系统整体行为的理论。系统动力学出现于1956年，创始人为美国麻省理工学院（Massachusetts Institute of Technology，MIT）的福瑞斯特（J. W. Forrester）教授。

系统动力学认为，系统的行为是由系统的结构所决定的，系统的结构是动态反馈结构，可用控制论的方法来研究。

系统动力学分析方法适用于处理长期性和周期性的问题、适用于对数据不足的问题进行研究、适用于处理精度要求不高的复杂的社会经济问题。系统动力学强调有条件预测，即强调产生结果的条件，采取"如果……则……"的形式，对预测未来提供了新的手段。

（十）层次分析法

层次分析法（analytic hierarchy process，AHP）是由美国国家工程院院士、匹兹堡大学教授、著名运筹学家托马斯·塞蒂（Thomas L. Saaty，1926—2017年）20世纪70年代提出的。它是一种将定性分析和定量分析相结合的系统分析方法。这种分析方法的特点是思路清晰、简单灵活，可将分析人员的思维系统化、模型化；分析时需要的定量数据较少，但要求对问题的实质、包含的因素及其内在关系分析得清楚。AHP已经被广泛用于军事、经济、管理、能源分配和医学等众多领域。

（十一）常用统计分析法

1. 回归分析法

回归分析法（regression analysis）是确定两种或两种以上变量间相互依赖的定量关系的一种统计分析方法。回归分析要分析现象之间相关的具体形式，并用数学模型来表现其具体关系。一般来说，回归分析是通过规定因变量和自变量来确定变量之间的关系，建立回归模型，并根据实测数据来求解模型的各个参数，然后评价回归模型是否能够很好地拟合实测数据；如果能够很好地拟合，则可以根据自变量作进一步预测。

应用回归分析法时应首先确定变量之间是否存在相关关系。如果变量之间不存在相关关系，对这些变量应用回归分析法就会得出错误的结果。正确应用回归分析法时应注意：用定性分析判断现象之间的依存关系；避免回归预测的任意外推；应用合适的数据资料。

2. 聚类分析法

聚类分析法（cluster analysis）是一组将研究对象分为相对同质的簇（clusters）的统

计分析技术。聚类所要求划分的类是未知的。聚类的结果是，同一个簇中的对象有很大的相似性，而不同簇间的对象有很大的相异性。

从统计学的观点看，聚类分析是通过数据建模简化数据的一种方法。传统的统计聚类分析方法包括系统聚类法、分解法、加入法、动态聚类法、有序样品聚类、有重叠聚类和模糊聚类等。

从机器学习的角度讲，簇相当于隐藏模式。聚类是搜索簇的无监督学习过程。无监督学习不依赖预先定义的类或带类标记的训练实例，需要由聚类学习算法自动确定标记。聚类是观察式学习，而不是示例式的学习。

需要注意的是，聚类分析所使用方法的不同，常常会得到不同的结论。

3. 判别分析法

在机器学习和统计中，分类被认为是监督学习的一个实例。判别分析法（discriminant analysis）又称"分辨法"，是在分类确定的条件下，根据某一研究对象的各种特征值判别其类型归属问题的一种多变量统计分析方法。

判别分析法基本原理是按照一定的判别准则，建立一个或多个判别函数，用研究对象的大量资料确定判别函数中的待定系数，并计算判别指标，据此确定某一样本所属类别。

4. 主成分分析法

主成分分析（principal component analysis，PCA）法是一种探索性技术，是把主成分表示成各变量的线性组合，重点在于解释各变量的总方差。

在分析者进行多元数据分析之前，用主成分分析法分析数据，可以对数据有一个大致的了解。主成分分析通常和聚类分析或判别分析一起使用。在多元回归中，主成分分析可以帮助判断是否存在共线性，还可以用来处理共线性。

5. 因子分析法

因子分析（factor analysis）法是用少数几个因子去描述许多指标或因素之间的关系，即将相互关系比较密切的几个变量归在同一类中，每一类变量就成为一个因子，以较少的几个因子反映原资料的大部分信息。

因子分析中是把变量表示成各因子的线性组合，重点放在解释各变量之间的协方差。

因子分析的假设包括：各个共同因子之间不相关，特殊因子之间不相关，共同因子和特殊因子之间也不相关。

6. 典型相关分析法

典型相关分析法（canonical correlation analysis，CCA）是研究两组变量之间相关性的一种统计分析方法，是简单相关、多重相关的推广，也是一种降维技术。

典型相关分析的实质就是在两组随机变量中选取若干个有代表性的综合指标（变量的线性组合），用这些指标的相关关系来表示原来的两组变量的相关关系。这在两组变量的相关性分析中，可以起到合理的简化变量的作用。当典型相关系数足够大时，可以像回归分析那样，由一组变量的数值预测另一组变量的线性组合的数值。

7. 趋势分析法

趋势分析法（trend analysis）是通过统计技术，对有关指标的各期对基期的变化趋势进行分析的一种方法。趋势分析的意义在于，通过对相关指标的趋势分析，为实现目标提供统计学数据支持，并且为潜在的风险进行早期预警。

趋势分析的流程是，确认趋势分析的指标、监测控制性趋势分析、制订合适的警戒限和行动限、建立趋势异常标准、趋势异常调查处理、回顾分析性趋势分析。从监测控制性趋势分析到回顾分析性趋势分析，再到监测控制性趋势分析，是一个循环往复的过程。

趋势分析法包括纵向分析法、横向分析法、标准分析法和综合分析法。

第二节　医学信息分析基础

一、医学信息分析的定义和特征

（一）定义

医学信息分析（medical information analysis）是集医药卫生、信息通讯技术、信息分析方法的理论与方法于一体的科研活动。

（二）特征

1. 广泛性

医学信息分析涉及面广，几乎涉及人类健康和疾病的所有问题，以及与人类健康和疾病密切相关的其他问题，甚至还会包括目前无法确定是否相关的问题。

2. 复杂性

医学信息数量庞大，种类多，连续性和时效性显著，标准化程度低，不确定性程度高，因此医学信息分析复杂性高。

3. 综合性

医学信息分析往往需要多学科、多中心合作，需要专职的信息分析人员和机构参与，具有较强的综合性。

4. 隐秘性

由于医学信息涉及较多的个人隐私，因此，在医学信息分析过程中，需要采取更为严格、规范的安全保护措施。

5. 局限性

在目前的科学技术条件下，研究手段、学术水平和信息加工能力是有限的，对生命的认知也必然是有限的，医学信息分析不可避免地存在局限性。

二、常用方法

（一）关联分析

1. 概述

世界上的各种事物有着千丝万缕的联系，要善于发现这种关联。关联分析（association analysis）又称关联挖掘，是一种简单、实用的分析技术，就是发现存在于大量数据集中的关联性或相关性，从而描述一个事物中某些属性同时出现的规律和模式。关联分析的一个典型例子是购物篮分析。该过程通过发现顾客放入其购物篮中的不同商品之间的联系，分析顾客的购买习惯。通过了解哪些商品频繁地被顾客同时购买，可以发现不同商品之间的关联性，以帮助零售商制订营销策略。其他的应用还包括价目表设计、商品促销、商品的排放和基于购买模式的顾客画像与划分等。

在生物医学领域，许多现象之间可能存在大量关联关系。例如某种疾病的不同症状之间可能相互关联；不同疾病的发生之间也可能存在关联。随着健康医疗大数据的兴起，基于前提假设的传统统计学检验在海量数据项中探索彼此的关联关系时效率较低，并且无法突破前提假设的限制，因而需要采用关联分析的方法对生物医学领域中的现象进行关联关系的挖掘。

2. 基本概念

(1) 项和项集：项（item）是指事务、变量或特征，是关联规则挖掘的研究对象，例如疾病、症状或属性；项集（item sets）指一组项的集合。

设项集 $I=\{i_1, i_2, \cdots, i_n\}$ 表示所有项的集合。对于疾病而言，$I=\{$高血压，糖尿病，心脏病，$\cdots\}$ 的子集即可称为项集。

设 D 表示已知数据集，其中每一条观测都代表一个项集，例如某患者一次就诊记录的全部诊断。包含 k 个项的项集成为 k 项集，记做 L_k，集合 $\{$高血压，糖尿病，心脏病$\}$ 是一个 3 项集（L_3）。

(2) 关联规则：关联规则是形如 $A\Rightarrow B$ 的蕴涵式，其中项集 A 和项集 B 分别称为关联规则的前项集和后项集，$A\subset I$，$B\subset I$，$A\neq\varnothing$，$B\neq\varnothing$，并且 $A\cap B=\varnothing$。

(3) 支持度：支持度（support）是反映一个项集在数据集中出现频率的指标，项集 A 的支持度（绝对支持度）是指数据集 D 中包含 A 的比例，等价于 A 的发生概率，支持度大于等于最小支持度（min_sup）的项集称为频繁项集；规则 $A\Rightarrow B$ 的支持度（相对支持度）定义为数据集 D 中同时包含项集 A 和项集 B 的观测所占的百分比，等价于 A 和 B 同时发生的联合概率，即

$$Support(A\Rightarrow B)=P(A\cup B)$$

若数据中有 10% 的人同时患有高血压和糖尿病，则 $Support$（高血压$\Rightarrow$糖尿病）$=$ 10%。

(4) 置信度：置信度（confidence）反映特定关联规则中项集间的关联强度。规则 $A\Rightarrow B$ 的置信度是指在数据集 D 中包含 A 的观测中包含 B 的观测所占的百分比，等价于 A 发生的条件下 B 发生的条件概率，即

$$Confidence(A\Rightarrow B)=P(B|A)=\frac{Support(A\Rightarrow B)}{Support(A)}$$

若患有高血压的人中有 30% 同时患有糖尿病，则 $Confidence$（高血压$\Rightarrow$糖尿病）$=$ 30%。

支持度大于等于最小支持度并且置信度大于等于最小置信度（min_conf）的规则称为强关联规则，关联规则挖掘就是从大量规则中寻找强关联规则。

(5) 提升度：提升度（lift）是用来衡量关联规则强度的指标。规则 $A\Rightarrow B$ 的提升度定义为数据集 D 中观察到项集 A 和项集 B 同时发生的真实概率与二者在统计独立的情况下同时发生的预期概率的比值，即

$$lift(A \Rightarrow B) = \frac{P(A \cup B)}{P(A)P(B)} = \frac{Support(A \Rightarrow B)}{Support(A)Support(B)} = \frac{Confidence(A \Rightarrow B)}{Support(B)}$$

若 $lift(A \Rightarrow B) = 1$，则表明项集 A 和项集 B 相互独立；若 $lift(A \Rightarrow B) > 1$，则表明数据集 D 中项集 A 和项集 B 同时发生的概率高于二者在统计独立的情况下同时发生的概率，表示二者存在正向关联；若 $lift(A \Rightarrow B) < 1$，则表明项集 A 和项集 B 同时发生的概率低于二者在统计独立的情况下同时发生的概率，表示二者存在负向关联。

3. 序列关联规则

一般关联规则的前项集或后项集中的各个项是无序的，而序列关联规则是包含时间顺序信息的关联规则，是形如 $A_1 > A_2 > \cdots > A_n \Rightarrow B$ 的蕴涵式，其中项集 A_1、A_2、$\cdots$、A_n 和项集 B 依照时间顺序发生（不一定是相邻发生，两两间可能存在其他项被跳过）。

在序列关联规则中，支持度定义为数据集 D 中包含按照时间顺序发生项集 A_1、A_2、$\cdots$、A_n，并且包含项集 B 的观测所占的百分比；置信度定义为数据集 D 中包含按照时间顺序发生项集 A_1、A_2、$\cdots$、A_n 的观测中，在 A_n 之后出现项集 B 的观测所占的百分比。

（二）时间序列分析

1. 概念

时间序列是指将某种现象某一个统计指标在不同时间上的各个数值，按时间先后顺序排列而形成的序列。时间序列分析（time series analysis，TSA），又称动态数列或时间数列分析，根据系统的有限长度的运行记录（观察数据），建立能够比较精确地反映序列中所包含的动态依存关系的数学模型，研究随机数据序列所遵从的统计规律，对未来发展趋势进行预测，以用于解决实际问题，是一种动态数据处理的统计方法。

2. 构成要素

时间序列构成要素是：现象所属的时间 t（年份、季度、月份或其他任何时间形式），现象在不同时间上的观察值 Y。

由于各种因素的作用方向和影响程度不同，使具体的时间序列呈现出不同的变动形态。时间序列分析的任务就是要正确地确定时间序列的性质，对影响时间序列的各种因素加以分解和测定，以便对未来的状况作出判断和预测。这些因素按照性质可以划分为：

长期趋势：表现为持续向上或持续下降的趋势性状态或规律（线性和非线性）；

季节变动：表现为在一年内重复出现的季节变动（seasonal fluctuation）；

循环变动：表现为围绕长期趋势的一种波浪形或振荡式的周期性循环波动（cyclical fluctuation）

不规则变动：表现为除去趋势、周期性和季节性之后的偶然性、随机性不规则波动（irregular variations）。

3. 基本原理

时间序列分析方法承认事物发展的延续性，应用过去数据推测事物的发展趋势。同时，时间序列分析方法也考虑到事物发展的随机性，由于任何事物发展都可能受偶然因素影响，因此利用统计分析中加权平均法对历史数据进行处理。

4. 特点

时间序列分析是定量预测方法之一。它包括一般统计分析，统计模型的建立与推断，以及关于时间序列的最优预测、控制与滤波等内容。经典的统计分析都假定数据序列具有独立性，而时间序列分析则侧重研究数据序列的互相依赖关系。后者实际上是对离散指标的随机过程的统计分析，所以又可看作是随机过程统计的一个组成部分。

时间序列分析方法简单易行，便于掌握，但准确性差，一般只适用于短期预测。

5. 作用

时间序列分析的作用包括：深入揭示现象变化的数值特征；反映现象发展变化的趋势和规律；揭示现象变化的内在原因，为预测和决策提供可靠的数量信息；描述社会经济现象发展过程与结果；用于计算水平分析指标和速度分析指标，研究现象的发展速度和趋势；通过建立数学模型，揭示现象的发展变化规律性，并预测发展趋势；揭示现象之间的相互联系程度及其动态演变关系；决策与控制。

6. 分类

按照平稳程度，可以将时间序列分为平稳序列（stationary series）和非平稳序列（non-stationary series）。

按变量值的表现形式，可以将时间序列分为绝对数时间序列、相对数时间序列和平均数时间序列。

按研究对象的数量分类，可以将时间序列分为一元时间序列和多元时间序列。

按时间的连续性分类，可以将时间序列分为离散型时间序列和连续型时间序列。

7. 常用方法

（1）趋势拟合法：趋势拟合法就是把时间作为自变量，相应的序列观察值作为因变量，建立序列值随时间变化的回归模型的方法。

对于长期趋势呈现出线性特征的时间序列分析，通常采用时距扩大法、移动平均法、线性模型法；对于长期趋势呈现出非线性特征的时间序列分析，通常采用二次曲线模型、指数曲线模型、修正指数曲线模型、冈珀兹曲线模型（Gompertz curve model）、逻辑曲线模型（logistic curve model）法。

另外，针对季节变动数据，可以选择采用按月（季）平均法、趋势剔除法；针对循环波动数据，可以采用剩余法。

（2）平滑法：平滑法是进行趋势分析和预测时常用的一种方法。它是利用修匀技术，削弱短期随机波动对序列的影响，使序列平滑化，从而显示出长期趋势变化的规律。

8. 基本步骤

（1）时间序列数据获取：用观测、调查、统计、抽样等方法取得被观测系统时间序列动态数据。

（2）基于相关图的相关分析：根据动态数据作相关图，进行相关分析，求自相关函数。相关图能显示出变化的趋势和周期，并能发现跳点和拐点。跳点是指与其他数据不一致的观测值。如果跳点是正确的观测值，在建模时应考虑进去，如果是反常现象，则应把跳点调整到期望值。拐点则是指时间序列从某种趋势突然变为相反趋势的点。如果存在拐点，则在建模时必须用不同的模型去分段拟合该时间序列，例如采用门限回归模型（threshold regression model）。

（3）选择模型和拟合评价：辨识合适的随机模型，进行曲线拟合，即采用通用随机模型去拟合时间序列的观测数据。对于短的或简单的时间序列，可用趋势模型和季节模型加上误差进行拟合；对于平稳时间序列，可用自回归滑动平均模型（autoregressive moving average model，ARMA）等进行拟合；对于非平稳时间序列则要先将观测到的时间序列进行差分运算，化为平稳时间序列，再用适当模型去拟合这个差分序列。

(4) 预测分析：设置时间点和置信区间，对未来发展趋势进行预测分析。

（三）荟萃分析

1. 概念

20 世纪 20 年代，英国统计学家罗纳德·艾尔默·费希尔（Ronald Aylmer Fisher，1890—1962 年）提出 p 值综合，荟萃分析（meta analysis）开始处于萌芽状态。1971 年，美国学者理查德·莱特（Richard Light）和保罗·史密斯（Paul Smith）[④] 针对大量发表的科学论文中，对于同样的研究却得出截然不同的结果的问题，提出应该在全世界范围内收集对某一疾病各种疗法的小样本、单个临床试验的结果，对其进行系统评价和统计分析，将尽可能真实的科学结论及时提供给社会和临床医师，以促进推广真正有效的治疗手段，摒弃尚无依据的无效的甚至是有害的方法。由此，荟萃分析的概念基本形成。

1976 年，美国社会心理学家、教育学家吉因·格拉斯（Gene V. Glass）在美国教育研究联合会（American Education Research Association）的发言致辞中首次提出 meta analysis 这一概念，并将其定义为一种对不同研究结果进行收集、合并及统计分析的方法[⑤]。荟萃分析的主要目的是将以往的研究结果更为客观地综合反映出来。研究者并不进行原始的研究，而是将研究已获得的结果进行综合分析。这种方法逐渐发展成为一门新兴学科——"循证医学（evidence-based medicine，EBM）"的主要内容和研究手段。

循证医学意为"遵循证据的医学"，循证医学的定义为"慎重、准确和明智地应用当前所能获得的最好的研究依据，同时结合医生的个人专业技能和多年临床经验，考虑患者的价值和愿望，将三者完美结合，制订出患者的治疗措施"。

2. 数据来源

根据荟萃分析所依据的基础或数据来源可以将其分为三类：文献结果荟萃分析（meta-analysis based on literature，MAL）；综合或合并数据荟萃分析（meta-analysis based on summary，MAS）；独立研究原始数据荟萃分析（meta-analysis based on individual patient data，MAP or IPD meta-analysis）。

它们的区别在于：MAL 的文献检索局限于已经发表的研究，然后将这些研究的结果合并进行分析；MAS 不仅要得到相关的发表的文献，同时还有作者进行的相关统计学数据的总结；而 MAP 除了要检索所有已发表的相关文献，还要寻找存在于各科学团体中的未发表的有关研究，在 MAS 基础上更进了一步。

所有临床试验无论是否已经发表，必须能够从研究者处得到单个患者原始的以及各效应指标的数据。

这一点对于肿瘤病因或疗效研究方面的分析来说较为重要。因为多数的关于肿瘤患者预后的Ⅲ期临床试验，主要的研究指标大多为生存时间，生存率，或疾病无进展时间等，

---

④　R. J. Light，P. V. Smith. Accumulating Evidence：Procedures for Resolving Contradictions among Different Research Studies ［J］. Harvard Educational Review. 1971，47 (4)：442-471.

⑤　G. Glass. Primary，Secondary，and Meta-Analysis of Research ［J］. Educational Researcher. 1976，5 (10)：3-8.

在多数情况下，不同的出版物中所得到的信息不足以进行一项真正的事件（如肿瘤死亡）发生时间全过程的分析。这使得以已经发表的文献作为基础的 MAL 和 MAS 变得较为困难。同时，考虑到有统计学意义的阳性结果较阴性结果更易发表等能够造成偏倚发生的情况存在，故 MAL 和 MAS 有一定的不足。相对来讲，MAP 不存在上述的弊端或受有关偏倚的影响较小。

3. 特点

荟萃分析的应用，避免了单个小样本临床试验的局限性，使分析的结果更为全面和可靠，从而为医学决策提供了良好的依据。

但是，许多人为的因素可能会对分析结果产生影响，如试验的选择、研究终点的确定，试验同质性的认可程度等。要想克服这些不利因素，应严格按照荟萃分析的有关规定，并逐渐形成相对固定的标准，如将生存指标作为规定的研究效应指标等。同时要认识到荟萃分析并不是包治百病的良药。它不能代替大型的单个的临床随机试验，也不应该作为进行一些小的、没有多大说服力的、意义不大的临床试验的借口。它和大型的随机临床试验应该是相互补充、各取所长的关系。不应该把荟萃分析只当作一个统计分析的工具，而要把它和临床观察或对数据的批判性回顾结合起来，从而帮助我们评价一些临床试验的质量，研究不同试验间疗效的差异及造成的原因，以及为进一步的研究提供方向和证据等。

4. 基本步骤

(1) 计划阶段：首先要确定研究的主题，然后明确本方案的目的、试验的入选标准和排除标准、计划的分析指标，及准备应用的统计学方法等。一篇荟萃分析最好只研究一个主要问题，但在研究的主要目的明确后，还可以同时研究其他的次要问题。

(2) 寻找和选择临床试验：理想情况下，所有与研究主题相关的文献都应该包括在荟萃分析之内，不管它是否已经发表。必须考虑到文章出版、语言和引用上的偏倚。仅使用计算机对 MEDLINE 或 EMBASE 等数据库进行检索是不够的，因为这些数据库所收录的主要是在各类杂志上发表的文献，而且这些文献有一定的年限限制。有必要通过人工检索一些会议资料，或直接同研究人员联系，以获取更多的资料，来保证文献的全面性。

(3) 试验的质量：确保每一个试验的质量是很关键的，因为它会影响整个荟萃分析的质量。不充分的随机化、随机分组后将患者排除在外、治疗组之间不能平行随访，及对研究终点的主观评价都会使试验的结果发生偏差。因此各独立研究的质量是不同的。在进行荟萃分析时，各研究结果就不应该被平等地对待，而应根据各个独立研究质量的高低给予不同的处理，比如对单个随机对照临床试验的质量进行评分、将分值纳入荟萃分析的入选标准，或将其作为合并检验时的权重。

在荟萃分析中，齐性检验是重要的一环，目的是检查各个试验结果是否具有一致性。一般来讲，仅仅由于抽样误差造成的各试验间结果不同，不会影响荟萃分析结果的可靠性。但若发现造成不一致性的原因是某种特殊因素，如某个研究失访病例过多，则不应该将这个试验结果列入荟萃分析。

(4) 对试验进行描述：在对各试验结果进行荟萃分析前，每一个试验必须被记录和描述，包括对试验设计的评价、治疗组间进行比较的特性、患者人群特征、试验质量的评估和试验结果的定量总结等。这个过程使研究者可以发现相似的试验而将其合并，了解入组患者的类型和评价数据的可靠性。被排除在荟萃分析之外的试验，及被排除的原因也应该进行描述。

三、R 软件在医学信息分析中的应用

（一）R 软件简介

R 软件是统计领域广泛使用的开源软件，起源于 20 世纪 70 年代诞生的 S 语言。1993 年，在 S 语言的源代码基础上，新西兰奥克兰大学统计系的罗伯特·简特曼（Robert Gentleman）和罗斯·艾卡（Ross Ihaka）共同编写了一套能执行 S 语言的软件，并以两人名字的开头字母命名。

2008 年，RStudio 公司成立，为 R 软件提供集成开发环境（integrated development environment，IDE）。RStudio 与 R 一样是开源软件，它将许多代码工具集成到一个直观、易学的界面当中。

（二）R 软件下载和安装

官网下载 R 软件安装包地址：https://cran. r-project. org。

RStudio 最新版下载地址：https://rstudio. com/。旧版下载地址：https://rstudio. com/products/rstudio/older-versions/。

（三）R 软件中的包

在 R 软件中，包（package）是函数、数据和预编译码等以一种定义完善的格式组成的集合。R 中有两类包：标准包（standard packages）和贡献包（contributed packages）。标准包在 R 安装过程中已经自动安装。贡献包是由社区贡献的包。截至目前，贡献包已超过 16 000 个[⑥]。

（四）R 软件的应用

目前，R 软件主要可解决 40 余种任务，这些任务包括贝叶斯推断、化学计量学和计算物理学、临床试验设计、聚类分析、数据库操作、微分方程、概率分布、计量经济学、经济环境数据分析、实验设计、异常值分析、实证金融、函数型数据分析、统计基因组学、图形图像可视化、高性能计算、水文学数据建模、机器学习、医学影像分析、荟萃分析、缺失数据分析、模型部署、多元统计、自然语言处理、数值计算、官方统计和调查方法、优化和数学规划、药代动力学数据分析、系统发育学数据分析、心理测量模型与方法、可重复性研究、稳健统计方法、社会科学统计学、空间数据分析、时空数据处理和分析、生存分析、教育统计学、时间序列分析、网络技术和服务、图模型等[⑦]。

---

⑥ Contributed Packages. https://cran. r-project. org/web/packages/.

⑦ CRAN Task Views. https://cran. r-project. org/web/views/.

第三节　案例分析和软件实现

一、糖尿病患者属性关联分析

（一）问题描述

已知体检者的年龄、体重指数、糖尿病谱系函数、两小时口服糖耐量试验血浆葡萄糖浓度、两小时血清胰岛素、是否患有糖尿病等信息，要求完成属性关联分析。

（二）数据说明

数据来源：

diabetes. arff[⑧]。

数据项含义：

age：年龄（age）；

mass：体重指数（body mass index）；

pedi：糖尿病谱系函数（diabetes pedigree function）；

plas：血浆葡萄糖浓度（plasma glucose concentration）；

insu：胰岛素（insulin）；

class：糖尿病结果（outcome）。

（三）R 软件包安装

```
# RWeka: R/Weka Interface
install.packages(pkgs = "RWeka")

# arules: Mining Association Rules and Frequent Itemsets
install.packages(pkgs = "arules")

# arulesViz: Visualizing Association Rules and Frequent Itemsets
install.packages(pkgs = "arulesViz")

# igraph: Network Analysis and Visualization
install.packages(pkgs = "igraph")
```

（四）R 软件代码

```
1    library(RWeka)
2    library(arules)
3    library(arulesViz)
4    library(igraph)
5
6    data <- read.arff("data/diabetes.arff")
7    data <- data[, c(2, 5:9)]
8
```

---

⑧　TunedIT. Machine Learning & Data Mining Algorithms. https://tunedit.org/repo/UCI/diabetes.arff.

```
9   data$plas <- cut(data$plas, breaks = c(min(data$plas), 44, 151, max(data$plas)),
    labels = c('miss', '44_150', '151_200'), include.lowest = TRUE, right = FALSE)
10  data$insu <- cut(data$insu, breaks = c(min(data$insu), 14, 91, 146, max(data$insu)),
    labels = c('miss', '14_90', '91_145', '146_max'), include.lowest = TRUE, right =
    FALSE)
11  data$mass <- cut(data$mass, breaks = c(min(data$mass), 18.2, 23.1, 27.1,
    max(data$mass)), labels = c('miss', '18.2_23', '23.1_27', '27.1_max'),
    include.lowest = TRUE, right = FALSE)
12  data$pedi <- cut(data$pedi, breaks = c(min(data$pedi), 0.16, 0.7, max(data$pedi)),
    labels = c('0.078_0.159', '0.16_0.699', '0.7_max'), include.lowest = TRUE, right
    = FALSE)
13  data$age <- cut(data$age, breaks = c(min(data$age), 35, 52, max(data$age)), labels
    = c('0_34', '35_51', '52_max'), include.lowest = TRUE, right = FALSE)

14  rules <- apriori(data, parameter = list(support = 0.1, confidence = 0.4, target =
    "rules", minlen = 2))
15  sum_1 <- summary(rules)@lengths
16  sum_1
17  sum_2 <- summary(rules)@lengthSummary
18  sum_2
19  sum_3 <- summary(rules)@length
20  sum_3
21  sum_4 <- summary(rules)@quality
22  sum_4
23  sum_5 <- as.data.frame(summary(rules)@info)
24
25  plot (rules, control = list(col = rainbow(5)))
26
27  rules_new <- subset(rules, subset = lift > 1.5)
28
29  rules_sub <- subset(rules_new, subset = (!(items %in% c("plas=miss", "insu=miss",
    "mass=miss"))))
30
31  df_1 <- as.data.frame(inspect(rules_sub))
32  df_2 <- as.data.frame(inspect(sort(rules_sub, by = "lift")))
33  plot(rules_sub, method = "grouped")
34
35  plot(rules_sub, measure = "confidence", method = "graph", shading = "lift")
```

二、糖尿病治疗效果网络荟萃分析

（一）问题描述

请根据数据对糖尿病治疗效果进行网络 meta 分析。

（二）数据说明

数据来源：

R 软件包 netmeta 提供了数据集 Senn2013，可用于糖尿病治疗效果比较的网络荟萃分析[⑨]。

⑨　Senn S，Gavini F，Magrez D，Scheen A. Issues in performing a network meta-analysis ［J］. Statistical Methods in Medical Research. 2013，22：169-189.

数据项含义：

TE：治疗效果（treatment effect）；

seTE：治疗效果的标准误（standard error of treatment effect）；

treat1：治疗 1（treatment 1）；

treat2：治疗 2（treatment 2）；

treat1. long：治疗 1 全称（treatment 1, full treatment names）；

treat2. long：治疗 2 全称（treatment 2, full treatment names）；

studlab：研究标签（study label）。

（三）R 软件包安装

```
# netmeta: Network Meta-Analysis using Frequentist Methods
install.packages(pkgs = "netmeta")
```

（四）R 软件代码

```
1    library(netmeta)
2
3    data(Senn2013)
4    Senn2013
5
6    nma <- netmeta(TE, seTE, treat1, treat2, studlab, data = Senn2013, sm = "MD",
     reference = "plac", comb.random = FALSE)
7    netgraph(nma, seq = c("plac", "benf", "migl", "acar", "sulf","metf", "rosi", "piog",
     "sita", "vild"))
8    print(nma, digits = 2)
9
10   nma_re <- netmeta(TE, seTE, treat1, treat2, studlab, data = Senn2013, sm = "MD",
     reference = "plac", comb.random = TRUE)
11   nma_re
12
13   forest(nma, xlab = "HbA1c mean difference", xlim = c(-1.5, 1.5))
14   forest(nma_re, xlab = "HbA1c mean difference")
15   round(nma$Q, 1)
16   round(nma$Q.heterogeneity, 1)
17   round(nma$Q.inconsistency, 1)
18   Qd <- nma$Q.decomp
19   Qd$Q <- round(Qd$Q, 1)
20   Qd$pval.Q <- round(Qd$pval.Q, 3)
21   Qd[Qd$df != 0, ]
22   decomp.design(nma)
23   netheat(nma)
```

三、空气质量预测分析

（一）问题描述

请根据监测数据，利用时序分析方法对空气质量进行预测分析。

（二）数据说明

数据来源：

北京地区 PM2.5 监测数据（http://archive. ics. uci. edu/ml/datasets/Beijing + PM2.5 + Data）[10,11]。

数据项含义：

No：行号（row number）；

year：年（year of data in this row）；

month：月（month of data in this row）；

day：日（day of data in this row）；

hour：时（hour of data in this row）；

pm2.5：PM2.5 浓度（PM2.5 concentration，ug/m³）；

DEWP：露点（dew point，℃）；

TEMP：温度（temperature，℃）；

PRES：气压（pressure，hPa）；

Cbwd：联合风向（combined wind direction）；

Iws：累积风速（cumulated wind speed，m/s）；

Is：累积降雪时数（cumulated hours of snow）；

Ir：累积降雨时数（cumulated hours of rain）。

（三）R 软件包安装

```
# Rcpp: Seamless R and C++ Integration
install. packages(pkgs = "Rcpp")

# rlang: Functions for Base Types and Core R and 'Tidyverse' Features
install. packages(pkgs = "rlang")

# knitr: A General-Purpose Package for Dynamic Report Generation in R
install. packages(pkgs = "knitr")

# prophet: Automatic Forecasting Procedure
install. packages(pkgs = "prophet")

# openxlsx: Read, Write and Edit XLSX Files
install. packages(pkgs = "openxlsx")

# dplyr: A Grammar of Data Manipulation
install. packages(pkgs = "dplyr")

# conflicted: An Alternative Conflict Resolution Strategy
install. packages(pkgs = "conflicted")
```

---

[10]　Liang，X.，Zou，T.，Guo，B.，Li，S.，Zhang，H.，Zhang，S.，Huang，H. and Chen，S. X. (2015). Assessing Beijing's PM2.5 pollution：severity，weather impact，APEC and winter heating [J]. Proceedings of the Royal Society A，471，20150257.

[11]　Dua，D. and Graff，C. (2019). UCI Machine Learning Repository [EB/OL]. Irvine，CA：University of California，School of Information and Computer Science. http://archive. ics. uci. edu/ml.

（四）R 软件代码

```
1   library(Rcpp)
2   library(rlang)
3   library(knitr)
4   library(prophet)
5   library(openxlsx)
6   library(dplyr)
7   library(conflicted)
8
9   conflict_prefer("select", "dplyr")
10  conflict_prefer("filter", "dplyr")
11
12  data <- read.csv("data/PRSA_data_2010.1.1-2014.12.31.csv")
13  data_1 <- mutate(data, date = paste(year, month, day, sep = '-'))
14  data_1 <- filter(data_1, hour == 3)
15  data_1 <- select(data_1, 14, 6)
16  data_1$date <- as.Date(data_1$date)
17  names(data_1) <- c("ds", "y")
18
19  m <- prophet(data_1, daily.seasonality = TRUE)
20  future <- make_future_dataframe(m, periods = 52, freq = "week")
21  forecast <- predict(m, future)
22  dyplot.prophet(m, forecast)
23
24  data_2 <- mutate(data, date = paste(year, month, day, sep = '-'))
25  data_2 <- filter(data_2, hour == 9)
26  data_2 <- select(data_2, 14, 6)
27  data_2$date <- as.Date(data_2$date)
28  names(data_2) <- c("ds", "y")
29
30  m <- prophet(data_2, daily.seasonality = TRUE)
31  future <- make_future_dataframe(m, periods = 52, freq = "week")
32  forecast <- predict(m, future)
33  dyplot.prophet(m, forecast)
34
35  data_3 <- mutate(data, date = paste(year, month, day, sep = '-'))
36  data_3 <- filter(data_3, hour == 15)
37  data_3 <- select(data_3, 14, 6)
38  data_3$date <- as.Date(data_3$date)
39  names(data_3) <- c("ds", "y")
40
41  m <- prophet(data_3, daily.seasonality = TRUE)
42  future <- make_future_dataframe(m, periods = 52, freq = "week")
43  forecast <- predict(m, future)
44  dyplot.prophet(m, forecast)
45
46  data_4 <- mutate(data, date = paste(year, month, day, sep = '-'))
47  data_4 <- filter(data_4, hour == 21)
48  data_4 <- select(data_4, 14, 6)
49  data_4$date <- as.Date(data_4$date)
50  names(data_4) <- c("ds", "y")
51
52  m <- prophet(data_4, daily.seasonality = TRUE)
```

```
53   future <- make_future_dataframe(m, periods = 52, freq = "week")
54   forecast <- predict(m, future)
55   dyplot.prophet(m, forecast)
```

第四节　文献导读

文献一

TI：Large Teams Develop and Small Teams Disrupt Science and Technology

AU：Wu L, Wang D, Evans JA

SO：Nature. 2019 Feb，566（7744）：378-382. doi：10.1038/s41586-019-0941-9. Epub 2019 Feb 13

简述：在英国《自然》杂志发表的这篇文章中，作者对 1954—2014 年超过 6500 万篇的论文、专利和软件产品进行了分析，揭示出大型科研团队和小型科研团队在科研创新方面的主要特征，认为大型科研团队更像是一个建立在已有研究基础上的加速器，而小型科研团队则是贡献颠覆性成果、开拓学术未知领域的先锋，提出科学政策应支持科研团队规模的多样性。文章作者来自美国芝加哥大学（University of Chicago，USA）社会学系（Department of Sociology）、知识实验室（Knowledge Lab）、凯洛格管理学院（Kellogg School of Management），美国西北大学（Northwestern University，USA）西北复杂系统研究所（Northwestern Institute on Complex Systems）、麦考密克工程学院（McCormick School of Engineering）和美国圣塔菲研究所（Santa Fe Institute，USA）。

文献二

TI：Testing an Adapted Modified Delphi Method：Synthesizing Multiple Stakeholder Ratings of Health Care Service Effectiveness

AU：Escaron AL, Chang Weir R, Stanton P, Vangala S, Grogan TR, Clarke RM

SO：Health Promot Pract. 2016 Mar，17（2）：217-25. doi：10.1177/1524839915614308. Epub 2015 Nov 3

简述：美国《可负担保健法》（The Affordable Care Act）鼓励卫生系统更好地满足患者的需要，但由于各利益相关方对法案内容的理解不同，导致患者所需要的一些特殊健康服务受到了限制。作者对美国兰德公司-加利福尼亚大学洛杉矶分校适宜性专家共识法（RAND-UCLA appropriateness method）进行了修正，利用"有效性（effectiveness）"代替"适宜性"，对社区健康中心提供的多种非医疗服务进行了调查，将这些服务确定为 6 个类别和 112 项不同的服务，得到了各利益相关方的认同。文章作者来自美国艾尔塔迈德医疗服务公司（AltaMed Health Services Corporation，USA）、美国亚太社区卫生组织协会（Association of Asian Pacific Community Health Organizations，USA）、美国圣约瑟夫医疗中心（St. Joseph's Medical Center，USA）和美国加州大学洛杉矶分校（University of California Los Angeles，USA）。

文献三

TI：Pharmacological Treatments for Generalised Anxiety Disorder：a Systematic Review and Network Meta-analysis

AU：Slee A，Nazareth I，Bondaronek P，Liu Y，Cheng Z，Freemantle N

SO：Lancet. 2019 Feb 23，393（10173）：768-777. doi：10.1016/S0140-6736（18）31793-8. Epub 2019 Jan 31

简述：广泛性焦虑障碍（generalised anxiety disorder，GAD）是以持续的显著紧张不安，伴有自主神经功能兴奋和过分警觉为特征的一种慢性焦虑障碍，是最常见的一种焦虑障碍。在临床上，对于 GAD，药物治疗是首选。作者通过检索 MEDLINE、Web of Science、Cochrane Library、ClinicalTrials. gov、CNKI、万方数据和 Drugs@FDA 等数据库，对门诊 GAD 成人患者药物治疗情况进行了随机试验的系统评价和网络荟萃分析，比较了不同药物的疗效和可接受性。结果表明，GAD 临床治疗有多种药物可供选择，初始药物治疗的失败不应该成为放弃药物治疗策略的理由。文章作者来自英国伦敦大学学院（University College London，UK）初级医疗和人口健康系（Department of Primary Care and Population Health）、临床研究所（Institute for Clinical Trials），英国威尔士大学医院普通外科系（Department of General Surgery，University Hospital of Wales，UK）。

文献四

TI：The Information Distortion Bias：Implications for Medical Decisions

AU：Boyle PJ，Purdon M

SO：Med Educ. 2019 Jul 2. doi：10.1111/medu. 13919. Epub 2019 Jul 2.

简述：此篇具有交叉边缘性（cross-cutting edge）的文章论述了领先者驱动的信息失真（leader-driven information distortion）现象、对医学决策和教育的影响、分析框架以及减少信息失真的多种方法。研究表明，在决策过程中，一旦某个备选方案作为领先者出现，就会有一种强烈的倾向，即评估后续信息以支持该方案。特别是在诊断测试提供了可能不明确的结果时，这一点尤其值得关注。领先者驱动的信息失真本质上属于预先决策（pre-decisional），在这种情况下，先于最终决策或诊断的信息解释可能会因为备选方案的不同而不同。失真性偏倚在决策中是普遍存在的，而决策者对失真行为的认知程度很低。作者认为，信息失真对医疗决策造成了两个方面的威胁：首先，它会使诊断变得非常棘手，因为它不易被矛盾的信息推翻。其次，它会加大诊断中不合理的确定性。文章作者来自美国中央华盛顿大学（Central Washington University，USA）和加拿大不列颠哥伦比亚省内务部卫生局（B. C. Interior Health Authority，Canada）。

（李　毅　姚珊珊　曹桂莹　许蓓蓓　张豫夫　于　娜）

第二章　临床决策支持

> 有效的管理者需要决策带来的影响，而不是决策的技巧；要的是好的决策，而不是巧的决策。
>
> They want impact rather than technique; they want to be sound rather than clever.
>
> 彼得·德鲁克（Peter F. Drucker）

提要

本章主要讲解决策的基本理论、临床决策分析方法和临床决策支持系统。

要求掌握决策的概念和要素、临床决策分析的概念、步骤、难点和局限性以及案例分析中的 R 软件实现方法。

要求熟悉决策分析的种类、场景以及临床决策分析与医学信息分析的过程和相互关系。

要求了解决策理论体系和临床决策支持系统的应用状况。

第一节　决策理论概述

一、决策基本理论

（一）概念

1. 决策

决策（decision-making）是一个包括提出问题、确立目标、设计方案、选择方案和修正方案的过程，即个人或群体为了达到或实现某一特定的目标，在拥有一定信息和经验的基础上，根据主观条件和客观条件，按照一定的准则，提出各种可行方案，采用一定的科学方法和手段，进行比较、分析和评价，从中遴选出最满意的方案或综合成一个满意合理的方案付诸实施，并根据方案的反馈情况对方案进行修正和控制，直到目标实现的系统的、动态的过程。

决策是决策者运用感知觉、记忆、思维等认知能力，对情境做出选择、确定策略的过程。狭义来讲，决策即决定和策划，它研究的是以决策者为一方、以环境为另一方的一类特殊博弈活动；广义来讲，决策即运筹（operation），即根据实际问题的要求，通过数学上的分析、运算，得出各种各样的结果，最后提出综合性的合理安排，以达到最好的效果，可分为判断与决策两个部分。

2. 决策体系

决策体系（decision-making framework）是指在决策过程中，将不同的决策种类、决策组织、决策准备、决策过程、决策规范进行系统整合，使决策的各个部门、各个层次在决策活动中相互制约、相互联系的整个体系。

3. 决策支持

决策支持（decision-making support）的基本含义是使用各种逻辑规则、数据处理方法和现代化的信息技术，对低层次的数据、事实及其关联关系进行分析与合并，然后将其转换成高层次的、数量少的、体现根本特征和发展方向的信息和知识，从而辅助决策者在结构化、半结构化和非结构化的任务中进行决策。

决策支持的重要任务是支持决策，而不是代替决策；决策支持的核心目标是改进决策的质量和效能，而不是仅仅为了提高决策的数量和速度。

（二）决策的性质

决策是人类固有的行为，是人类社会实践活动中的重要环节之一。决策问题涉及人类生活的各个领域，如经济管理、交通调度、医学诊疗、军事指挥、战略规划等。

决策是一个"谋"与"断"有机结合的过程，即在谋划的基础上做出一个决断。决策过程就是在全面掌握准确信息的基础上，依据决策对象的客观发展规律，依据其内外条件，在动态变化的环境中把握时机，做出最有利于决策对象发展的决断。

决策是一个复杂的过程，并且总是包含一些不确定因素。它经常涉及多种类型和来源的信息输入及其解释，而这些解释可能是主观的和（或）不一致的，重要的是要理解这些信息之间的因果关系和潜在的非预期后果。有效的决策应建立在数据和信息的科学分析和客观评价的基础之上，而不能仅仅基于经验、直觉和简单的采样。对事实和证据的深层次分析可使决策更加客观，因而拟订决策时更有信心。

科学的决策过程作为人的一种创造性思维活动，是一个从调查研究开始，经过分析判断，达到对事物客观规律的正确认识，直到做出决定的动态过程。调查研究的过程就是一个获取信息的过程，合适、准确的信息是做出正确决策的必要条件。

（三）决策的特点

1. 目标性

目标是决策者在未来特定时限内完成任务的标志。决策的目标可能是单一的，也可能是多重的；可能是总体性目标，也可能是阶段性目标。

2. 可行性

决策的过程中，不仅要考虑采取行动的必要性，而且要注意实施条件的约束性。在决策过程中，需要判断时间可行性、环境可行性、经济可行性、政策可行性、法律可行性、技术可行性、道德可行性等。

3. 选择性

决策的过程中需提供可以相互替代的多种方案供决策者选择。决策者可以根据决策的基本原则对多种方案进行比较、权衡而选择其一付诸行动。

4. 满意性

在决策过程中，方案选择需要遵循的基本原则是满意化原则。理想的情况是获得最优解；在特殊情况下，非劣解也可作为可接受方案。

5. 过程性

决策是一个多阶段、循环往复的过程，它包括在做出最后决策之前必须进行的一切活动。重大的决策通常是多个决策甚至是一系列决策的组合。这一系列决策中的每一项决策，其本身也是一个包含了许多任务、由众多人员参与的过程。

6. 动态性

决策的外部环境（社会环境、经济环境、自然环境）和内部结构（决策者的认知能力、决策对象的状态、决策理论技术和方法）以及决策行为（决策预定目标、决策实施效果）都是随时间的变化而动态变化的。

7. 创造性

决策是在不断变化的内、外部环境条件下，为变革现状、开创未来而树立新目标、采用新方法、实行新措施的活动，其实质是一种创造性的活动。决策的创造性主要体现在围绕决策目标对人、财、物和信息等资源的合理配置上。

（四）决策的要素

1. 决策者

决策者是决策的主体。决策既然是人的一种主动行为，就必须有决策者参与其中，决策的各个阶段需由决策者操纵实现。对于不同决策风格的决策者，科学性决策、集体性决策和程序性决策的作用尤为突出。

现代社会中，决策者不只是单一的"智者"，更经常是由很多"智者"所组合而形成的决策组织机构来充当决策的主体。在决策组织机构的支持下，决策者可以依靠以往的经验判断，依靠各种专业知识，依靠对各类专家组成的智囊集团的咨询，依靠管理决策理论和方法所提供的手段，从而完成更加精准的决策。

2. 决策对象

决策对象，或称决策问题，是决策的客体，可以包括人类活动的各个方面。随着人类活动范围的扩大，人类决策的对象已经由原始人的日常生存问题逐步扩展到了社会、经济、文化、教育、科技、军事等各个领域，从原来的氏族洞穴扩展到了整个地区、国家、全世界，甚至已经涉及外层空间。

决策者欲进行准确、有效的决策，必须正确、及时地识别出决策对象，确定问题的"边界条件"。

决策问题的发生情况不是只有"经常"和"例外"两类。一般可以将决策问题分成四类：第一类问题是真正经常性的问题，个别问题的发生只是深层根本问题的一种表面现象，其本质仍为经常性问题；第二类问题是在某一特殊情况下偶然发生的问题，尽管该问题仅偶然发生，但其在实质上仍然是一项经常性问题；第三类问题是首次出现的"经常事件"，只是决策者未曾遇到已经发生过的"经常事件"；第四类问题是真正偶然发生的特殊事件。前三类问题需要一种"经常性的解决方法"，需要制订一种规则、一种政策或一种原则，当问题再度发生时，即可根据原则进行处理；而第四类问题必须特殊对待，谨慎应对，没有现成的原理或原则可供遵循。

人的行为不能施加影响的事物，一般不能作为决策的对象。

3. 决策信息

决策信息将决策对象同决策者联结起来，因此对决策信息质和量的要求也日益增加。

基于数据库、知识库、规则库的辅助决策信息系统为决策信息的采集、处理、筛选和评价提供了有力的支持。

4. 决策目标

决策的开端是确定目标，决策的终端是实现目标。决策目标作为一种客观存在制约着系统的构成与行为。对同一决策对象，从不同的角度观察可能会得到不同的评价，从而确定不同的决策目标。

决策目标可以划分为不同的层次，不同层次的目标对应不同层次的问题，涉及不同层次的决策者。当从一种单一的主要目标出发进行决策时，就形成单目标决策，而在决策中同时考虑多个目标时，就成为多目标决策。

总体上讲，决策的目标是要得到客观"正确"的决策，而不是主观"能被接受"的决策。要知道符合规范及边界条件的"正确"决策是什么，才能辨别正确的折中和错误的折中之间的区别，否则最终决策可能指向错误的折中方向。目标不明确或者错误的决策目标将导致决策系统功能的紊乱和方案实施中的混乱。

5. 决策环境

决策环境是决策者所面临的环境，是相对于决策主体而言，指构成决策主体存在条件的物质实体或社会文化状况。正确识别决策环境，有助于决策者做出准确的判断，实现有效决策。

在执行决策过程中重视来自决策环境的反馈，有助于印证当前决策的正确性及有效性，从而及时采取必要的措施进行适当的调整。

（五）决策的种类

根据决策所处的条件或情况以及可靠程度，可以将决策分为确定型和不确定型决策；

根据决策的风险性，可以将决策分为风险决策和无风险决策；

根据决策问题的量化程度、决策的目的和使用的方法，可以将决策分为定性决策和定量决策；

根据决策所依据的基本原理，可以将决策分为基于概率论的决策、基于 D-S 证据理论的决策、基于模糊集理论的决策、基于可能性理论的决策、基于粗糙集理论的决策等；

根据决策问题的重复程度和有无既定的程序，可以将决策分为程序性决策和非程序性决策；

根据决策调整的对象和涉及的时限，可以将决策分为战略决策和战术决策；

根据决策的时间范围，可以将决策分为长期决策、中期决策和短期决策；

根据目标决策的数量，可以将决策分为单目标和多目标决策；

根据决策者的构成及其组织方式，可以将决策分为个体决策、群体决策和人机交互决策；

根据决策的动态变化情况，可以将决策分为静态决策和动态决策；

根据决策的阶段性，可以将决策分为一次性决策和序贯性决策；

根据决策涉及规模的大小，可以将决策分为宏观决策、中观决策和微观决策；

根据决策的层次性，可以分为指挥层决策、管理层决策和业务层决策；

根据决策的理性程度，可以分为完全理性决策、有限理性决策和非理性决策；

根据决策的模式，可以将决策分为经验决策和科学决策；

根据决策者与决策环境是否具有对抗和竞争，可以将决策划分为对策性（竞争性）决策和非对策性决策；

根据决策的应用领域，可以将决策分为政治决策、经济决策、军事决策、管理决策、监管决策、科技决策、工程决策、医学决策、人口决策等。

（六）决策理论体系

1. 决策理论体系的形成和发展

决策理论（theory of decision making/decision theory）是有关决策概念、原理、学说等的总称。决策理论是把第二次世界大战以后发展起来的系统理论、行为科学、运筹学、计算机科学等综合运用于管理决策问题，形成的一门有关决策过程、准则、类型及方法的较完整的理论体系。

概率论是决策理论发展的基础之一。

1738 年，瑞士数学家、物理学家丹尼尔·伯努利（Daniel Bernoull，1700—1782 年）提出决策分析中的效用概念。所谓效用（utility），是指对于消费者通过消费或者享受闲暇等使自己的需求、欲望等得到满足的一个度量。在基数效用论中，效用是基数（1、2、3、…），可以具体衡量并加总求和；在序数效用论中，效用是序数（第一、第二、第三、…），只能排序，不能加总求和。在风险和不确定条件下，个人的决策行为准则是为了获得最大期望效用值而非最大期望金额值。这被称为最大效用原理。

1763 年，英国数学家托马斯·贝叶斯（Thomas Bayes，约 1702—1761 年）提出的条件概率发表，从此出现统计推断理论萌芽。

但直到 20 世纪 20 年代末，决策理论才初具形态。

1931 年，英国剑桥大学的数学家、哲学家、逻辑学家、经济学家弗兰克·拉姆齐（Frank Plumpton Ramsey，1903—1930 年）撰写于 1926 年、一直保留在伦理科学协会的论文《真实与概率》（*Truth and Probability*）由其剑桥好友布雷斯韦特（R. B. Braithwaite）加以整理并出版[12]。这篇论文最先讨论了主观概率，提出基于效用和主观概率两个概念来研究决策理论。

1944 年，美国学者约翰·冯·诺伊曼（John von Neumann，1903—1957 年）和奥斯卡·摩根施特恩（Oskar Morgenstern，1902—1977 年）独立研究了在不确定情况下进行决策所用的近代预期效用理论。

20 世纪 50 年代，统计决策取得了长足发展，出现了面向实际应用的决策理论与方法。

作为数理统计的一个组成部分，统计决策理论最先出现于 1950 年美国统计学家亚伯拉罕·瓦尔德（Abraham Wald，1902—1950 年）教授的《统计决策函数论》（*Statistical Decision Functions*）中。1954 年，美国统计学家伦纳德·吉米·萨维奇（Leonard Jimmie Savage，1917—1971 年）在其《统计学基础》（*The Foundations of Statistics*）中，把主观概率与效用理论统一，处理风险决策问题，并提出了完整的公理系统，奠定了统计决策

---

[12]　季爱民. 拉姆齐与菲尼蒂主观主义概率观比较研究 [J]. 学术论坛理论月刊. 2010,（11）：44-46.

的理论基础。

1961年，美国学者霍华德·赖法（Howard Raiffa）与罗伯特·施莱弗（Robert O. Schlaifer）的《应用统计决策理论》一书的出版，使决策理论具备了学科分支的雏形。

1966年，美国学者罗纳德·霍华德教授（Ronald A. Howard）发表《决策分析：应用决策理论》一文，首次提出"决策分析"这个名词，明确地将决策分析作为决策理论的应用分支。自此之后，决策分析成为管理学科的一个重要研究方向。

从20世纪70年代开始，决策分析成了工商企业、政府部门制订决策的重要方法，如成本效益分析、资源分配、计划评估和审查技术（program evaluation and review technique，PERT）、关键路径法（critical path method，CPM）等的应用得到普及，多目标决策问题研究也逐步深入。随着计算机以及人工智能的发展，信息技术和决策支持系统不仅为决策者提供问题求解所需的信息和适当的模型，也使决策理论和方法发展更加迅速，模糊决策、序贯决策、群决策、灰色决策和组织决策及其支持系统的研究也在不断深入进行，且取得了一系列的成果。

1971年，美国斯柯特·莫顿（Michael S. Scott Morton）教授在《管理决策系统》中第一次指出计算机对于决策的支持作用。

1978年，美国经济学家、政治学家、认知科学家赫伯特·A·西蒙（Herbert A. Simon，1916—2001年）因其在决策理论研究、决策应用等方面作出的开创性研究，而获得诺贝尔经济学奖。其代表作有《行政管理行为》（*Administrative Behavior*）《管理决策的新科学》（*The New Science of Management Decision*）等。

2. 具有代表性的决策理论

（1）传统决策理论：传统决策理论盛行于20世纪初到50年代，是建立在绝对的逻辑推理基础上的一种封闭式决策。它把决策者在决策过程中的行为看作是完全理性的，认为应从经济的角度看待决策问题，即决策的目的是为了使组织获得最大的经济效益。决策时，遵循的是最大化准则。所谓最大化准则，就是对影响目标的各种因素都取它的最大值（或最小值）来确定和选择实施方案。这种决策理论是基于以下基本观点和假设：

决策者有现成的办法获得与决策情况有关的所有方面的信息，即能够全面掌握有关决策环境的信息；

决策者在识别和诊断问题时能够处理和记忆所有与决策有关的信息；

决策者能够识别所有可行的解决问题的方案，并充分了解每个备选方案的结果；

多重目标可以用单一的、简单的数学方程式表示；

决策的目的是为了获得最大的经济效益，因此，决策者作为一个理性的人，总是选择能够产生最大利润的备选方案；

为保证决策的有效性，决策者应建立一个合理的、自上而下执行命令的组织系统；

所有的决策者都用相同的方式处理信息，并做出相同的决策。

（2）行为决策理论：西蒙指出，理性的和经济的标准都无法确切地说明管理的决策过程，进而提出"有限理性"标准和令人满意的行为准则。所谓令人满意的行为准则，就是在决策时，先确定一套切合实际需要的标准，如果某一方案满足了这个标准，并能达到预定目标，就可以说这个方案是令人满意的，就可以确定采用这个方案。

影响决策者进行决策的不仅有经济因素，还有其个人的行为表现，如态度、情感、经验和动机等。决策者在决策过程中的行为并非完全理性的，只是部分理性的，或者是有限理性的。西蒙提出以下几个观点：

人的理性介于完全理性和非理性之间，即人是有限理性的；

决策者在识别和发现问题中容易受知觉上的偏差的影响；

由于受决策时间和可利用资源的限制，决策者的理性是相对的；

在风险型决策中决策者往往厌恶风险，倾向于接受风险较小的方案；

决策者在决策中往往只求满意的结果，而不愿费力寻求最佳方案。

行为决策理论抨击了把决策视为定量方法和固定步骤的片面性，主张把决策视为一种文化现象。除了西蒙的"有限理性"模式，美国学者林德布洛姆（C. E. Lindblom）的"渐进决策"模式也对"完全理性"模式提出了挑战。林德布洛姆认为决策过程应是一个渐进的过程，而不应大起大落，否则会危及社会稳定，给组织带来组织结构、心理倾向和习惯等的震荡和资金困难，也使决策者不可能了解和思考全部方案并弄清每种方案的结果。这说明，决策不能只遵循一种固定的程序，而应根据组织内外环境的变化进行适时的调整和补充。

（3）当代决策理论

继传统决策理论和行为决策理论之后，决策理论有了进一步发展，即产生了当代决策理论。当代决策理论的核心内容是：决策贯穿于整个管理过程，决策程序就是整个管理过程。组织是由决策者及其下属、同事组成的系统。

（七）决策的一般模式

决策的最终成果是选择一个行动方案。但是实际上在这个活动之前、之后还有许多的准备工作与善后工作，所有这些活动的总和构成了决策的全过程。一个完整的决策过程，其可识别的阶段有七个，包括目标选定、信息搜集、方案设计、方案评价、方案选择、决策实施和反馈修正，这就是决策的一般模式。在现实决策中，这些阶段可以在人员和时间上相互交叉。

二、决策分析方法

（一）决策分析的概念

决策分析（decision analysis）一般指是在决策过程中依据相应准则从若干可能的方案中选择其一的系统的、定量的分析方法，有时也简称为决策。决策分析能够整合许多影响决策的因素，能够促进决策过程。

决策分析模型将一个复杂的问题或事件解构成多个简单的问题或要素，利用其中的关键要素可以进一步重构该问题或事件的模型。决策问题的解决是通过决策者、领域专家和决策分析的专业人员相互沟通作用进行的。这个过程不仅需要大量时间、成本和精力，而且构造的模型通常只适用于一个特定的问题，但决策者、领域专家和决策分析的专业人员可以利用建模的先验知识解决其他类似的问题。

目前，决策分析已经形成一个内容广泛、实用性很强的学科分支。决策分析在理论和基础方法上已经超出了单纯的统计学领域，包含了规划、优化、数据挖掘分析和行为科学等领域。在应用方面，决策分析也在许多非概率支配的领域得到了极大的发展。现代决策分析的发展方向是研究人们决策的行为思想和研制与计算机信息技术相结合的智能决策支持系统等。

（二）决策分析和信息分析的相互关系

决策分析和信息分析的实质是相同的，都是人的一种创造性思维活动。所不同的是，决策分析结束后必须要从各种备选方案中作出明确的选择，或者做出不做任何选择的决定。

决策的关键是充分掌握信息并根据信息分析做出正确的判断，因此相关信息的采集、整理、加工和分析是决策过程中的首要任务。

信息是决策的必要条件，也是决策的基本要素，完整、充足并且可靠的信息可以保证决策者做出有预见性的正确决策。信息分析的职能之一就是为未来进行超前服务。信息是决策之本，决策者的远见卓识往往在很大程度上依赖于历史性、预测性和前瞻性信息的启迪。

决策者总是希望决策提供的方向是正确的，实施的效应是有益的。决策者除了自身需要具备专业知识、数据和信息处理能力、社会经验外，还必须掌握决策分析的理论方法，遵循正确的和可行的决策原则，并根据问题的性质应用合理的决策程序。

信息分析与决策分析是有始有终、表里如一的共生关系。信息选择过程贯穿决策活动的始终。信息分析综合决策是指决策者把从不同渠道得到的信息，逐一分解加以考察，然后把分解开的信息再进行融合。通过这个过程对信息进行筛选过滤，去粗取精，去伪存真，抓住信息的本质或内在联系，并以这些真实的、有用的信息为依据进行决策。

（三）决策分析的场景

1. 确定性情况

确定性情况是指，每一个方案仅产生一个且只有一个特定结局。在确定性情况下，当方案个数较少时可以采用穷举法，当方案个数较多时可以采用一般最优化方法。

2. 不确定性情况

不确定性情况是指一个方案可能引起几个结局中的某一个结局，但各种结局的发生概率未知。可以使用不确定型决策中的乐观、悲观、折中、等可能性、后悔值等不同的划分方式对方案进行取舍。

3. 风险性情况

风险性情况是指，由一个方案可能引起几个结局中的一个，各种结局以一定的概率发生。未来可能状态不只一种，究竟会出现哪种状态，不能事先肯定，只知道各种状态出现的可能性大小（如概率、频率、比例或权等）。常用的风险型决策分析技术有期望值法和决策树图法。期望值法是根据各可行方案在自然状态下收益值的概率平均值大小，决定方案的取舍；决策树图法有利于决策人员将决策问题形象化，是把各种方案、可能出现的状态、可能性的大小及产生的后果等简单地绘制在一张图上，以便计算、研究与分析，同时还可以随时补充和完善不确定型情况下的决策分析。

4. 模糊性情况

模糊性情况是指条件评价、过程评价、结局评价等具有模糊性。这时可以采用模糊决策方法，包括模糊排序、模糊寻优、模糊对策等。

5. 多目标情况

多目标情况是指，由一个方案同时引起多个结局，它们分别属于不同属性或所追求的不同目标。在这种情况下，一般采用多目标决策方法，例如，化多为少的方法、分层序列的方法、直接寻找所有非劣解的方法等。

6. 序贯性情况

序贯性情况是指决策分析阶段序贯进行，一般采用序贯决策方法。序贯决策（sequential decision）是用于随机性或不确定性动态系统最优化的决策方法。其过程是：从初始状态开始，每个时刻作出最优决策后，接着观察下一步实际出现的状态，即收集新的信息，然后再作出新的最优决策，反复进行直至最后。如果系统下一步可能出现的状态概率分布是已知的，可用客观概率的条件分布来描述。相应的序贯决策称为马尔可夫决策过程。如果不知道系统下一步可能出现的状态的概率分布，只能用主观概率的条件分布来描述。

7. 多人决策情况

多人决策情况是指，在同一个方案内有多个决策者，他们彼此的利益不同，对方案结局的评价也不同。在多人决策的情况下，可以采用对策论的方法、冲突分析的方法和群体决策的方法。

（四）决策分析的基本步骤

决策分析主要分为四个步骤。第一，形成决策问题，包括提出方案和确定目标；第二，判断自然状态及其概率；第三，拟定多个可行方案；第四，评价方案并做出选择。

这一程序不是一成不变的。人们可以从实际出发，灵活机动地处理程序，使决策真正建立在可靠的科学基础上。

（五）决策分析的方法

1. 数学建模法

数学模型是对实际决策问题本质属性的抽象而又简洁的刻画，可以用来解释某些客观现象，或者预测未来的发展规律，或者能为控制某一现象的发展提供某种意义下的最优策略或较好策略。数学模型一般并非现实问题的直接翻版，它的建立常常既需要人们对现实问题深入细微的观察和分析，又需要人们灵活巧妙地利用各种数学知识。这种应用知识从实际课题中抽象、提炼出数学模型的过程就称为数学建模（mathematical modeling）。

当需要从定量的角度分析和研究一个实际问题时，人们就要在深入调查研究、了解对象信息、作出简化假设、分析内在规律等工作的基础上，用数学符号、程序、图形、语言作表述进行数学建模。

数学建模的方法通常包括初等数学方法、微积分方法、微分方程方法、差分方程方法、插值与数据拟合、线性规划、非线性规划与动态规划、概率统计方法等。

建模过程一般包括模型准备、模型假设、模型建立、模型求解、模型分析、模型检验、模型应用与推广等步骤。

2. 仿真模拟法

一般来说，模拟与仿真的主要区别在于模拟完全是在软件中完成的，而仿真则是在硬件中进行。然而，由于这两种工具方法各自都具有独特的优势，目前常常把两者结合在一起使用。模拟仿真技术是对原决策对象的结构和行为进行模拟，获得系统运行的信息，从而判断各种决策方案的效果，确定最优方案。模拟方法的使用可以追溯到早期人类社会采用的各种物理模型，以后又主要应用于科学技术领域。20 世纪 60、70 年代开始用于社会、经济决策，并且出现了大量专用的模拟仿真软件，为决策提供了"虚拟现实实验室"。

通过计算机仿真模型模拟出随机变量分布的所有信息，最终可对所研究的实际问题作出估计、判断、预测和决策，这一过程就称为仿真模拟决策。仿真模拟决策在管理决策中的实用性具有明显的积极作用，其不受直接求解的限制，可以包括更多、更全面的决策影响因素，使决策更加接近实际，在实际应用中更为有效。仿真模拟决策适用于经济、管理、金融、军事、医疗等场景。

仿真模拟决策的基本步骤是：建立模型、编写程序、实验操作、验证结果的正确性和科学性。

3. 软决策法

决策方法的发展经历了经验阶段、模型化阶段，最后又进入到"软"决策阶段。在这个阶段，一方面是从结构化模型方法转向半结构化模型方法，从最优化决策转向模拟决策；另一方面是各种软决策法的开发与大量应用。

软决策法包括形态分析、随意联想法、强制联想法、头脑风暴法、专家法等。专家法是一种典型的软决策方法，是建立在心理学、社会学和行为科学等理论基础上凝聚专家创造力的一种技术方法。专家法主要是通过具有合理结构的专家群体，通过现代科学手段掌握的大量信息，迅速严密地分析、归纳和演绎，提出决策的目标、方案、参数，并做出相应的评价和选择。

（六）决策分析的局限性

一个决策的正确与否在很大程度上取决于数据的充分性和精确性，包括基本概率和效用值。无论多么复杂的决策分析模型都只是现实情境的简化版。决策分析的结果需周密解释和慎重使用。

三、决策支持系统

（一）决策支持系统的定义

决策支持系统（decision-making support system，DSS）是指在数学模型的基础上，以计算机为工具，应用有关决策的理论和方法，为决策提供各种信息，辅助决策者进行科学决策的系统。

（二）决策支持系统的架构

1. 基础数据及事务处理层

事务处理层是应用软件中最基础的层次，也是最为庞大和烦琐的一层，所采集的信息是大量的业务基础数据，如人口统计数据库、医药产品数据库等。另外，还包括对各类数据进行分析、统计、查询等事务处理的应用系统，如月度、季度、年度等监测系统、预警分析系统等。在决策支持系统中需要对该层的信息进行分类、加工和整理，形成决策支持系统中的元数据。

2. 统计分析管理监控层

在经过抽取和整理的元数据基础上，建立各种统计、分析模型。通过模型的定义和开发，对系统中的数据给出全面、深入的分析结果，包括因素分析、预测和仿真模拟。要求系统具有一定的可扩展性，能够调用和集成不同类型的分析工具。

3. 辅助决策层

根据统计分析管理监控层的各种分析模型，进行多维的、更为复杂的综合分析和计算，从中发现各种趋势，找出内在规律，为决策业务提供切实有效的帮助；对于异常情况，能够及时发送预警、警告信息或实施必要的自动应急措施。每一个业务系统都包含针对其相应业务的辅助决策子系统。在各业务辅助决策子系统的支持下，还可进一步拓展综合性的辅助决策系统。

（三）决策支持系统的组成

计算机决策支持系统包括问题输入、问题分析、问题求解和结果输出等四大部分。问题输入是决策者以人-机交互的方式向系统提出问题。问题分析主要是风险分析与多目标冲突分析。问题求解是形成备选方案与优化选择。如果结果合适，输出则是以决策者易于理解的方式给出满意的决策结果；如果结果不合适，则决策者可以反馈给系统重新进行交互，直至获得满意的结果。

上述过程是在相关的数据、模型和知识支持下进行的。它们存放在相应的数据库、模型库与知识库中。决策者可以是多人的群体决策过程。这些不同的决策者可以分布在不同的地方。数据、模型与知识也可以分布在不同的地方。通过计算机网络与通信技术，在空间与时间上把决策者和多种支持模块集成为一个有机的整体，有效支持决策群体协同工作。

（四）决策支持系统的功能

DSS 是随着管理信息系统应用概念的深化而在管理信息系统基础上发展起来的系统，它通过与决策者的一系列人机对话过程，为决策者提供各种可靠方案，检验决策者的要求和设想，从而达到支持决策的目的。

DSS 开发和应用包含三个技术层次。一是专用决策支持系统（special support system tools，SDSS）；二是决策支持系统生成器（decision support system generator，DSSG），即通用决策支持系统；三是决策支持系统工具（decision support system tools，DSST）。

SDSS 是为解决某一领域问题而开发的决策支持系统，允许决策者处理特定的相关问题，如宏观经济决策支持系统、军事指挥决策支持系统和临床医学决策支持系统等。

DSSG 一般包括数据库、模型库、方法库、知识库和会话部件。其中的数据库为决策提供数据或资料；模型库为决策提供具有分析能力的部件；方法库主要功能包括方法的命名、分类、存储和调用、方法合成、方法执行、数据与方法衔接、安全保护和辅助学习等；知识库具有知识添加、删除、修改、查询和统计等知识操作功能，知识的一致性、完整性、冗余性检查功能，以及知识库的建立、删除、分解、合并等知识库操作功能；会话部件，又称接口部件，是人和决策支持系统联系的接口。

DSST 是 DSS 最基本的技术层次，包括高级语言、操作系统、编辑程序、管理程序和子程序等等。由 DSST 可以直接开发出 SDSS，也可以开发出适用于一定决策问题领域的

DSSG。DSST 的开发和应用，极大地简化了 SDSS 和 DSSG 的开发任务，因而获得广泛的应用。

（五）决策支持系统的种类

目前的决策支持系统可以分为群体决策支持系统（group decision support system，GDSS）、分布式决策支持系统（distributed decision support system，DDSS）、智能决策支持系统（intelligent decision support system，IDSS）和智能-交互-集成化决策支持系统（intelligent，interactive and integrated DSS，简称 3IDSS）。

GDSS 可提供三个级别的决策支持：第一层次的 GDSS 旨在加强群体决策中决策者之间的信息沟通，消除交流的障碍；第二层次的 GDSS 为决策群体提供强有力的定量和定性分析手段及各种群体决策技术，以支持半结构化和非结构化问题求解；第三层次的 GDSS 将上述两个层次的技术结合起来，用计算机来启发、指导群体的沟通交流方式，包括专家咨询和会议中规则的智能安排。

DDSS 是由多个物理分离的信息处理节点连接而构成的分布式计算机网络，网络的每个节点至少含有一个决策支持系统或具有若干辅助决策的功能，能支持处于不同节点的多层次的决策，提供个人支持、群体支持和组织支持；不仅能从一个节点向其他节点提供决策，还能提供对结果的说明和解释，有良好的资源共享机制；能为节点提供相互交流的机制和手段，支持人机交互、机机交互和人人交互；具有处理节点之间可能发生的冲突的能力，能够协调各节点的操作，既有严格的内部协议，又是开放性的，允许系统或节点方便地扩展，同时系统内的节点作为平等成员而不形成递阶结构，每个节点享有自治权。

IDSS 是决策支持系统（DSS）与人工智能（artificial intelligence，AI）相结合的产物，其核心的设计思想是要把 AI 的知识推理技术和 DSS 的基本功能模块有机结合起来。

3IDSS 在面向问题的前提下，将系统分析、运筹学方法、计算机技术、知识工程、人工智能等有机地结合起来，发挥各自的优势，实现决策支持过程的集成化；具备更强的人机交互能力，成为交互式系统（interactive systems）；使用知识工程、人工智能方法和工具等智能化手段处理难以定量分析的问题。

第二节　临床决策分析方法和临床决策支持系统

一、临床决策分析方法

（一）临床决策和临床决策分析的概念

临床诊疗过程是一个复杂的决策过程，疾病的复杂性和患者的个体性使得临床诊疗始终是一个极具挑战的思维推演和创新过程。

临床决策（clinical decision-making）是指面对每一位患者，临床医生必须对多种可采取的诊断治疗措施作出抉择（采取或不采取），尽最大可能为每位患者选择最有效、最安全、最经济、最满意的诊疗方案的过程。它包括决策前的提出问题、搜集资料、预测未来、确定目标、拟定方案、分析估计和优选，实施中的控制和反馈，及必要的追踪等全过程。

临床决策是一个涉及心理和社会等诸多因素的复杂过程，需要多层次、多因素、多阶段的考量，需要拓展智慧层面，建立整体理念，探索适应现代医学复杂环境下的科学决策之路。

临床决策分析（clinical decision analysis，CDA）是指由临床医生针对疾病的诊断和防治过程中风险与获益的不确定性，通过查阅文献资料，充分掌握证据，特别是在掌握最新最佳证据的基础上，结合以往临床经验和患者的实际情况，采用科学的统计分析方法，利用适当的分析工具，分析比较两个或两个以上可能的备选方案，从中选择最满意者进行临床实践的决策过程。

与基于直觉或经验的临床决策方法相比，基于数据、证据和推理规则的临床决策分析方法有很多优点。首先，它使决策者在某一时段可以重点考虑待决策问题的一方面而不会丧失全局观。另外，决策分析在某些紧急情况下有助于临床医生快速作出判断，这要求临床医生考虑获得信息与可能受该信息影响的后续决策之间的关系，例如，对于需要花费大量时间才能获得却不能影响决策或影响较小的临床信息，可以根据疾病的轻重缓急做出判断而不必去花费时间去等待这类信息的获取。

就临床决策的全部方法而言，只有随着经验增长才能尽可能多地认识到临床决策分析的价值。

（二）临床决策分析的任务

临床过程中，医生必须在限定的时间、地点和条件下做出一些决策。即使选择不对患者加以干预，比如说不做任何检查或特殊治疗，医生依然是做出了需要承担其后果的决策。临床决策往往是在不确定的情况下做出的，严格的确定性情况非常少见。临床诊疗的不确定性主要来自四个方面：一是临床信息和疾病表现间关系的不确定性；二是治疗效果的不确定性；三是临床资料的模糊性和解释的多样性；四是临床资料的错误。

在人们的语言表达中，对于表示不确定的词语（如汉语中的可能、大概、也许、不可能、极有可能、可能性很低，英语中的 probable、likely、unlikely、high probability、low probability 等）所隐含的发生概率范围的理解并不是完全一致的；对于正常和异常，或是健康、亚健康和疾病之间的截断值（cutoff value）也不是完全统一的。无论如何设置截断值，都会有一部分人的检测结果呈假阳性或假阴性。

临床决策分析的任务就是基于决策理论，利用决策分析方法和软件工具，以相应信息和数据为证据，通过决策表、决策树或者决策规则推理等方法，对诊疗干预措施的确定性和不确定性进行判断，权衡利弊，为决策提供支持，回答诸如"心脏手术后延长生命和提高生活质量的可能性是否值得去冒其所带来的死亡风险？"，或者是"抗高血压药可能具有防治脑卒中和心肌梗死的正性作用，也可能引起某些不良反应等负性作用，这些负性作用能够被正性作用所弥补吗？"等问题。

临床决策分析与医学信息分析本质上是相同的，图 2-1 展示了两者的过程和相互关系。

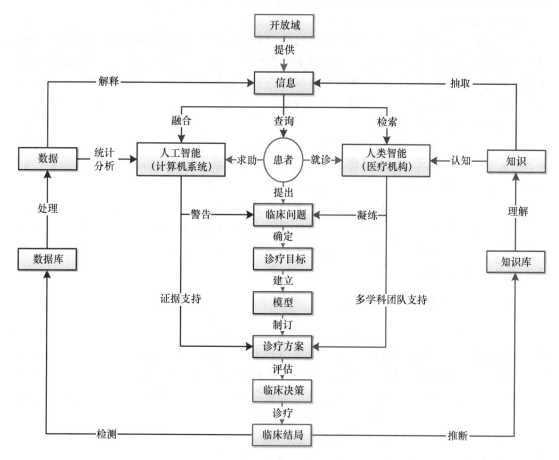

图 2-1 临床决策分析与医学信息分析过程和相互关系

（三）临床决策分析的步骤

1. 识别并确定待决策的问题

临床决策分析的第一步是要识别并确定待决策的问题，包括患者的临床状态、患者个体或患者群体利益、各种诊疗方案、已获得的临床信息、其他应考虑的问题。

2. 按时间顺序构建待决策问题

临床决策分析的第二步是要按照逻辑和时间顺序构建待决策问题。构建的顺序要能清楚地表达出必须对可选方案做出选择的节点，以及获得信息或披露结果的节点。每一个可能方案和事件产生的结果也要在顺序结构中详细表达，从而得到一棵决策树，实际上是一个流程图。

3. 找出完成问题结构所需信息的特征

临床决策分析的第三步是要找出每个不确定因素的特征，即找到能阐明此不确定因素性质的资料来源。医学文献、研究报告、专题数据库、医院信息系统数据、同事商讨和个人经历都要适当考虑。要正确认识并充分利用真实世界研究（real world study，RWS）中的真实世界数据（real-world data，RWD）和真实世界证据（real-world evidence，RWE）。RWD 是通过多种途径获得的，与患者健康状态和医疗行为相关的数据。其数据来源包括电子健康档案、医疗保险数据、医疗产品或疾病登记数据库、家用及移动设备收集的患者信息等。RWE 是通过分析 RWD 产生的与医疗产品的使用及潜在获益或风险相关的临床研究证据。

可以用概率、期望值、效用值等多种方法来量化信息对可能性或可信性等进行量化估计，对不同的健康状态、不同的生命质量和不同的死亡率加以权衡。应当使用正规的评估方法了解患者对涉及生存、死亡和生命质量的折衷方案的个人评价，即充分考虑患者的价值观和偏好。如果成本与特定决策有关，也要加以明确。

4. 选择优先行动方案

当一个规范的决策树结构和各种量化评估完成后，临床决策分析的第四步是要进行敏感性分析。敏感性分析是用来分析当相关数值变化时，基于基线分析下的决策稳健性。对于事件结局及其发生概率都可以进行敏感性分析。

如果在合理范围内改变数据而结论不发生明显变化，则决策分析是可靠的。如果结论随评估值的改变而发生明显改变，就需要认真考虑概率和效用值的估计是否准确，并尽量考虑原先排除在分析之外，但可能影响结果的某些因素。既然决策不可避免，就应该根据考虑到的显著因素作出最正确的估计并据此决策。

（四）临床决策分析的意义

临床决策关系着人的生命安全和健康生活质量，涉及医药卫生政策、诊疗方案和费用、药品安全等项目的选择行为。临床决策分析为医生提供了一种能够帮助阐明所关注的临床问题的规范化语言。使用概率和效用等严谨性的术语有助于提高交流的效率。定量化的描述避免了使用很少、有时、几乎、总是等半定量术语带来的模糊问题。通过规范的临床决策分析，可以帮助临床诊疗团队回答以下问题：

团队成员对于诊断或治疗的意见是一致的吗？

团队成员对问题的描述、结构或边界划分认可吗？

团队成员对那些有争议的问题能达成一致意见吗？

由此体现出临床决策分析的意义在于：将观察到的事件和决策顺序系统化，确定关键的不确定因素和相关证据的来源，关注关键的折衷方案并从不确定因素的角度分别考虑各个方案。

这些将问题分解再组合的特点使临床医生能逐一关注复杂决策问题的某一方面。用决策分析的框架来构建有争议的问题，争议的本质就会变得越来越明了。应用决策分析工具，将统计学、流行病学、经济学与临床知识和人文理念相结合，可以大大提高医生通过决策优化现有资源配置、为患者提供最佳医疗保健方案的能力。

（五）临床决策分析的评价

可以从三个方面评价临床决策分析是否正确：一是依据严格规范的证据等级判断备选方案是否齐备；二是利用高质量的医学信息源判断各事件的概率估计是否准确；三是根据效用值的合理性判断结局的定量是否合情合理。

（六）临床决策分析的难点和局限性

1. 临床复杂性和紧迫性问题

患者往往会有多种医疗问题需要解决，可供选择的措施可以有复杂多变的排列组合方式。如果病情紧急，则决策面临极大的紧迫性，要求临床医生在尽可能短的时间内做出初步诊断和处理意见，稳定患者情绪和病情。临床医生有时甚至需要同时处置多名患者，即同时面临多项临床决策任务。有些临床问题表面上看似单一问题，但经过深思熟虑后也会绘制出复杂的决策树图。临床表现的内在复杂性对于直觉决策者和专业分析者而言一样令人烦恼。同样的问题在不同的患者身上，其临床决策过程可完全不同。诊疗措施对于患者的效用以及效用随时间或环境变化而改变的情况是难以在短时间内确定的。

2. 临床决策分析方法的技术问题

临床决策分析的质量依赖于为临床情况设计的结构正确性以及随机信息的适当应用。全新治疗方案的发现或其他方面的发展，要求对分析结构做出重大的改变。在一些临床决策分析中，有时要做出各项检查相互独立的简化假设，虽然实际上并非相互独立。

3. 临床数据的质量问题

临床信息和数据的生成、发布、传播、采集和处理不规范，使用者信息素质参差不齐以及某些经济利益的驱动等因素，可能会造成决策信息和数据的不完整、不准确、不及时、不真实、不简洁、不一致，决策证据缺乏，导致决策者利用信息的效用下降。

4. 临床决策分析的应用问题

临床医学具有高度不确定性，患者病情常为动态变化，可能会发生意外性临床事件。传统的医学教育更多的是对疾病的定论性描述和解释，而没有重视临床决策所依据的绝大多数信息的随机特征。医生可能不愿意用概率的方式来思考，可能本能地更喜欢普遍使用的临床准则和明确的选择。现实的情况是，人们也许会忘记分析可能是错的，或者即使曾经正确过，也已出现了新的方案；忘记原来的概率可能已经被新的数值所取代，或者特定患者的效用不同于已发表实例中的效用。

5. 临床伦理问题

任何临床决策，都是医学判断和伦理判断的综合结果。做出好的医疗选择需要临床判断，同样需要伦理价值的判断。要综合考虑疾病的性质、患者的意愿、生命的质量、外部的社会经济因素等。乐观并有信心、有能力处置临床伦理问题的医生才有可能为患者提供最好的治疗和最人性化的服务。

二、临床决策支持系统

（一）临床决策支持和临床决策支持系统的定义

临床决策支持（clinical decision support，CDS）是指在适当的时间为临床医生、医院管理人员、利益相关者、患者或其他个人提供经过智能化筛选或表达的知识和个体化信息（person-specific information），目的是支持决策者在临床、行政和管理活动（clinical, administrative, managerial activities）中不断增强工作流程、改善服务质量、提高医疗水平[13,14,15]。

---

[13]　What is Clinical Decision Support（CDS）？［EB/OL］. https://www. healthit. gov/topic/safety/clinical-decision-support.

[14]　American Medical Informatics Association. Clinical Decision Support［EB/OL］. https://www. amia. org/sites/default/files/files_2/Clinical-Decision-Support-Fact-Sheet-04-08-11. pdf.

[15]　Jerome A. Osheroff，Jonathan M. Teich，Blackford F. Middleton，Elaine B. Steen，Adam Wright，Don E. Detmer. A Roadmap for National Action on Clinical Decision Support［EB/OL］. https://www. amia. org/sites/default/files/files_2/A-Roadmap-for-National-Action-on-Clinical-Decision-Support-June132006. pdf.

随着决策理论、信息通讯技术和人工智能的不断发展，图像识别、文本识别、声音识别等新技术可以帮助临床数据快速结构化，大数据分析方法、云储存、云计算和区域链（block chain）等技术的逐渐成熟，使多维度数据整合及一体化的临床决策支持成为可能。

临床决策支持系统（clinical decision support system，CDSS）一般是指能对临床决策提供支持的计算机系统，这个系统充分运用可供利用的、适当的计算机技术，针对半结构化或非结构化医学问题，通过人机交互方式改善和提高决策效率的系统。

（二）临床决策支持系统的目标和功能

CDSS 是提升医疗质量的重要手段，其根本目的是为了评估和提高医疗质量，减少医疗差错，从而控制医疗费用的支出。临床医生可以通过 CDSS 的帮助来深入分析病历资料，从而做出最为恰当的诊疗决策，也可以通过输入信息来等待 CDSS 输出"正确"的决策并对其进行选择，或者对 CDSS 输出"错误"的决策进行修正，完善 CDSS 功能。

临床医生利用 CDSS 来提供服务以便于在他们对患者进行诊疗时得到帮助，CDSS 被使用的时机为诊断前、诊断中和诊断后。利用诊断前 CDSS 系统，医生可以完成对疾病的初步诊断；而诊断中 CDSS 系统则可以帮助医生回顾并筛选出初步诊断，以便完善最终诊断结论；诊断后 CDSS 系统可以用于挖掘与患者既往医疗信息、临床研究之间具有联系的资料，以便于预测其将来的健康问题，并可为其他患者的诊疗提供参考。

CDSS 的主要功能包括警报（alerting）、提醒（reminding）、评论（critiquing）、诠释（interpreting）、预测（predicting）、诊断（diagnosing）、协助（assisting）和建议（suggesting）等。

（三）临床决策支持系统的瓶颈

医学知识和疾病的复杂性导致在设计 CDSS 时需要考虑多种不同的患者因素。而且，新发表的临床研究数以万计，质量参差不齐。如何将最高质量的证据用于 CDSS 令设计者感到非常困惑。

临床工作流程的复杂性也增加了 CDSS 整合至医院信息系统（hospital information system，HIS）的难度，尤其是不少医院对于内外网有着严格的逻辑隔离甚至是物理隔离，进一步限制了一些在线 CDSS 的应用。

第三节　案例分析和软件实现

一、婴儿出生低体重危险因素分析

（一）问题描述

请利用马尔可夫链蒙特卡罗（Markov Chain Monte Carlo，MCMC）方法对婴儿出生低体重危险因素进行逻辑回归分析。

（二）数据说明

R 软件包 MASS 提供了数据集 birthwt。该数据集包含的是关于婴儿出生体重及一系列导致出生体重过低的危险因子的数据[⑯]。

数据项含义：

low：出生体重不到 2.5 公斤（indicator of birth weight less than 2.5 kg）；

age：母亲的年龄（mother's age in years）；

lwt：末次月经期母亲的体重（mother's weight in pounds at last menstrual period）；

race：母亲的种族（mother's race，1＝white，2＝black，3＝other）；

smoke：孕期吸烟状态（smoking status during pregnancy）；

ptl：早产次数（number of previous premature labours）；

ht：高血压史（history of hypertension）；

ui：子宫刺激性表现（presence of uterine irritability）；

ftv：早期妊娠时医生访视次数（number of physician visits during the first trimester）；

bwt：出生体重（birth weight in grams）。

（三）R 软件包安装

```
# MCMCpack: Markov Chain Monte Carlo (MCMC) Package
install.packages(pkgs = "MCMCpack")

# MASS: Support Functions and Datasets for Venables and Ripley's MASS
install.packages(pkgs = "MASS")
```

（四）R 软件代码

```
1    library(MASS)
2    library(MCMCpack)
3
4    data(birthwt)
5
6    par(mar = c(1, 1, 1, 1))
7    out <- glm(low ~ age + as.factor(race) + smoke, data = birthwt, family = binomial(link
     = "logit"), x = TRUE)
8    summary(out)
9    posterior <- MCMClogit(low ~ age + as.factor(race) + smoke, data = birthwt)
10   plot(posterior)
11   summary(posterior)
12
13   posterior <- MCMClogit(low ~ age + as.factor(race) + smoke, b0 = 0, B0 = 0.001, data
     = birthwt)
14   plot(posterior)
15   summary(posterior)
```

二、髋关节治疗方案选择

（一）问题描述

全髋关节置换术适用于髋关节骨性关节炎、股骨头坏死、股骨颈骨折和先天性髋关

---

⑯　Venables，W. N. and Ripley，B. D. Modern Applied Statistics with S ［M］. Fourth edition. Springer. 2002.

脱位，是一种常用的手术治疗方法。请比较接受全髋关节置换术和未接受全髋关节置换术的患者质量调整生命年（quality-adjusted life years，QALY）期望值的差异。

（二）数据说明

本例参考：Edward H. Shortliffe（Editor），James J. Cimino（Associate Editor）. Biomedical Informatics：Computer Applications in Health Care and Biomedicine. Third Edition. New York：Springer Science＋Business Media，LLC. 2006，page 113.

数据项含义：

全髋关节置换术后患者的功能状态及其对应的质量调整生命年（quality-adjusted life years，QALY）分别是：

充分运动能力的 QALY＝10；

不良运动能力的 QALY＝6；

必须依赖轮椅的 QALY＝3；

死亡的 QALY＝0。

假设：全髋关节置换术初次手术死亡率为 0.01；全髋关节置换术初次手术存活患者感染率为 0.05；因感染而再次手术死亡率为 0.04；因感染而再次手术存活者功能状态为必须依赖轮椅；在初次手术后无感染的患者中，结局为充分运动能力者占 60%，结局为不良运动能力者占 40%；未接受手术的患者结局只有一个，就是不良运动能力的现状不变。

（三）R 软件包安装

＃ 使用 R 基础包即可，无须调用其他包.

（四）R 软件代码

```
1   data <- data.frame(`手术情况` = c(rep("全髋关节置换术初次手术", 5), "未接受手术"), `
    术后是否感染` = c(NA, "是", "是", "否", "否", NA), `再次手术` = c(NA, "是", "是", "
    无", "无", NA), `结局` = c("死亡", "死亡", "被禁锢于轮椅", "充分运动能力", "不良运动
    能力", "不良运动能力"), QALY = c(0, 0, 3, 10, 6, 6))
2
3   outcome <- data$QALY
4
5   p_surg_death <- 0.01
6   p_live <- 0.99
7   p_infect <- 0.04
8   p_no_infect <- 0.96
9   p_full_func <- 0.6
10  p_part_func <- 0.4
11
12  E.a <- outcome[2] * p_surg_death + outcome[3] * p_live
13  E.b <- outcome[4] * p_full_func + outcome[5] * p_part_func
14  E.c <- E.a * p_infect + E.b * p_no_infect
15  E.d <- outcome[1] * p_surg_death + E.c * p_live
16  E.d
17  if(E.d - outcome[6] >= 0) print("Decision: surgery") else print("Decision: no
    surgery")
```

第四节 文献导读

文献一

TI：Personalizing Second-Line Type 2 Diabetes Treatment Selection：Combining Network Meta-analysis，Individualized Risk，and Patient Preferences for Unified Decision Support

AU：Choi SE，Berkowitz SA，Yudkin JS，Naci H，Basu S

SO：Med Decis Making. 2019 Apr；39（3）：239-252. doi：10.1177/0272989X19829735. Epub 2019 Feb 15

简述：本文介绍了基于多准则决策分析方法开发的一体化决策模型框架。框架整合了患者偏好、疾病结局、药物有效性和安全性等信息，可用于个体化的 2 型糖尿病二线血糖治疗的临床决策支持。文章作者来自美国哈佛口腔医学院口腔卫生政策和流行病学系（Department of Oral Health Policy and Epidemiology，Harvard School of Dental Medicine，USA），美国北卡罗来纳大学教堂山医学院全科医学和临床流行病学部（Division of General Medicine and Clinical Epidemiology，University of North Carolina at Chapel Hill School of Medicine，USA）、英国伦敦大学学院（University College London，UK）、英国伦敦经济学院（London School of Economics，UK）、美国斯坦福大学医学和健康研究和政策系初级诊疗和结局研究中心暨人口健康科学中心（Center for Primary Care and Outcomes Research and Center for Population Health Sciences，Departments of Medicine and of Health Research and Policy，Stanford University，USA）、美国哈佛医学院初级诊疗中心（Center for Primary Care，Harvard Medical School，USA）和英国帝国学院公共卫生学院（School of Public Health，Imperial College，UK）。

文献二

TI：How is the Doctor Feeling? ICU Provider Sentiment is Associated with Diagnostic Imaging Utilization

AU：Ghassemi MM，Al-Hanai T，Raffa JD，Mark RG，Nemati S，Chokshi FH

SO：Conf Proc IEEE Eng Med Biol Soc. 2018 Jul；2018：4058-4064. doi：10.1109/EMBC.2018.8513325

简述：本文利用 10 年的电子病历（EMR）数据对重症监护单元（ICU）医生情感与影像诊断利用之间的关系进行了分析。结果显示，ICU 医生的负面情绪与影像诊断的利用率增加相关（$P<0.01$），与影像诊断利用的关联在 ICU 初始阶段最明显（$P<0.01$），任何形式的情绪都会使影像诊断利用率增加而达到一个临界阈值（$P<0.01$），但目前对于这些现象还无法解释。文章作者来自美国麻省理工学院（Massachusetts Institute of Technology，USA）电子工程和计算机科学系（Department of Electrical Engineering and Computer Science）、医学工程和科学系（Institute of Medical Engineering and Science），美国埃默里大学生物医学信息学系（Department of Biomedical Informatics，Emory University，USA）、美国埃默里大学医学院放射学和影像服务系（Department of Radiology and Imaging Services，Emory University School of Medicine，USA）。

文献三

TI：Machine Learning and Decision Support in Critical Care

AU：Johnson AE，Ghassemi MM，Nemati S，Niehaus KE，Clifton DA，Clifford GD

SO：Proc IEEE Inst Electr Electron Eng. 2016 Feb；104（2）：444-466. Epub 2016 Jan 25

简述：本文在"病案二次利用"和"大数据"背景下，对危重患者救治中机器学习和决策支持的研究和应用状况进行了综述，提出了面向危重病救治的数据处理所面对的三"C"挑战：Compartmentalization（数据离散，难以索取）、Corruption（数据腐蚀，难以校正）和 Complexity（数据复杂，难以融合）。文章论述了解决问题的静态敏锐度评分、在线患者跟踪、个性化预测和风险评估、失真检测、状态估计、基因组和自由文本数据等多模态数据源合并等方法。文章作者来自美国麻省理工学院医学工程和科学研究所（Institute for Medical Engineering & Science，Massachusetts Institute of Technology，USA）、美国埃默里大学生物医学信息学系（Department of Biomedical Informatics，Emory University，USA）、英国牛津大学工程科学系生物工程研究所（Institute of Biomedical Engineering，Department of Engineering Science，University of Oxford，UK）和美国乔治亚理工学院生物医学工程系（Department of Biomedical Engineering，Georgia Institute of Technology，USA）。

文献四

TI：Clinical Decision Support：a 25 Year Retrospective and a 25 Year Vision

AU：Middleton B，Sittig DF，Wright A

SO：Yearb Med Inform. 2016 Aug 2；Suppl 1：S103-16. doi：10.15265/IYS-2016-s034

简述：本文通过分析 1990 年以来的医学文献，从数据、知识、推理、架构和技术、实施和整合、用户六个维度对临床决策支持在 25 年中的发展变化进行了综述。文章作者来自美国艾珀尔维塔公司（Apervita，Inc.，USA）、美国哈佛陈曾熙公共卫生学院（Harvard T. H. Chan School of Public Health，USA）、美国休斯顿德克萨斯大学健康科学中心（University of Texas Health Science Center at Houston，USA）和美国哈佛医学院布里格姆女子医院（Brigham and Women's Hospital，Harvard Medical School，USA）。

（张豫夫　李　毅　许蓓蓓　姚珊珊　于　娜）

第三章 确定型决策

有效的管理者不做太多的决策。他们专注于重大的决策。

Effective executives do not make a great many decisions. They concentrate on the important ones.

彼得·德鲁克（Peter F. Drucker）

提要

本章主要讲解确定型决策的概念、条件、特点、种类和分析方法。

要求掌握确定型决策的概念和案例分析中的 R 软件实现方法。

要求熟悉规划类确定型决策分析方法中的线性规划方法。

要求了解非规划类确定型决策分析方法。

第一节 确定型决策概述

一、概念

确定型决策（decision making under certainty/deterministic decision），又称为标准决策或结构化决策，是指只存在一种完全确定的自然状态的决策，且决策过程的结果完全由决策所采取的行动决定。

二、条件

确定型决策应具备四项条件：一是决策者希望达到的一个明确目标；二是只存在一个确定的自然状态；三是有可供选择的两个或两个以上的行动方案；四是不同的行动方案在确定状态下的损失或利益值可以计算出来。

三、特点

确定型决策是最基本的决策问题，其约束条件明确，可以通过比较直接选出最优方案，或者用数学模型表示，建立确定的一元函数关系，运用线性规划等方法计算得到最优解。

四、种类

确定型决策有两种类型。一种是单纯选优的确定型决策，另一种是建模优选的确定型决策。

单纯选优的确定型决策是指，根据已经掌握的数据，不需要进行加工运算，只需要直接的对比就可以直接选择出最优方案的过程。

建模选优的确定型决策是指，在决策对象的自然状态完全确定的条件下，通过建立数学模型来进行运算，然后根据计算结果选择出最优方案的过程。

第二节　确定型决策的分析方法

一、确定型决策分析方法的种类

确定型决策分析方法是随着运筹学的发展而不断发展、完善的，是所有决策方法中最为成熟、应用最为广泛的一类方法。

运筹学（operations research，OR）的线性规划、非线性规划、动态规划、图与网络等方法，是进行确定型决策分析、解决确定型决策问题常用的方法。这些方法都是为决策问题寻求最优解。例如，线性规划解决如何合理地利用有限的人力、物力、财力等资源取得最好的经济效果，动态规划解决多阶段决策过程的最优化，图论解决最短路径问题，网络方法解决最小费用最大流问题。可见，运筹学为确定型决策提供了丰富的科学方法。

二、规划类方法

（一）线性规划

1. 线性规划的定义

线性规划（linear programming，LP）是运筹学中研究较早、发展较快、应用广泛、方法较成熟的一个重要分支，是研究线性约束条件下线性目标函数的极值问题的数学理论和方法。线性规划问题可以描述为求一组非负变量，这些非负变量在一定线性约束的条件下，使一个线性目标函数取得极大（极小）值的问题。其一般形式为：

$$\begin{cases} \min c^T x \\ s.t.\, Ax \leqslant b \\ x \geqslant 0 \end{cases}$$

其中，x 为决策变量（decision variables）向量（vector），c 和 b 为已知系数（coefficients）向量，T 为行向量，A 为已知系数矩阵（matrix coefficients）。目标函数（objective function）$c^T x$ 可以是最大（maximised，max）或最小（minimised，min）。不等式 $Ax \leqslant b$ 是约束条件（subject to，$s.t.$），要求 x 为非负实数。

线性规划分析方法是在具有确定目标，而实现目标的手段和资源又有一定限制、目标和手段之间的函数关系是线性的条件下，从所有可供选择的方案中求解出最优方案的数学分析方法。它用以解决关于资源合理利用，诸如怎样取得最低成本的资源配合方式或最大利润的生产结构等问题。

线性规划分析法在经济分析、工程技术、交通运输和资源配置等方面被广泛应用，已成为管理决策中的一种重要工具。

2. 线性规划的发展

法国数学家、物理学家约瑟夫·傅里叶（Baron Jean Baptiste Joseph Fourier，1768—1830 年）和比利时数学家瓦莱·普森（Charles Jean de la Vallée Poussin，1866—1962 年）分别于 1824 年和 1911 年独立提出线性规划的想法，但在当时并未引起注意。

1939 年，前苏联数学家康托罗维奇（Л. В. Kantorovich）在《生产组织与计划中的数学方法》一书中提出线性规划问题，也未引起重视。

1947 年，美国数学家丹奇克（George Bernard Dantzig）提出求解线性规划的单纯形法，为这门学科奠定了基础。同年，冯·诺伊曼提出对偶理论，开创了线性规划的许多新的研究领域，扩大了它的应用范围和解题能力。

1951 年，美国经济学家库普曼斯（T. C. Koopmans）把线性规划应用到经济领域，为此与康托罗维奇一起获 1975 年诺贝尔经济学奖。

1979 年，前苏联数学家哈奇扬（Leonid G. Khachiyan）提出解线性规划问题的椭球算法，并证明它是多项式时间算法。

1984 年，美国贝尔电话实验室的数学家卡马卡（Narendra Karmarkar）提出解线性规划问题的新的多项式时间算法。用这种方法求解线性规划问题在变量个数为 5000 时，只需要单纯形法所用时间的 1/50，现已形成线性规划多项式算法理论。

3. 线性规划分析的组成

（1）求解的目的：求解的目的一般是最大效益或最低成本，可用数学形式表达为目标函数。

（2）约束条件：即达到预定目的所存在的种种约束条件。

（3）达到目的的途径：为达到一定目的可供采用的各种途径或活动方式。在约束条件少的情况下，可以用简单图解法求解。如约束条件复杂，则可将所分析的问题转化为一组线性方程求解。然后根据分析所得数据，制订出符合实际情况的决策。

4. 线性规划分析的步骤

线性规划分析包括四个步骤：一是用特定方式定义问题；二是构建数学模型描述问题，确定决策变量和约束条件；三是建立目标函数；四是求解数学模型。

（二）非线性规划

非线性规划（nonlinear programming）是一种求解目标函数或约束条件中有一个或几个非线性函数的最优化问题的方法，是运筹学的一个重要分支。

非线性规划的研究始于 1939 年，是由美国数学家威廉姆·卡鲁什（William Karush，1917—1997 年）首次进行的。20 世纪 40 年代后期进入系统研究。1951 年，美国数学家哈罗德·库恩（Harold William Kuhn，1925—2014 年）和美国数学家阿尔伯特·塔克（Albert William Tucker，1905—1995 年）提出了非线性规划的基本定理[17]（后来称为卡鲁什-

---

[17]　Kuhn，H. W. and Tucker，A. W. Nonlinear Programming [J]. Proceedings of the 2nd Berkeley Symposium on Mathematics，Statistics and Probability，University of California Press，Berkeley，1951：481-492.

库恩-塔克条件，Karush-Kuhn-Tucker conditions），为非线性规划奠定了理论基础，成为非线性规划正式诞生的一个重要标志。20世纪50年代还得出了可分离规划和二次规划的 n 种解法，它们大都是以丹齐克提出的解线性规划的单纯形法为基础的。许多解非线性规划问题的有效算法，20世纪70年代又得到进一步的发展。20世纪80年代以来，随着计算机技术的快速发展，非线性规划方法取得了长足进步，在信赖域法、稀疏拟牛顿法、并行计算、内点法和有限存储法等领域取得了丰硕的成果。这一方法在工业、交通运输、经济管理和军事等方面有广泛的应用，特别是在"最优设计"方面，它提供了数学基础和计算方法，因此有重要的实用价值。

非线性规划包括最优方法、无约束法、约束法、凸规划、二次规划、几何规划等方法。

（三）整数规划

在线性规划问题中，有些最优解可能是分数或小数，但对于某些具体问题，常要求某些变量的解必须是整数。为了满足整数的要求，初看起来似乎只要把已得的非整数解舍入化整就可以了。而实际上化整后的数不一定是可行解和最优解，所以需要有特殊的方法来求解整数规划（integer programming）。

在整数规划中，如果所有变量都限制为整数，则称为纯整数规划（pure integer programming，PIP）；如果仅一部分变量限制为整数，则称为混合整数规划（mixed integer programming，MIP）。整数规划的一种特殊情形是0~1规划，它的变数仅限于0或1。不同于线性规划问题，整数和0~1规划问题至今尚未找到一般的多项式解法。

整数规划和线性规划的主要区别是决策变量的约束不同。线性规划的变量为正实数，而纯整数规划的变量为正整数。如果决策变量中一部分为整数，另一部分可以不取整数，则该问题为混合整数规划。

整数规划在工业和工程设计、科学研究方面有许多应用，而且在计算机设计、系统可靠性、编码和经济分析等方面也有新的应用。组合最优化通常都可表述为整数规划问题。两者都是在有限个可供选择的方案中，寻找满足一定约束的最好方案。

（四）动态规划

动态规划（dynamic programming）是求解决策过程（decision process）最优化的数学方法，是运筹学的一个分支。

20世纪50年代初，美国数学家贝尔曼（R. E. Bellman）等在研究多阶段决策过程（multistep decision process）的优化问题时，提出了著名的最优化原理（principle of optimality），把多阶段过程转化为一系列单阶段问题，利用各阶段之间的关系，逐个求解，创立了解决这类过程优化问题的新方法—动态规划。1957年出版了他的名著《动态规划（*Dynamic Programming*）》，这是该领域的第一本著作。

动态规划问世以来，在经济管理、生产调度、工程技术和最优控制等方面得到了广泛的应用。例如最短路线、库存管理、资源分配、设备更新、排序、装载等问题，用动态规划方法比用其他方法求解更为方便。

虽然动态规划主要用于求解以时间划分阶段的动态过程的优化问题，但是一些与时间无关的静态规划（如线性规划、非线性规划），只要人为地引进时间因素，把它视为多阶段决策过程，也可以用动态规划方法方便地求解。

动态规划一般可分为线性动态规划、区域动态规划、树形动态规划、背包动态规划四类。

三、非规划类方法

（一）库存论

库存问题是人类社会活动，特别是生产活动中一个普遍存在的问题。物资的存贮，除了用来支持日常生产经营活动外，有库存的调节还可以满足高于平均水平的需求，同时也可以防止低于平均水平的供给。此外，有时大批量物资的订货或利用物资季节性价格的波动，可以得到价格上的优惠。但是，库存物资需要占用大量的资金、人力和物力，有时甚至造成资源的严重浪费，如药品和食品等。

库存量的决策问题，很难笼统、简单地给出准确的回答，必须根据实际情况和外部环境来决定。若能通过科学的存贮管理，建立一套控制库存的有效方法，使物资存贮量减少到一个很小的百分比，从而降低物资的库存水平，减少资金的占用量，提高资源的利用率，所带来的经济效益无疑是十分可观的。这正是现代库存理论所要研究的问题。

在物资的"供-存-销"系统中，决策者可以通过控制订货时间的间隔和订货量的多少来调节系统的运行，使得在某种准则下系统运行达到最优。因此，库存论（inventory theory）中研究的主要问题可以概括为何时订货（补充存贮）、每次订多少货（补充多少库存）这两个问题。

早在 1915 年，美国电气工程师福特·哈李斯（Ford W. Harris）针对银行货币的储备问题进行了详细的研究，建立了一个确定性的存贮费用模型，提出了经济订购批量（economic order quantity，EOQ）技术[18]。1934 年，威尔逊（R. H. Wilson）在《哈佛商业评论》上发表了研究汽车等制造业产品库存问题的论文[19]，发展出再订购点（re-order point，ROP）技术，即库存低于该点则发出采购订单，进而结合 EOQ 推出了存货规划技术。此后，库存理论逐渐成为运筹学中的一个独立分支，有关学者相继对随机或非平稳需求的库存模型进行了广泛深入的研究。

（二）网络计划法

网络计划法，又称统筹网络法，是通过网络图和相应的计算来反映整个项目的全貌，主要包括计划评估和审查技术（PERT）和关键路径法（CPM）。

20 世纪 50 年代后期出现的 PERT 最早是由美国海军在计划和控制北极星导弹的研制时发展起来的。PERT 技术使原先估计的北极星潜艇研制时间缩短了两年。简单来说，PERT 是利用网络分析制订计划以及对计划予以评价的技术。它能协调整个计划的各道工序，合理安排人力、物力、时间、资金，加速计划的完成。在现代计划的编制和分析手段上，PERT 被广泛使用，是现代化管理的重要手段和方法。PERT 网络是一种类似流程图

[18] Harris，F. W. Operations Cost（Factory Management Series）[M]. Shaw，Chicago. 1915.

[19] Wilson，R. H. A Scientific Routine for Stock Control [J]. Harvard Business Review. 1934，13：116-128.

的箭线图。它描绘出项目包含的各种活动的先后次序，标明每项活动的时间或相关的成本。对于 PERT 网络，项目管理者必须考虑要做哪些工作，确定时间之间的依赖关系，辨认出潜在的可能出问题的环节，借助 PERT 还可以方便地比较不同行动方案在进度和成本方面的效果。PERT 中包括事件、活动和关键路线。事件（events）表示主要活动结束的时间点；活动（activities）表示从一个事件到另一个事件之间的过程；关键路线（critical path）是 PERT 网络中花费时间最长的事件和活动的序列。

CPM 和 PERT 基本原理相同，也是 20 世纪 50 年代后期出现。

此外，后来还陆续提出了一些类似的新方法，如图示评审技术（graphical evaluation and review technique，GERT）、风险评审技术（venture evaluation and review technique，VERT）等。

（三）决策网络

决策网络（decision network）与网络计划法一样，是计划编制、方案优选以及工程计划实施管理的一种重要表现形式。

决策网络法是对那些有不同方案的工作增加决策点，决策点的个数和每个决策点上有几个技术可行的方案，有计划编制人员根据具体条件确定。这样，决策网络就将多种实施方案反映在同一张网络图上，方案的优选是以经济效益为中心、以工程成本为目标函数进行的。这种方法的应用，为工程项目投标、承包和领导决策提供了科学依据。

决策网络计算主要突出在决策主要矛盾线上。变动主要矛盾线上决策点所取方案，相应总方案的工期和成本就发生变化，从而求得许多可行方案，以供选择。

（四）图论

图论（graph theory）起源于一个非常经典的问题——柯尼斯堡（Konigsberg）问题。1738 年，瑞士数学家莱昂哈德·欧拉（Leonhard Euler，1707—1783 年）解决了柯尼斯堡问题，由此图论诞生。欧拉也成为图论的创始人。

图论是数学的一个分支。它以图为研究对象。图论中的图是由若干给定的点及连接两点的线（边或弧）所构成的图形，这种图形通常用来描述某些事物之间的某种特定关系，用点代表事物，用连接两点的线表示相应两个事物间具有这种关系。

在图论中的权，指边或弧的有关数量指标。根据实际背景可赋予不同含义，如距离、时间、费用、容量等；图中点、边（弧）以及边（弧）上的权的总体，称为赋权图；制订了起点、终点和中间点的连通的赋权图则称为网络，包括无向网络、有向网络、混合网络。

将图表示为矩阵（权矩阵、关联矩阵、相邻矩阵）就可以方便地进行计算。

树是一类简单图。一个无圈的连通图称为树。树的性质包括：树中任意两顶点间必有且仅有一条路径；在树中去掉任何一条边（弧），则图就不连通；在树的两个不相邻的顶点间加一条边（弧），就得到一个圈；含有 p 个顶点的树有 p−1 条边。

图论可以帮助解决三方面的问题：最大流问题（maximum flow problem）、最短路问题（short-path problem）和最小生成树问题（minimal spanning tree problem）。

最大流问题是一种组合最优化问题，就是要讨论如何充分利用装置的能力，使得运输的流量最大，以取得最好的效果。求最大流的标号算法最早由美国数学家福特（L. R.

Ford Jr.，1927—2017 年）和福克逊（D. R. Fulkerson，1924—1976 年）于 1956 年提出。20 世纪 50 年代福特、福克逊建立的"网络流理论（network flow theory）"，是网络应用的重要组成成分。最大流问题是一类应用极为广泛的问题，例如在交通网络中有人流、车流、货物流，供水网络中有水流，金融系统中现金流等。

最短路问题是网络理论解决的典型问题之一，其基本内容是对一个赋权网络图中指定的两点，找到一条路径，使得这条路径上所有弧的权值之和最小，称之为最短路径。这条路上所有边（弧）的权值之和称为被指定两点间的距离。最短路不仅仅指一般地理意义上的距离最短，还可以引申到其他的度量，如时间、费用、线路容量等，可用来解决管路铺设、线路安装、厂区布局和设备更新等实际问题。

（五）马尔可夫决策过程

马尔可夫决策过程（Markov decision processes，MDP）是指决策者周期地或连续地观察具有马尔可夫性的随机动态系统，序贯地作出决策。即根据每个时刻观察到的状态，从可用的行动集合中选用一个行动作出决策，系统下一步（未来）的状态是随机的，并且其状态转移概率具有马尔可夫性。决策者根据新观察到的状态，再作新的决策，依此反复地进行。

马尔可夫性是指一个随机过程未来发展的概率规律与观察之前的历史无关的性质。马尔可夫性又可简单叙述为状态转移概率的无后效性。状态转移概率具有马尔可夫性的随机过程即为马尔可夫过程。

马尔可夫决策过程是马尔可夫过程与确定性的动态规划相结合的产物，故又称马尔可夫型随机动态规划，属于运筹学中数学规划的一个分支。马尔可夫决策过程是 1907 年由俄国数学家安德雷·安德耶维齐·马尔可夫（A. A. Markov，1856—1922 年）提出的，是基于马尔可夫过程理论的随机动态系统的最优决策过程，是序贯决策的主要研究领域。

（六）排队论

排队论（queuing theory），是研究系统随机聚散现象和随机服务系统工作过程的数学理论和方法，又称随机服务系统理论，为运筹学的一个分支。它是通过对服务对象到来及服务时间的统计研究，得出这些数量指标（等待时间、排队长度、忙期长短等）的统计规律，然后根据这些规律来改进服务系统的结构或重新组织被服务对象，使得服务系统既能满足服务对象的需要，又能使机构的费用最经济或某些指标最优。

排队论起源于 20 世纪初的电话通话。1909 年至 1920 年期间，丹麦数学家、电气工程师爱尔兰（A. K. Erlang）用概率论方法研究电话通话问题，从而开创了这门应用数学学科，并为这门学科建立了许多基本原则。20 世纪 30 年代中期，当美国数学家费勒（W. Feller，1906—1970 年）引进了生灭过程时，排队论才被数学界承认为一门重要的学科。在第二次世界大战期间和第二次世界大战以后，排队论在运筹学这个新领域中变成了一个重要的内容。20 世纪 50 年代初，英国数学家堪道尔（D. G. Kendall）对排队论作了系统的研究，他用嵌入马尔可夫链方法研究排队论，使排队论得到了进一步的发展。是他首先于 1951 年用 3 个字母组成的符号 A/B/C 表示排队系统。其中 A 表示顾客到达时间分布，B 表示服务时间的分布，C 表示服务机构中的服务台的个数。

排队论研究的内容有三个方面：统计推断，根据资料建立模型；系统的性态，即和排队有关的数量指标的概率规律性；系统的优化问题。其目的是正确设计和有效运行各个服务系统，使之发挥最佳效益。排队论广泛应用于计算机网络、生产、运输、库存、服务等各项资源共享的随机服务系统。

第三节　案例分析和软件实现

一、老年人营养早餐配置

（一）问题描述

为老年人配置早餐的基本原则是：高热量、高铁、高钙、高蛋白质、高纤维；低脂肪、低胆固醇；低成本。其中的约束条件包括：早餐配方中至少含有 420 cal 热量，5 mg 铁，400 mg 钙，20 g 蛋白质和 12 g 纤维素；脂肪不超过 20 g，胆固醇不超过 30 mg。请问，应如何为老年人搭配营养早餐才能够既满足营养又做到成本最低？

（二）数据说明

本例数据参考《医学信息分析与决策》周怡，赵小龙. 北京：电子工业出版社，2014. 第 26 页，略有改动。

标准早餐菜单的备选食物见表 3-1。

表 3-1　标准早餐菜单的备选食物表

早餐食物	热量 (cal)	脂肪 (g)	胆固醇 (mg)	铁 (mg)	钙 (mg)	蛋白质 (g)	纤维 (g)	单位成本 (元)
谷糠/杯	90	0	0	6	20	3	5	0.18
谷物/杯	110	2	0	4	48	4	2	0.22
燕麦/杯	100	2	0	2	12	5	3	0.10
麦糠/杯	90	2	0	3	8	6	4	0.12
鸡蛋/个	75	5	270	1	30	7	0	0.10
熏肉/片	35	3	8	0	0	2	0	0.09
橙子/个	65	0	0	0	52	1	1	0.40
牛奶/杯	100	4	12	0	250	9	0	0.16
橙汁/杯	120	0	0	0	3	1	0	0.50
小麦面包/片	65	1	0	1	26	3	3	0.07

（三）R 软件包安装

```
# openxlsx: Read, Write and Edit XLSX Files
install.packages(pkgs = "openxlsx")
```

```
# dplyr: A Grammar of Data Manipulation
install.packages(pkgs = "dplyr")

# Rglpk: R/GNU Linear Programming Kit Interface
install.packages(pkgs = "Rglpk")

# conflicted: An Alternative Conflict Resolution Strategy
install.packages(pkgs = "conflicted")
```

（四）R 软件代码

```
1    library(openxlsx)
2    library(dplyr)
3    library(Rglpk)
4    library(conflicted)
5
6    conflict_prefer("select", "dplyr")
7
8    # 根据表 3-1，利用 Excel 软件建立 certainty_decision.xlsx 文件。
9    data <- read.xlsx('data/certainty_decision.xlsx', sheet = 1)
10
11   data_1 <- mutate(data, variable = c('x_1', 'x_2', 'x_3', 'x_4', 'x_5', 'x_6', 'x_7',
     'x_8', 'x_9', 'x_10'))
12   data_1 <- select(data_1, 10, 1:9)
13
14   obj <- data_1$`单位成本（元）`
15   mat <- matrix(t(data_1[1:10, 3:9]), nrow = 7)
16
17   dir <- c(">=", "<=", "<=", ">=", ">=", ">=", ">=")
18   rhs <- c(420, 20, 30, 5, 200, 20, 12)
19   max <- FALSE
20   types <- c('I', 'I', 'I', 'I', 'I', 'I', 'I')
21
22   Rglpk_solve_LP(obj, mat, dir, rhs, types = types, max = max)
```

二、患者营养食谱配置

（一）问题描述

现需要为患者拟定一周的菜单。为了口味的需要，规定一周内所有卷心菜不多于 2 份，其他蔬菜不多于 4 份。若患者每周需要 14 份蔬菜，问选用每种蔬菜各多少份，可使生活费用最小？

（二）数据说明

参见《管理数学（下）——运筹学》（蓝伯雄，程佳惠，陈秉正. 北京：清华大学出版社，1997.）习题 1-1（3）食谱问题，p74。

可供选择的蔬菜及其费用和所含营养成分的数量，以及这类病人每周所需各种营养成分的最低数量，如表 3-2 所示。

表 3-2　每份蔬菜所含营养成分

蔬菜品种	铁（mg）	磷（mg）	VitA（单位）	VitC（单位）	烟酸（mg）	费用（元/份）
青豆	0.45	10	415	8	0.3	1.5
胡萝卜	0.45	28	9065	3	0.35	1.5
花菜	1.05	50	2550	53	0.6	2.4
卷心菜	0.4	25	75	27	0.15	0.6
甜菜	0.5	22	15	5	0.25	1.8
土豆	0.5	75	235	8	0.8	1.0
每周最低需求量	6.0	325	17 500	245	5.0	

（三）R 软件包安装

```
# openxlsx: Read, Write and Edit XLSX Files
install.packages(pkgs = "openxlsx")

# dplyr: A Grammar of Data Manipulation
install.packages(pkgs = "dplyr")

# Rglpk: R/GNU Linear Programming Kit Interface
install.packages(pkgs = "Rglpk")

# conflicted: An Alternative Conflict Resolution Strategy
install.packages(pkgs = "conflicted")
```

（四）R 软件代码

```
1    library(openxlsx)
2    library(dplyr)
3    library(Rglpk)
4    library(conflicted)
5
6    conflict_prefer("select", "dplyr")
7
8    # 根据表 3-2，利用 Excel 软件建立 nutrition_menu.xlsx 文件。
9    data <- read.xlsx('data/nutrition_menu.xlsx', sheet = 1)
10
11   data_1 <- mutate(data, variable = c('x_1', 'x_2', 'x_3', 'x_4', 'x_5', 'x_6'))
12   data_1 <- select(data_1, 8, 1:7)
13
14   obj <- data_1$`费用（元/份）`
15   mat <- matrix(t(data_1[1:6, 3:7]), nrow = 5)
16
17   mat <- rbind(mat, c(1, 1, 1, 1, 1, 1))
18
19   dir <- c(">=", ">=", ">=", ">=", ">=", "==")
20   rhs <- c(6.0, 325, 17500, 245, 5.0, 14)
21
22   max <- FALSE
23
24   bounds <- list(lower = list(ind = c(1L, 2L, 3L, 4L, 5L, 6L), val = c(0, 0, 0, 0, 0, 0)), upper = list(ind = c(1L, 2L, 3L, 4L, 5L, 6L), val = c(2, 2, 2, 4, 2, 2)))
```

```
25
26    types <- c('I', 'I', 'I', 'I', 'I', 'I')
27
28    Rglpk_solve_LP(obj, mat, dir, rhs, bounds, types = types, max = max)
```

三、化学药品存储

（一）问题描述

利用 R 软件中 igraph 包解决最大流问题、最小生成树问题、最短路问题的方法，回答以下问题：假设有八种化学药品 A、B、C、D、P、R、S、T 要放进贮藏室内保管。出于安全原因，有些药品不能贮存在同一室内。请问，贮存这八种化学药品至少需要多少间贮藏室？

（二）数据说明

参见"《运筹学基础及应用》（第 5 版）（胡运权. 北京：高等教育出版社，2008.）习题六 6.1"。

不能存放在一起的化学药品：A-R，A-C，A-T，R-P，P-S，S-T，T-B，T-D，B-D，D-C，R-S，R-B，P-D，S-C，S-D。

（三）R 软件包安装

```
# igraph: Network Analysis and Visualization
install.packages(pkgs = "igraph")
```

（四）R 软件代码

```
1     library(igraph)
2
3     e <- matrix(nc = 3, byrow = TRUE, c(1, 2, 5, 1, 3, 4, 1, 4, 3, 2, 6, 3, 2, 5, 5,
      3, 6, 3, 3, 7, 2, 4, 7, 2, 5, 2, 5, 5, 8, 4, 6, 8, 3, 7, 8, 5))
4
5     g <- make_empty_graph() + vertices(c(1:8), color = "red")
6     g <- add.edges(g, t(e[, 1:2]), weight = e[, 3], color = "gray")
7     plot(g, edge.label = e[, 3])
8
9     graph.maxflow(g, source = 1, target = 8, capacity = E(g)$weight)
10
11    mst <- minimum.spanning.tree(g, algorithm = 'unweighted')
12    plot(mst)
13
14    tree_min <- sum(E(mst)$weight)
15    tree_min
16
17    mst <- minimum.spanning.tree(g, algorithm = 'prim')
18    plot(mst)
19
20    tree_min <- sum(E(mst)$weight)
21    tree_min
22
```

```
23  mst <- minimum.spanning.tree(g, algorithm = NULL)
24  plot(mst)
25
26  tree_min <- sum(E(mst)$weight)
27  tree_min
28
29  shortest.paths(g, v = V(g), mode = "all")
30
31  shortest.paths(g, v = V(g), mode = "out")
32
33  g <- make_empty_graph(directed = FALSE) + vertices(c('A', 'B', 'C', 'D', 'P', 'R',
    'S', 'T'), color = "red")
34
35  g <- add.edges(g, c('A','C', 'A','R', 'A','T', 'B','D', 'B','R', 'B','T', 'C','D',
    'C','S', 'D','P', 'D','S', 'D','T', 'P','R', 'P','S', 'R','S', 'S','T'), color =
    "gray")
36
37  vertex_attr(g)
38  vcount(g)
39  vertex(g)
40  ecount(g)
41  edge(g)
42
43  plot(g)
44
45  triangles(g)
46
47  g <- add.edges(g, c('A','B', 'A','S', 'B','S'), color = "blue")
48  g <- add.edges(g, c('C','P', 'C','T', 'P','T'), color = "orange")
49  g <- add.edges(g, c('R','D'), color = "purple")
50
51  ecount(g)
52
53  g_1 <- set_edge_attr(g, "label", index = c(1:15), value = c(1:15))
54  g_1 <- set_edge_attr(g_1, "width", index = c(1:15), value = 1)
55  g_1 <- set_edge_attr(g_1, "width", index = c(16:22), value = 3)
56
57  plot(g_1, layout = layout_as_star)
58  plot(g_1, layout = layout_in_circle)
```

第四节　文献导读

文献一

TI：Functional Brain Networks Involved in Decision-Making under Certain and Uncertain Conditions

AU：Farrar DC，Mian AZ，Budson AE，Moss MB，Killiany RJ

SO：Neuroradiology. 2018 Jan，60（1）：61-69. doi：10. 1007/s00234-017-1949-1. Epub 2017 Nov 21

简述：本文采用横断面研究方法，对 19 例 18～35 岁之间的健康受试者在确定条件下和不确定条件下完成一种新型决策卡匹配任务时的功能磁共振成像（fMRI）检测结果进行了分析。文章作者来自美国波士顿大学医学院（Boston University School of Medicine，USA）解剖和神经生物学系（Department of Anatomy and Neurobiology）、放射医学系（Department of Radiology），美国退伍军人事务波士顿医疗系统（VA Boston Healthcare System，USA）。

文献二

TI：Increased Risks for Random Errors are Common in Outcomes Graded as High Certainty of Evidence

AU：Gartlehner G，Nussbaumer-Streit B，Wagner G，Patel S，Swinson-Evans T，Dobrescu A，Gluud C

SO：J Clin Epidemiol. 2019 Feb，106：50-59. doi：10.1016/j. jclinepi. 2018.10.009. Epub 2018 Oct 19

简述：本文采用循证医学方法，分析了100篇随机选择的Cochrane综述，对高确定性证据（CoE）级别结局中的随机误差风险进行了评估，认为决策者需要意识到高级别CoE结局中的假阳性或假阴性结果通常会有增加的风险。文章作者来自美国三角国际研究中心（RTI International，Research Triangle Park，USA）、奥地利克雷姆斯多瑙河大学循证医学中心（Cochrane Austria，Danube University Krems，Austria）、罗马尼亚维克多巴贝斯医药大学遗传学系（Genetics Department，Victor Babes University of Medicine and Pharmacy，Romania）和丹麦哥本哈根大学国王医院临床干预研究中心哥本哈根试验组（Copenhagen Trial Unit；Centre for Clinical Intervention Research，Rigshospitalet，Copenhagen University Hospital，Denmark）。

文献三

TI：Certainty within Uncertainty：a Qualitative Study of the Experience of Metastatic Melanoma Patients undergoing Pembrolizumab Immunotherapy

AU：Levy D，Dhillon HM，Lomax A，Marthick M，McNeil C，Kao S，Lacey J

SO：Support Care Cancer. 2019 May，27（5）：1845-1852. doi：10.1007/s00520-018-4443-3. Epub 2018 Sep 4

简述：本文采用解释性现象学分析方法（interpretative phenomenological analysis，IPA），在9周内对26例经3周彭布利单抗（Pembrolizumab）免疫治疗的转移性黑色素瘤患者进行半结构化访谈（semi-structured interviews）和专题分析（thematic analysis）。结论是，虽然对于黑色素瘤患者的治疗有所改善，但这些患者的疾病发展变化情况（disease trajectory）仍然存在许多不确定性。文章作者来自澳大利亚克里斯奥布莱恩生命之家综合癌症中心（Chris O'Brien Lifehouse Comprehensive Cancer Centre，Australia），澳大利亚悉尼大学心理学院医学心理学和循证决策中心（Centre for Medical Psychology and Evidence-Based Decision-Making，School of Psychology，University of Sydney，Australia）和澳大利亚悉尼大学悉尼医学院（Sydney Medical School，University of Sydney，Australia）。

文献四

TI：Planning Dietary Improvements without Additional Costs for Low-Income Individuals in Brazil：Linear Programming Optimization as a Tool for Public Policy in Nutrition and Health

AU：Verly-Jr E，Sichieri R，Darmon N，Maillot M，Sarti FM

SO：Nutr J. 2019 Jul 20，18（1）：40. doi：10.1186/s12937-019-0466-y

简述：本文采用线性规划的优化方法，对巴西低收入者营养改善计划进行分析，认为尽管在不增加额外费用的情况下通过改善营养成分来改善饮食质量是可行的，但是无法找到在费用约束条件下能够满足所有营养指标的解决方案。文章作者来自巴西里约热内卢州大学社会医学研究所流行病学系（Department of Epidemiology，Institute of Social Medicine，Rio de Janeiro State University，Brazil），巴西圣保罗大学艺术、科学和人文学院复杂系统模型研究中心（Center for Research in Complex Systems Modeling，School of Arts，Sciences and Humanities，University of São Paulo，Brazil），法国市场、组织和战略行动者机构（MOISA：Marchés，Organisations，Institutions et Stratégies d'Acteurs，France），法国国家农业科学研究院（INRA：Institut National de la Recherche Agronomique，France），法国国际地中海高等农学研究中心（CIHEAM-IAMM：Centre International de Hautes Etudes Agronomiques Méditerranéennes-Institut Agronomique Méditerranéen de Montpellier，France），法国国际合作农业发展研究中心（CIRAD：Centre de coopération internationale en recherche agronomique pour le développement，France），法国蒙彼利埃农业科学高等教育学院（Montpellier SupAgro，France），法国蒙彼利埃大学（Université de Montpellier，France）和法国拉蒂蒙医学院营养模型和统计系（MS-Nutrition，Faculté de Médecine La Timone，France）。

（李　毅　张豫夫　罗　颜　许蓓蓓　于　娜）

第四章　不确定型决策

为谁所用，才能使我的产出卓有成效？

Who has to use my output for it to become effective?

彼得·德鲁克（Peter F. Drucker）

提要

　　本章主要讲解不确定型决策的概念、条件、特点、准则、影响因素和不确定型决策分析方法。

　　要求掌握不确定型决策的概念、准则和案例分析中的 R 软件实现方法。

　　要求熟悉不同类型的不确定型决策分析方法。

　　要求了解不确定型决策的条件、特点和影响因素。

第一节　不确定型决策概述

一、概念

　　不确定型决策（decision making under uncertainty）是指存在多种不完全确定的自然状态下的决策，且决策过程的结果完全由决策所采取的行动决定，是对环境条件不确定、可能出现不同情况而情况发生概率也无法预测的决策研究。

　　不确定型决策是一种无概率资料做参考的"无知型"决策，或者是有概率资料但不知道哪些自然状态条件确实会发生的风险型决策。

　　在临床实践中，由于患者体质、状况不同，医生对病情掌握程度、处理能力不同，医学技术发展水平不同，经济、文化、环境条件不同等诸多不确定性因素的存在，决策者往往无法获悉各种可能性结果出现的概率，只能凭主观直觉、经验进行决策，这时就需要采用决策程序来构建不确定条件下的临床决策。

二、条件

　　构成不确定型决策问题的基本条件包括：对现有问题具备一个确定的目标；每一备选方案具有两个或两个以上的自然状态；可选方案或替代方案具有两个或两个以上；不同自然状态下各方案的损益值或效益值是已知的。

三、特点

不确定性包含随机性和模糊性。在一定条件下，出现的可能结果不止一个，事前无法确切知道哪一个结果一定会出现，但大量重复试验中其结果又具有统计规律，这种现象称为随机现象。事物本身含义不确定的现象称为模糊现象。

在不确定型决策问题中，状态的发生可能是随机的，也可能是模糊的。即使在随机状态下，各状态发生的概率也可能是已知的，或者是部分已知、部分未知的，或者是完全未知的。

决策过程中的不确定性表现为缺乏足够信息的条件下所造成的实际值和期望值的差异，其结果无法用概率分布规律来描述。不确定性产生的原因包括信息不完全、来源不一致、表述不精确、状态不稳定等。

由于不确定性决策各种自然状态出现的概率难以估计出来，现代决策理论根据非确定型决策问题的特点总结出一套方便可行的方法，即先假定一些准则，根据这些准则求出方案的期望值，然后再确定每一决策问题的最优值或满意解。

不确定型决策与决策者的素质、经验、偏好、风格、对未来"自然状态"分析判断的能力以及审时度势的胆略和精确程度等密切相关，没有一个完全固定的模式可循。对于同一个不确定型决策问题，不同的决策者可能会采用不同的决策准则和处理方法，所得的决策结果往往不一致。

不确定型决策具有普遍性和复杂性特征。这是研究不确定型决策的基础。医学存在很大的不确定性，尤其是临床诊疗决策中的偏差或失误，将会造成医疗质量的下降和患者身心的严重损害，进而成为医患冲突的风险隐患[20]。因此，不确定型决策的理论和方法研究在临床实践中具有十分重要的意义。

四、准则

（一）乐观决策准则

乐观决策准则（optimistic decision criterion），又称为大中取大（max in max）、好中取好的准则。决策者不知道各种自然状态中任一种可能发生的概率，决策的目标是选最好的自然状态下确保获得最大可能的利润。由于根据这种准则的决策也可能有最大亏损的结果，因而称之为冒险投机的准则。

（二）悲观决策准则

悲观决策准则（pessimistic decision criteria），又称为瓦尔德决策准则（Wold decision criterion），也可称为小中取大（max in min）、不利中求有利的准则。决策者不知道各种自然状态中任一种发生的概率，决策目标是避免最坏的结果，力求风险最小。

采用这种方法的决策者对未来持悲观的态度，认为未来会出现最差的自然状态，因此不论采取哪种方案，都只能获取该方案的最小收益。

---

[20]　张锦英，王昊. 在临床中如何应用不确定型决策［J］. 医学与哲学. 2016，37（9B）：4-6，31.

（三）折中决策准则

折中决策准则（eclectic decision criteria），又称为赫威斯决策准则（Hurwicz decision criterion），是介于乐观准则和悲观准则之间的一种决策准则。其特点是，对客观状态的估计既不完全乐观，也不完全悲观，而是采用设定乐观系数（optimistic coefficient）作为主观概率的方法来反映决策者对状态估计的乐观程度。

折中准则体现了决策者对客观条件估计的乐观程度，在一定程度上可以克服乐观准则和悲观准则的片面性。

（四）均等决策准则

均等决策准则（average decision criteria），又称拉普拉斯决策准则（Laplace decision criterion），也称为等概率准则、等可能准则（equally liability criterion）。其出发点是所谓的"不充足理由原则"。该原则认为既然没有充足的理由证明某一自然状态出现的概率较大，也就没有理由认为它们出现的概率是不同的，因此，只能假设它们的概率都是均等的。然后依此概率计算各个方案在不同情况下的期望值，并取其中最大的期望值作为确定方案的准则。

均等准则将不确定型问题演变成概率相同的风险型问题来处理，虽然使用方法上易于操作，但由于客观上各状态发生等概率的情况很小，很难与客观实际情况相符。

（五）后悔值决策准则

后悔值决策准则（regret value decision criteria），又称为萨凡奇决策准则（Savage decision criterion），也称为机会损失最小准则、大中取小（min in max）准则，是一种根据机会成本进行决策的准则，它以各方案机会损失大小来判断方案的优劣。所谓机会损失，指由于市场上出现高需求而决策采取较保守方案，或市场出现低需求而决策采取投资较大的方案所造成的收益差额。

决策者不知道各种自然状态中任一种发生的概率，决策目标是确保避免较大的机会损失。决策者在选择了某方案后，如果将来发生的自然状态表明其他方案的收益更大，那么他（或她）会为自己的选择而后悔。

五、影响因素

（一）决策程序

决策程序是指科学的决策所应遵循的基本逻辑步骤和阶段，是一个遵循科学提出问题、分析问题、解决问题的完整的动态过程。

决策程序包括提出问题、确定目标；拟定具备实施条件、能保证决策目标实现的可行方案；分析评估、方案择优；慎重实施、反馈调节四个步骤。

按科学程序决策是决策科学化的重要特征之一。一个健全的决策程序应该是一个科学的系统，每一步都有科学的涵义和内容，相互间又有有机联系，并且为了使每一步骤规范化、科学化，还必须有一套科学的方法技术予以保证。

临床医学面临的最大挑战就是疾病的不确定性。在临床决策过程中，即使采用数学、统计学方法计算得出了最优方案、最满意方案，也不一定能够得到最终被患者认可的最佳诊疗效果。

因此，在临床不确定型决策过程中，首先要保障决策程序的正确性。严格遵循科学的临床决策程序，是按照规则、指南开展诊疗活动，使临床思维或行为规范化、条理化的根本保障。

（二）决策方法

不确定型决策面临的情况异常复杂多变。针对不同类型的不确定型决策需要根据具体情况而选用基于不同理论的决策分析方法。

不同方法各有利弊。要善于综合运用多种方法，综合考虑社会伦理、健康成本、生活质量等多层面关系，做出科学、合理的临床决策，以解决临床中的实际问题。

（三）决策模式

决策模式是为了获得科学的决策而应遵循的活动程序和行动原则，它指导决策者进行正确的决策。

决策模式可以分为常规决策模式（normative decision mode，NDM）、行为决策模式（behavioral decision mode，BDM）和复杂决策模式（complex decision mode，CDM）[②]。常规决策模式包括经济人假设、完全理性、非系统、清晰结构、效用理论、数学和运筹学、还原方法论和简单系统、目标显性、最优化方法以及价值分析。行为决策模式包括社会人和复杂人假设、有限理性、简单扩充系统、模糊结构、认知理论、认知心理学、软系统方法论、目标隐性、满意和合意、信息处理方法和行为描述以及价值寻求。复杂决策模式包括复杂人和文化人假设、有限理性和复杂理性、复杂系统和开放的复杂巨系统、病态结构、复杂性理论、系统科学和复杂性科学、整合系统方法论和系统综合集成方法论、目标缺失、演化、复杂认知方法以及价值综合集成。

在实际的临床过程中，最理想的决策模式应当是医生和患者共同参与。然而，在信息不对称的状况下，医生和患者对于决策问题的认识常常并非完全一致。医生做出的诊疗决策常常具有主观性，并且需要根据疾病的转归及时做出调整。在紧急或危重情况下，可能没有时间或条件对患者做出详细的解释或说明。在不确定型决策中有可能造成患者无法理解而做出不适宜的选择，从而埋下医患冲突的隐患。

医生的决策不可避免地有其主观倾向，患者的决策也常常受到个人感受和信息不对称因素的影响。医患共同参与式决策对患者依从性和治疗效果均有促进作用，重视患者在决策中的作用和地位，可以让医生在不确定型决策方面有更多的选择余地；在医患互相信任的基础上，有助于选择最佳临床诊疗决策。

第二节　不确定型决策的分析方法

一、定义

不确定型决策分析方法是指决策者在对决策问题不能完全确定的情况下，通过对决策问题变化的各种因素分析，估计其中可能发生的自然状态，并计算各个方案在各种自然状

---

② 张彩江，邝国良. 复杂决策模式（CDM）形成：一个分析概念框架 [J]. 系统工程学报. 2007，22（6）：669-672.

态下的损益值，然后按照一定的原则进行选择的方法。

二、类型

（一）冒险法

冒险法在决策中的具体运用是：首先，确定每一可选方案的最大利润值；然后，在这些方案的最大利润中选出一个最大值，与该最大值相对应的可选方案就是决策选择的方案。

冒险法的特点是，决策者持最乐观的态度，决策时不放弃任何一个获得最好结果的机会，愿意以承担一定风险的代价去获得最大的利益。

（二）保守法

运用保守法进行决策时，首先要确定每一可选方案的最小收益值，然后从这些方案最小收益值中，选出一个最大值，与该最大值相对应的方案就是决策所选择的方案。

保守法的特点是决策者持最悲观的态度，信心不足，保守稳妥，总是把事情估计得很不利，即宁可把情况估计得坏一些，先选取各方案收益最低值，经比较，再从中选一个收益最高或最有利的方案。该决策方法相对稳妥可靠。

（三）审慎法

此法是由决策者先对各方案的自然状态做出最乐观的、最保守的以及最有可能的三种估计，然后再将计算出的期望值进行比较、选优。

审慎法的特点是对事物既不乐观冒险，也不悲观保守，而是积极审慎，从中平衡，用一个大于等于 0、小于等于 1 的折中系数 α 来表示，用每个决策方案在各个自然状态下的最大效益值乘以 α，再加上最小效益值乘以 $1-\alpha$，然后比较，从中选择最大值。

（四）等可能法

等可能性决策法是当存在两种或两种以上的可行方案时，假定每一种方案遇到各种自然状态的可能性是相等的，然后求出各种方案的损益期望值，以此作为依据，进行决策。具体决策步骤包括：确定期望收益矩阵；计算各方案等概率收益值之和；比较各方案的等概率收益值的大小，选择收益值所对应的方案即为决策的最佳方案。

这种决策方法带有一定的主观性。

（五）后悔法

采用后悔法进行决策分析，目标是找到最小后悔值。后悔值是指某状态下的最大效益值与各方案的效益值之差。后悔法的步骤是建立机会损失矩阵；计算各个方案在各种情况下的后悔值，找出各方案的最大后悔值，确定每一可选方案的最大机会损失；在这些方案的最大机会损失中，选出一个最小值，与该最小值对应的可选方案便是决策选择的方案。

后悔法适用于具有后悔性格的决策者。有些决策者在决策之后总是感到后悔，遗憾当时没有选准效益最大或损失最小的方案。为了避免事后遗憾太大，决策者可以采用后悔法进行决策。

第三节　案例分析和软件实现

一、手术方案选择

（一）问题描述

假设：患者患有某种疾病，病情比较复杂，术中风险难以预料。现拟定四种手术方案，不同的术中风险，对应不同的手术效果（0 为术中死亡，100 为手术顺利患者很快痊愈）。临床手术过程中会根据实际情况调整手术方案，也可以作为一种术前准备方案。

请问，根据不确定决策的乐观准则（大中取大）、悲观准则（小中取大）、折中准则（假定乐观系数 $\alpha=0.6$，悲观系数 $\beta=0.4$）、均等准则和后悔值准则（大中取小），应如何选择手术方案？

（二）数据说明

具体见表 4-1。

表 4-1　手术效果评分表

术中风险	治疗方案			
	方案一	方案二	方案三	方案四
较小	80	60	45	53
一般	65	45	30	20
很大	20	25	55	50
非常大	0	5	10	15

（三）R 软件包安装

```
# stringr: Simple, Consistent Wrappers for Common String Operations
install.packages(pkgs = "stringr")
```

（四）R 软件代码

```
1    library(stringr)
2
3    data <- data.frame(`术中风险` = c("较小", "一般", "很大", "非常大"), `方案一` = c(80,
     65, 20, 0), `方案二` = c(60, 45, 25, 5), `方案三` = c(45, 30, 55, 10), `方案四` = c(53,
     20, 50, 15))
4
5    plan_1 <- max(data$`方案一`)
6    plan_2 <- max(data$`方案二`)
7    plan_3 <- max(data$`方案三`)
8    plan_4 <- max(data$`方案四`)
9
```

```
10  plan_select <- c(plan_1, plan_2, plan_3, plan_4)
11  anwser_1 <- which.max(plan_select)
12  anwser_1 <- str_c("根据乐观准则, 选择方案:  ", anwser_1)
13  anwser_1
14
15  plan_1 <- min(data$`方案一`)
16  plan_2 <- min(data$`方案二`)
17  plan_3 <- min(data$`方案三`)
18  plan_4 <- min(data$`方案四`)
19
20  plan_select <- c(plan_1, plan_2, plan_3, plan_4)
21  anwser_2 <- which.max(plan_select)
22  anwser_2 <- str_c("根据悲观准则, 选择方案:  ", anwser_2)
23  anwser_2
24
25  a <- 0.6
26  b <- 0.4
27  plan_1 <- max(data$`方案一`) * a + min(data$`方案一`) * b
28  plan_2 <- max(data$`方案二`) * a + min(data$`方案一`) * b
29  plan_3 <- max(data$`方案三`) * a + min(data$`方案一`) * b
30  plan_4 <- max(data$`方案四`) * a + min(data$`方案一`) * b
31
32  plan_select <- c(plan_1, plan_2, plan_3, plan_4)
33  anwser_3 <- which.max(plan_select)
34  anwser_3 <- str_c("根据折中准则, 选择方案:  ", anwser_3)
35  anwser_3
36
37  p <- 1 / dim(data)[1]
38  p
39  plan_1 <- mean(data$`方案一` * p)
40  plan_2 <- mean(data$`方案二` * p)
41  plan_3 <- mean(data$`方案三` * p)
42  plan_4 <- mean(data$`方案四` * p)
43
44  plan_select <- c(plan_1, plan_2, plan_3, plan_4)
45  anwser_4 <- which.max(plan_select)
46  anwser_4 <- str_c("根据平均准则, 选择方案:  ", anwser_4)
47  anwser_4
48
49  plan_1 <- data$`方案一`
50  plan_2 <- data$`方案二`
51  plan_3 <- data$`方案三`
52  plan_4 <- data$`方案四`
53
54  largest_regret_value <- c(max(plan_1) - min(plan_1), max(plan_2) - min(plan_2),
    max(plan_3) - min(plan_3), max(plan_4) - min(plan_4))
55
56  anwser_5 <- which.min(largest_regret_value)
57  anwser_5 <- str_c("根据遗憾准则, 选择方案: ", anwser_5)
58  anwser_5
```

二、成本-效果评价

（一）问题描述

请利用 Vaccine 数据集进行流感疫苗成本-效果评价。

（二）数据说明

R 软件包 BECA 提供了数据集 Vaccine[②]。根据该数据集提供的数据可以进行基于贝叶斯模型（Bayesian model）的流感疫苗成本-效果（cost-effectiveness）评价[③]。

数据项含义：

c：两种不同治疗方法总成本（overall cost）的后验分布模拟矩阵；

e：两种不同治疗方法临床效益（clinical benefits）的后验分布模拟矩阵；

treats：两种治疗方法。

（三）R 软件包安装

```
# BECA: Bayesian Cost Effectiveness Analysis
install.packages(pkgs = "BECA")
```

（四）R 软件代码

```
1  library(BCEA)
2
3  data(Vaccine)
4
5  m <- bcea(e = e, c = c, ref = 2, interventions = treats, Kmax = 50000, plot = TRUE)
6  summary(m, wtp = 25000)
7  ceplane.plot(m, comparison = 1, wtp = 25000, graph = "base")
```

第四节　文献导读

文献一

TI：Radioecology in CONFIDENCE：Dealing with Uncertainties Relevant for Decision Making

AU：Raskob W，Almahayni T，Beresford NA

SO：J Environ Radioact. 2018 Dec；192：399-404. doi：10.1016/j. jenvrad. 2018.07.017. Epub 2018 Jul 24

---

② Turner D，Wailoo A，Cooper N，Sutton A，Abrams K，Nicholson K. The cost-effectiveness of influenza vaccination of healthy adults 50-64 years of age [J]. Vaccine. 2006，24：1035-1043.

③ Baio G，Dawid AP. Probabilistic Sensitivity Analysis in Health Economics [J]. Stat Methods Med Res. 2015 Dec，24（6）：615-34. doi：10.1177/0962280211419832. Epub 2011 Sep 18.

简述：本文在 CONFIDENCE 项目中对突发事件应急管理和事故后恢复中的不确定性进行研究。该项目汇集了四个欧洲放射防护研究平台（Neris、Melodi、Alliance 和 EU-RADOS）以及社会科学和人文科学领域的专家意见，对支持紧急管理和事故后恢复所需的放射生态学进行了分析，认为通过更好地总结切尔诺贝利和福岛事件的经验和教训，有助于改进放射生态学模型并减少应急处置过程中的不确定性。文章作者来自德国卡尔斯鲁厄理工学院（Karlsruhe Institute of Technology，Germany）。

文献二

TI：Correct Acceptance Weighs more than Correct Rejection：a Decision Bias induced by Question Framing

AU：Kareev Y，Trope Y

SO：Psychon Bull Rev. 2011 Feb；18（1）：103-9. doi：10.3758/s13423-010-0019-z

简述：当人们在试图检测某一效应是否存在的时候，往往会设置一些准则来增加命中数量、减少脱失数量，而导致假阳性（false alarms）升高、真阴性（correct rejections）降低。本文针对问题框定（question framing）而导致的决策偏倚进行了研究。作者提出，如果两个互补性事件中的一个被认为是对问题的积极反应，而另一个是消极反应，那么人们将更多地倾向于预测前者而非后者。在不考虑对于问题如何措辞的情况下，可以说，积极性的反应确实比消极性的反应更为普遍。这种偏倚，虽然轻微，但一致性和显著性高，从一开始就很明显，然后一直保持到最后。回归分析结果显示，在个人设定决策准则的过程中，给命中赋予了较大的权重，而给未命中赋予了较小的权重。文章作者来自以色列耶路撒冷希伯来大学教育学院和理性研究中心（School of Education and The Center for the Study of Rationality，The Hebrew University of Jerusalem，Israel）。

文献三

TI：When Uncertain, does Human Self-Motion Decision-Making Fully Utilize Complete Information?

AU：Clark TK，Yi Y，Galvan-Garza RC，Bermúdez Rey MC，Merfeld DM

SO：J Neurophysiol. 2018 Apr 1；119（4）：1485-1496. doi：10.1152/jn.00680.2017. Epub 2017 Dec 20

简述：当需要被迫做出选择时，人们常常感到太多的东西无法确定。信号检测理论（signal detection theory）假定，在不确定情况下，所有可用信息都会被完全利用。然而，有研究表明，受试者在不确定情况下会忽略可用信息，进行完全随机猜测。针对这一问题，本文设置了一项自身运动（self-motion）方向识别的感知决策任务进行研究。结果显示，受试者在不确定情况下利用了全部可利用信息而不是随机猜测；在二元决策（向左转/向右转）和三元决策（向左转/向右转/不确定）中有同样好的表现。结论是，即使在不确定情况下，人们也会充分利用可利用的信息（fully informed）做出决策。文章作者来自美国马萨诸塞州眼耳病医院詹克斯前庭生理实验室（Jenks Vestibular Physiology Laboratory，Massachusetts Eye and Ear Infirmary，USA）、美国哈佛医学院耳鼻喉科（Otology and Laryngology，Harvard Medical School，USA）、美国麻省理工学院人与交通工具实验室（Man-Vehicle Laboratory，MIT，USA）、科罗拉多大学博尔德分校航空航天工程科学（Aerospace Engineering Sciences，University of Colorado at Boulder，USA）、美国俄亥俄州大学生物医学工程系（Biomedical Engineering，The Ohio State University，USA）。

文献四

TI：Visual Decision-Making in an Uncertain and Dynamic World

AU：Gold JI，Stocker AA

SO：Annu Rev Vis Sci. 2017 Sep 15，3：227-250. doi：10.1146/annurev-vision-111815-114511. Epub 2017 Jul 17

简述：人们生活在一个期望、意外和目标不断演变的世界中。今天做出的正确决定也许明天就成了错误决定。本文对视觉决策（visual decision-making）机制进行了研究。深入了解这些机制，有助于人们依据灵活性原则在不确定和动态的环境中、在不同的时间阶段内做出有效的决定。文章作者来自美国宾夕法尼亚大学（University of Pennsylvania，USA）神经科学系（Department of Neuroscience）和心理学系（Department of Psychology）。

（张豫夫　李　毅　许蓓蓓　于　娜）

第五章　基于贝叶斯理论的风险决策

对于有效的决策者，首要的问题是："这是一个经常性状况还是一个例外？"

The first question the effective decision-maker asks is："Is this a generic situation or an exception?"

彼得·德鲁克（Peter F. Drucker）

提要

本章主要讲解风险决策的概念、类型和分析方法。

要求掌握风险型决策的概念和案例分析中的 R 语言实现方法。

要求熟悉损益矩阵分析法和决策树法。

要求了解贝叶斯决策理论、期望理论、效用理论和前景理论的基本内容。

第一节　风险决策的基础理论

一、相关概念

（一）风险决策

风险决策（decision under risk），是指决策者有比较明确的决策目标，对决策对象的自然状态（state of nature）和客观条件比较清楚，面临至少两个发生概率为已知或可以估计的随机自然状态，至少有两个可供选择的行动方案，在不同自然状态下不同方案的结果可以计算出来，且实现决策目标必须冒一定风险的决策。

如果把不确定型决策分为两大类，一类是决策问题中的各种自然状态发生的概率是未知的和无法预先估计的不确定型决策，可称之为未知条件下的不确定型决策，那么，另一类则是决策问题中的每一种自然状态发生的概率是已知的或者可以预先估计的不确定型决策，可称之为可知条件下的不确定型决策，即通常所说的风险决策。

风险决策是一种随机决策。一般具备五个条件：有一个明确的决策目标；存在着不以决策人意志为转移的各种自然状态；可测算出各种自然状态发生的概率；存在两个或两个以上可供选择的方案；可测算不同方案在不同自然状态下的损益值。

风险决策在实际决策中应用广泛。

（二）风险和风险管理

1. 风险

一般而言，风险与不确定性有关，若某一事件的发生存在着两种或两种以上的可能性，即可认为该事件存在风险。

风险是在一定时间内，以相应的风险因素为必要条件，以相应的风险事件为充分条件，有关行为主体承受相应的风险结果的可能性。

风险因素可分为有形风险因素与无形风险因素两种类型。有形风险因素也称实质风险因素。无形风险因素包括道德风险因素和心理风险因素。

风险事件可以从不同的角度分类。按照性质，可以把风险事件分为纯粹风险事件、投机风险事件；在保险业中，按照保险合同标的，可以把风险事件分为财产风险事件、人身风险事件、责任风险事件、信用风险事件；按照行为，可以把风险事件分为特定风险事件、基本风险事件；按照产生环境，可以把风险事件分为静态风险事件、动态风险事件；按照产生原因，可以把风险事件分为自然风险事件、社会风险事件、政治风险事件、经济风险事件、技术风险事件；按照是否直接造成伤害，可以把风险事件分为直接风险事件、间接风险事件。

风险结果可以分为人员（personnel）、财产（asset）、环境（environment）、名誉（reputation）四个方面不同程度的损失或受益。

风险是由风险因素、风险事件和风险结果三个要素构成的一个统一体。三者的关系为：风险因素是指引起或增加风险事件发生的机会或扩大损失幅度的条件，是风险事件发生的潜在原因；风险事件是造成生命财产损失的偶发事件，是造成损失的直接的或外在的原因，是损失的媒介；风险结果是指非故意的、非预期的和非计划的生命健康的损害或经济价值的减少。

风险具有客观性、偶然性、损害性、不确定性、相对性、普遍性、社会性。风险的不确定性包括模糊性与随机性两类。随机性的不确定性，主要是由于风险外部的多因性（即各种随机因素的影响）造成的必然反应，要采用概率论与数理统计的方法来刻画与研究；而模糊性的不确定性，主要取决于风险本身所固有的模糊属性，要采用模糊数学的方法来刻画与研究。

2. 风险管理

风险管理是一个识别、确定和度量风险，并制订、选择和实施风险处理方案的过程。风险管理过程包括风险识别、风险评价、风险对策、决策、实施决策、检查六方面的内容。

在风险事件发生前，风险管理的首要目标是使潜在损失最小，其次是减少忧虑及相应忧虑的价值；在风险事件发生后，其首要目标是使实际损失减少到最低限度。

风险决策是风险管理过程中的重要环节之一。

（三）随机和事件

1. 随机

随机（random），意为依照情势、自由组合；而随机性（randomness），则用来表达目的、动机、规则或一些非科学用法的可预测性的缺失。

在自然界或现实生活中，可以看到各种各样的现象。如果在条件不变的情况下，现象的结果总是可事先预知且一定出现，或是根据它过去的资料在相同条件下完全可知其未来的发展结果，那么这类现象就被称为确定性现象（certain phenomena）或必然现象（inevitable phenomena）；如果在相同条件下重复观察同一现象，其出现的结果是变化的，或对其未来的发展事先无法完全确定，那么这类现象就被称为随机现象（random phenomena）。

随机与任意不同，因为"一个变量是随机的"表示这个变量遵循概率分布，而任意是表示变量没有遵循概率分布。随机并不是"无秩序（haphazard）"，也不是"等可能"。随机性是偶然性（occasionality）的一种形式，是指具有某一概率的事件集合中的各个事件所表现出来的不确定性。

2. 事件

在一个特定的随机试验中，称每一可能出现的结果为一个基本事件，全体基本事件的集合称为基本空间。随机事件由某些基本事件组成。

在一定的条件下可能发生也可能不发生的事件，叫作随机事件。对于一个随机事件可以探讨其可能出现的概率，反映该事件发生的可能性大小。在试验中不可能发生的事件称为不可能事件。在试验中一定发生的事件，称为必然事件。随机事件是介于必然事件与不可能事件之间的现象和过程。

通常一次试验中的某一事件由基本事件组成。如果基本事件出现的可能性都相等，那么这种事件就叫作等可能事件。

不可能同时发生的两个事件叫作互斥事件；必有一个发生的互斥事件叫作对立事件。

具有随机性的事件有以下一些特点：第一，事件可以在基本相同的条件下重复进行。只有单一的偶然过程而无法判定它的可重复性则不称为随机事件。第二，在基本相同条件下某事件可能以多种方式表现出来，事先不能确定它以何种特定方式发生。只有唯一可能性的过程不是随机事件。第三，事先可以预见该事件以各种方式出现的所有可能性，预见它以某种特定方式出现的概率，即在重复过程中出现的频率。在重复发生时没有确定概率的现象不是同一过程的随机事件。

风险决策的过程中，需要对各种各样的事件及其相互关系、基本空间中元素所组成的各种子集及其相互关系等进行分析和研究。

二、准则

（一）满意度准则

由于决策者收集资料的有限性和时空的限制，既不可能找到一切方案，也不可能比较一切方案，并非人们喜欢"最优"，而是取得"最优"的可能性太低或者代价太高。因此，最优准则只存在于纯粹的逻辑推理中。在实践中只能遵循满意度准则进行决策。

满意度准则既可以是决策者想要达到的收益水平，也可以是决策者想要避免的损失水平，因此它对风险厌恶和风险偏爱的决策者都适用。当选择最优方案花费过高或在没有得到其他方案的有关资料之前就必须决策的情况下，应采用满意度准则决策。

（二）价值准则

价值准则是根据各备选方案中相对于参照点的指标损益值大小进行决策。如果指标为越大越好的损益值，则应选择价值最大的方案；如果指标为越小越好的损益值，则选择价值最小的方案。由于不考虑方案的风险，实际上隐含了风险中性的假设。因此，该原则对决策者风险态度为中性时更为适用。

（三）最小方差准则

一般情况下，备选方案指标值的方差越大，则方案的风险就越大。所以，风险厌恶型的决策者有时倾向于用这一准则选择风险较小的方案。这是一种避免最大损失而不是追求最大收益的准则，具有比较保守的特点。

三、类型

（一）单级风险决策

单级风险决策是指在整个决策过程中，只需要做出一次决策方案的选择，就可以完成决策任务。

（二）多级风险决策

多级风险决策，是指在整个决策过程中，需要做出多次决策方案的选择，才能完成决策任务。

第二节　风险决策的分析方法

一、风险事件的概率估计

（一）贝叶斯决策理论简介

1. 概率推理

概率推理（probability reasoning）是推理的一种形式，是根据以往的经验和分析，结合专家先验知识，由已知变量的信息来推导未知变量的信息的过程。概率推理既是概率学和逻辑学的研究对象，也是心理学的研究对象。概率学和逻辑学研究的是客观概率推算的公式或规则；而心理学研究人们主观概率估计的认知加工过程规律。正如逻辑学为逻辑推理提供了理论模型一样，贝叶斯决策理论（Bayesian decision theory）为概率推理提供了理论模型。心理学研究表明，虽然人们可以学习并掌握这些理论模型，但在使用概率推理时却常常偏离这些理论模型的结果。

2. 客观概率和主观概率

客观概率（objective probability）是根据事件发展的客观性统计出来的一种概率。客观概率只能用于完全可重复事件，因而并不适用于大部分现实事件。

主观概率（subjective probability）是指建立在过去的经验与判断的基础上，根据对未来事态发展的预测和历史统计资料的研究确定的概率。主观概率反映的只是一种主观可能性，尽管有一定的科学性，但只能反映未来事件发生的近似可能性。

客观概率可通过在相同条件下重复进行的随机试验来确定；而主观概率只能由决策者根据自己的经验和对事件所掌握的先验信息来设定，无法用试验或统计的方法来检验其正确性。

贝叶斯决策理论是主观贝叶斯派归纳理论的重要组成部分，是关于人在风险条件下或面临不确定性因素的情况下应该如何进行抉择的理论。其基本思想是：已知状态条件概率密度（又称类条件概率密度，class conditional probability density）参数表达式和先验概率；利用贝叶斯公式转换成后验概率；根据后验概率大小进行决策分类。贝叶斯决策论者认为，理性主体在采取行动的时候应该最大化他们的主观期望效用。"后验风险最小"原则是贝叶斯决策理论中的根本原则和方法。

3. 起源与发展

贝叶斯决策理论起源于 18 世纪人们对概率论的研究。英国数学家托马斯·贝叶斯首先将归纳推理法用于概率论基础理论，并创立了贝叶斯统计理论，对统计决策函数、统计推断、统计的估算等做出了贡献。

第一个完善的贝叶斯决策理论体系是由美国统计学家伦纳德·吉米·萨维奇在其名著《统计学基础》（1954 年）一书中构建的。萨维奇由直觉的偏好关系推导出概率测度，从而得到一个由效用和主观概率来线性规范人们行为选择的主观期望效用理论。萨维奇的决策理论也被称为传统贝叶斯决策理论或经典贝叶斯决策理论。

主观贝叶斯理论是由美国学者理查德·杜达（Richard O. Duda）和彼得·哈特（Peter E. Hart）等在 1976 年提出的一种不确定推理模型，它使用概率分布来处理不确定性问题。

美国工程院院士、2011 年图灵奖得主朱迪亚·珀尔（Judea Pearl）于 1988 年提出贝叶斯网络（Bayesian network），又称为信度网络（Belief networks）。贝叶斯网络是一种基于网络结构的有向图解描述，适用于表达和分析不确定性和概率性的事物，应用于有条件依赖多种控制因素的决策，可以从不完全、不精确或不确定的知识或信息中做出推理。

（二）贝叶斯定理

贝叶斯定理（Bayes' theorem）是贝叶斯决策理论的基础。以贝叶斯定理为基础的分析方法称为贝叶斯分析，它是决策分析的基本方法。

贝叶斯定理用来描述两个条件概率之间的关系。其基本内容是：如果事件 A 和事件 B 相互独立并有某种因果关系，A 为"因"，而 B 为"果"，那么就能通过对 B 的观察，找到 A 的概率。概率是度量偶然事件发生可能性的数值。偶然事件的概率是通过长期观察或大量重复试验来确定，这种概率为统计概率或经验概率。

假设，p 为概率，R 表示检测结果（result），D 表示诊断结果（diagnosis），则条件概率（conditional probabilities）的公式可以表示为：

$$p(D|R) = \frac{p(R, D)}{p(R)}$$

贝叶斯公式（Bayes' formula）是条件概率的扩展，定义如下：

设 D_1，D_2，$\cdots$，D_n 为样本空间的一个划分，且 $p(D_i) > 0$（$i = 1, 2, \cdots, n$），则：

$$p(D_i | R) = \frac{p(D_i) \times p(R|D_i)}{\sum_{j=1}^{n} p(D_j) \times p(R|D_j)}, \ j = 1, 2, \cdots, n$$

其中，D_1，D_2，$\cdots$，D_n 为一组互不相容事件，它们的概率之和等于 1。$p(D_i)$ 为先验概率（pre-test probability，prior probability），$p(D_i | R)$ 为后验概率（post-test probability，posterior probability）。

假设，+表示阳性结果，一表示阴性结果，TPR 表示真阳性，FPR 表示假阳性，FNR 表示假阴性，TNR 表示真阴性，即：

$$\text{TPR} = p(R+|D+)$$
$$\text{FNR} = p(R-|D+)$$
$$\text{FPR} = p(R+|D-)$$
$$\text{TNR} = p(R-|D-)$$

则：

$$p(D+|R+) = \frac{p(D+) \times p(R+|D+)}{p(D+) \times p(R+|D+) + p(D-) \times p(R+|D-)}$$

$$p(D+|R+) = \frac{p(D+) \times \text{TPR}}{p(D+) \times \text{TPR} + (1 - p(D+)) \times \text{FPR}}$$

$$p(D+|R-) = \frac{p(D+) \times p(R-|D+)}{p(D+) \times p(R-|D+) + p(D-) \times p(R-|D-)}$$

$$p(D+|R-) = \frac{p(D+) \times \text{FNR}}{p(D+) \times \text{FNR} + (1 - p(D+)) \times \text{TNR}}$$

贝叶斯公式的用途在于通过已知的三个概率函数推出第四个。

以下举例说明。

例 1：已知某人群男性色盲的构成比为 0.025。假定该人群的男女比例 8 : 7。现从此人群的男性中随机抽取一人，问他是色盲的概率是多少？

解：用 R 表示"男性"，D 表示"色盲"，所求概率即为 $p(D|R)$。

由题意可知，

$p(R, D) = 0.025$，

$p(R) = 8/(8+7) = 0.533$，

$p(D|R) = p(R, D)/p(R) = 0.025/0.533 = 0.047$。

例 2：已知某种疾病的发病率是 0.001。有一种试剂可以检验患者是否得病，它的准确率是 0.99，即在患者确实得病的情况下，它有 99% 的可能呈现阳性，它的误报率是 5%，即在患者没有得病的情况下，它有 5% 的可能呈现阳性。现有一名患者的检验结果为阳性，请问这名患者确实得病的可能性有多大？

解：假定 $D+$ 表示得病，那么 $p(D+) = 0.001$。这就是"先验概率"。再假定 $R+$ 表示检验结果呈阳性，那么要计算的就是 $p(D+|R+)$。这就是"后验概率"。

$$p(D+|R+) = \frac{0.001 \times 0.99}{0.001 \times 0.99 + (1 - 0.001) \times 0.05} \approx 0.019。$$

说明：即使检验呈现阳性，患者得病的概率也只是从 0.1% 增加到了 2% 左右。这就是所谓的"假阳性"，即阳性结果完全不足以说明患者得病。原因与它的误报率太高有关。

例 3：参加常规 X 线检查的 40 岁妇女中，患乳腺癌的概率是 1%。如果一位妇女患了乳腺癌，她的胸片呈阳性的概率是 80%；如果没有患乳腺癌，她的胸片呈阳性的概率是 9.6%。现有一名该年龄段的妇女，她的胸片呈阳性，那么她实际患乳腺癌的概率有多少？

解：如果把患乳腺癌和不患乳腺癌作为两个互斥事件 $D+$ 和 $D-$，它们的概率分别为 $p(D+)$ 和 $p(D-)$；胸透结果呈阳性记为 $R+$，呈阴性记为 $R-$。一般将 $p(D+)$ 和 $p(D-)$ 称为基础概率（base rate），将 $p(R+/D+)$ 称为击中率（hit rate），将 $p(R+/D-)$ 称为误报率（false-alarm rate）。计算方法为：

$$p(D+|R+) = \frac{1\% \times 80\%}{1\% \times 80\% + (1-1\%) \times 9.6\%} = 0.078。$$

也就是说，阳性的检查结果表明该妇女有 7.8% 的可能性患病。

（三）贝叶斯推理

贝叶斯推理是在经典的统计归纳推理——估计和假设检验的基础上发展起来的一种新的推理方法。与经典的统计归纳推理方法相比，贝叶斯推理在得出结论时不仅要根据当前所观察到的样本信息，而且还要根据推理者过去相关的经验和知识。

贝叶斯推理实际是借助于新的信息修正先验概率的推理方法。显然，这样的方法如果运用得当，可以使决策者在依据概率作出决断时，不必一次收集一个长期过程的大量资料，而可以根据事物发展的情况，不断利用新的信息来修正前面的概率，做出正确决策。

有关贝叶斯推理的研究既揭示了人们概率估计中常见的认知错误，也为人们进行贝叶斯推理至少提供了以下启示：

第一，必须注意事件的基础概率。由于直觉的概率判断往往会产生基础概率忽略（base-rate neglect）现象，因此，对于基础概率小的事件，即使某种击中率较高，其出现的总概率仍然是较小的，不能估计得过高。

第二，应该对信息的外部表征作理性的分析，不应受一些表面特征所迷惑。如击中率的高低并不决定该事件出现概率的高低。

第三，不能过分相信经验策略，如代表性启发（representation heuristic）和可得性启发（availability heuristic）。虽然经验策略有时能减轻人们的认知负荷并导致正确的概率估计，但也在许多情况下会对判断产生误导。

当然，贝叶斯推理问题仍然值得做更进一步的研究，如人们对概率信息的内部加工过程及其特点，对基础概率、击中率或误报率的敏感或忽略及其所依存的条件以及研究方法和手段的改进等。

二、风险结果的度量

（一）基于期望理论的期望值函数

1. 简介

期望理论（expectancy theory），又称作"效价-手段-期望理论"，是 1964 年美国著名心理学家和行为科学家维克托·弗鲁姆（Victor H. Vroom）在《工作与激励》（*Work and Motivation*）中提出来的激励理论。期望理论的基础是：人之所以能够从事某项工作并达成目标，是因为这些工作和组织目标会帮助他们达成自己的目标，满足自己某方面的需要。弗鲁姆认为，某一活动对某人的激励力量取决于他所能得到结果的全部预期价值乘以他认为达成该结果的期望概率。

2. 概念

（1）期望值：期望值通常是指人们对所实现的目标主观上的一种估计，根据个体经验判断实现其目标可能性的大小，对某种激励效能的预测，或者对处在某一社会地位、角色的个人或阶层所应当具有的道德水准和人生观、价值观的全部内涵的一种主观愿望。

在概率论和统计学中，期望值（或数学期望、或均值，亦简称期望）是指在一个离散性随机变量试验中每次可能结果的概率乘以其结果的总和。

（2）期望值决策法：期望值决策法，就是决策者根据决策目标，计算各方案的期望损益值，并以它为依据，选择平均收益最大或者平均损失最小的方案作为最佳决策方案并付诸实施的方法。

3. 方法

（1）决策矩阵法：决策矩阵法利用决策矩阵表进行风险决策分析。决策矩阵表，又称"损益矩阵表""风险矩阵"，是用表格的方式描述决策问题的一种方法，有时简单地称为"决策表"。实际上，决策表是指一个以行、列形式来描述和表示决策规则和知识信息的表。在决策表中，行名表示可供选择的决策行为，列名表示决策行为实施之后的自然状态，行列交叉的单元格表示实施某项决策行为之后，其所对应自然状态的决策后果。

决策矩阵表由决策变量（备选方案）、状态变量（自然状态及其发生的概率）和期望值组成。对决策问题的描述集中表现在决策矩阵上。决策分析就是以决策矩阵为基础，运用不同的分析标准与方法，从若干个可行方案中选出最优方案。

矩阵中的客观自然状态不以决策者的意志为转移，属于不能控制的因素。矩阵中决策者解决问题时可能采取的策略方案是决策者可以调节的，属于可控制的因素。把每一个行动方案在不同的自然状态下的期望值与其对应的状态概率相乘，再相加，计算该行动方案在概率意义下的平均期望值；选择平均收益最大或平均损失最小的行动方案作为最佳决策方案。

（2）决策树图法：风险决策分析一个具体的随机性决策问题，首先应把决策标准、备选方案及其所处状态，以及相应的主观概率和后果效用值等因果关系用简洁的模型描述出来。决策树图就是达到这个目的的一种手段。

决策树图法的分析计算与决策矩阵法基本相似，决策的原则一般也是选择期望收益值最大或期望损失值（成本或代价）最小的方案作为最佳决策方案。但决策树图法用树形图来描述其分析计算过程，并且能解决较为复杂的多层次的决策问题。如利用决策树图法中建立慢性疾病的马尔可夫模型模拟疾病随时间的各种状态，评价每一单位时间不同状态下的风险性等。

决策树图是决策树图法的基本结构模型。它由决策点、方案分枝、状态节点、概率分枝和结果点等要素构成。用这些要素可以把各种备选方案、可能出现的自然状态及各种损益值简明地绘制在一张图表上。用决策树图可以使决策问题形象化。

对于风险决策问题，其各个方案的期望损益值是在状态概率预测的基础上求得的。由于状态概率的预测会受到许多不可控因素的影响，基于状态概率预测结果的期望损益值也不可能同实际完全一致，会产生一定的误差。

因此必须对可能产生的数据变动是否会影响最佳决策方案的选择进行分析，这就是敏感性分析。敏感性分析，是在一个宽泛的概率和期望的假设范围内，对结论的可靠性的检验。如果概率和结果度量的假设值在广泛的范围内取值，分析的结论保持不变，那么决策分析的结果是值得信赖的。

敏感性分析有两类：一是确定型敏感性分析（deterministic sensitivity analysis，DSA），少数模型参数取值在合理范围内进行确定的有限次数变化，DSA 包括了单因素敏感性分析（one-way/univariate sensitivity analysis）、多因素敏感性分析（multi-way/multivariate sensitivity analysis）、阈值分析（threshold analysis）、极端值分析（analysis of extremes）；二是概率敏感性分析（probabilistic sensitivity analysis，PSA），模型中多个参数（甚至所有）取值同时发生变化，从事先定义好的分布中分别进行随机抽样，PSA 常用二阶蒙特卡洛模拟（secondary order Monta Carlo simulation）方法。

（3）最大可能法：在解决风险决策问题时，选择一个概率最大的自然状态，把它看成是将要发生的唯一确定的状态，而把其他概率较小的自然状态忽略，这样就可以通过比较各行动方案在那个最大概率的自然状态下的损益值进行决策。这种决策方法就是最大可能法。

最大可能法的实质是在"将大概率事件看成必然事件，小概率事件看成不可能事件"的假设条件下，将风险决策问题转化成确定型决策问题的一种决策方法。

最大可能法的应用条件是，在一组自然状态中，某一自然状态出现的概率比其他自然状态出现的概率大很多，而且各行动方案在各自然状态下的损益值差别不是很大。

（4）蒙特卡洛法：蒙特卡洛法（Monte Carlo）又称统计实验法或随机模拟法。其基本原理是用数学方法模拟计算实际发生的概率，然后根据实际概率加以统计处理。蒙特卡洛方法符合风险分析对结果的要求，对数据资料的要求较低，决策者容易把握，特别适合解决复杂的、元规律性的问题，能够得到具有一定适用范围的计算结果。所谓"元规律"，就是认识规律的规律，即主观与规律之间的一种关系及其运行趋势。

使用蒙特卡洛方法的具体步骤为：建立蒙特卡洛分析模型；确定模型主要的风险变量；依据经验和历史数据，确定主要风险变量的概率分布；按照确定的概率分布，用计算机生成大量的随机数，代入蒙特卡洛分析模型，计算目标变量的概率分布及统计特征；将模拟结果绘制频率直方图，计算评价指标大于 0 或小于 0 的累积概率。

采用蒙特卡洛方法的关键是变量的分布随机抽样。随机抽样主要有均匀分布、正态分布、三角形分布和梯形分布等。

（二）基于效用理论的效用值函数

1. 简介

决策是由决策者自己做出的，决策者个人的主观因素必然会对决策过程产生影响。如果完全采用期望损益值作为决策准则，就会把决策过程变成机械地计算期望损益值的过程，而排除了决策者的作用，这当然是不科学的。

面对同一决策问题，不同决策者对相同的收益和损失的反应不同。即使是对于相同的决策者，在不同的时期和情况下，这种反应也不相同。这就是决策者的主观价值概念，即效用值概念。

风险决策问题需要对不同方案在各种状态下可能产生的各种后果分别确定它们的效用。根据冯·诺伊曼和摩根施特恩所建立的效用理论，在不确定情况下可用期望效用值作为效用的度量。

效用理论是决策者进行决策方案选择时采用的一种理论。决策往往受决策者主观意识的影响，决策者在决策时要对所处的环境和未来的发展予以展望，对可能产生的利益和损失作出反应。可以把决策者这种对于利益和损失的独特看法、感觉、反应或兴趣，称为效用。效用实际上反映了决策者对于风险的态度。高风险一般伴随着高收益。对待数个方案，不同的决策者采取不同的态度和抉择。

效用分析法对于方案的选择，不但考虑了决策问题的客观情况，还考虑了决策者的主观价值，是一种更符合实际的决策分析方法。

一般情况下，如果期望损益值能合理地反映决策者的看法和偏好，可以用期望损益值进行决策。否则，则需要进行期望效用分析。

在理性状态下，所有的决策都应该使得对应的效用最大化，也就是所谓的期望效用最大化（maximum expected utility，MEU）原则。

2. 基本概念

（1）效用：效用（utility），或译为功用，是经济学中最常用的概念之一。一般而言，效用是指消费者通过消费或者享受闲暇等使自己的需求、欲望等得到的满足程度的一个度量。经济学家用它来解释理性的消费者如何把他们有限的资源分配在能给他们带来最大满足的商品上。

效用的概念是丹尼尔·伯努利在解释圣彼得堡悖论中提出的，目的是挑战以金额期望值作为决策的标准。丹尼尔·伯努利对这个悖论的解答在 1738 年的论文里，主要包括两条原理：一是边际效用递减原理，即一个人对于财富的占有多多益善，即效用函数一阶导数大于零；随着财富的增加，满足程度的增加速度不断下降，即效用函数二阶导数小于零。二是最大效用原理，即在风险和不确定条件下，个人的决策行为准则是为了获得最大期望效用值而非最大期望金额值。

（2）效用值：效用值即期望效用值，是对效用的度量，分为基数效用和序数效用。

基数效用可以用百分数计量。序数效用是指按第一、第二、第三等序数来反映效用的序数或等级，这是一种按偏好程度进行排列顺序的方法。

基数效用采用的是边际效用分析法，序数效用采用的是无差异曲线分析法。

（3）总效用与边际效用：总效用是指消费者在一定时期内，消费一种或几种商品所获得的效用总和。边际效用是指消费者在一定时间内增加单位商品所引起的总效用的增加量。总效用与边际效用的关系是：当边际效用为正数时，总效用是增加的；当边际效用为零时，总效用达到最大；当边际效用为负数时，总效用减少；总效用是边际效用之和。

（4）边际效用递减规律和需求定理：边际效用递减规律决定需求定理是指需求量和价格成反方向变化。因为消费者购买商品是为了取得效用，对边际效用大的商品，消费者就愿意支付较高价格，即消费者购买商品支付价格以边际效用为标准。因此，购买商品越多，边际效用越小，商品价格越低；反之，购买商品越少，边际效用越大，商品价格越高。

（5）消费者均衡：消费者均衡是研究消费者把有限的货币收入用于购买何种商品、购买多少能达到效用最大，即研究消费者的最佳购买行为问题。

（6）收入效应、替代效应、总效应：收入效应是指在货币收入不变的情况下，某种商品价格变化对其需求量的影响。替代效应是指当消费者购买两种商品时，由于一种商品价格下降，一种商品价格不变，消费者会多购买价格便宜的商品，少买价格高的商品。总效应是指其他条件不变，某一种商品价格下降后消费者从一个均衡点移到另一个均衡点时，对这种商品购买数量的增加或减少。总效应等于替代效应和收入效应之和。

3. 步骤

（1）画出效用曲线：效用曲线以损益值为横坐标，以效用值为纵坐标。损益值为实数，效用值最小为 0，最大为 1，其余数值可以采用向决策者逐一提问的方式确定。效用曲线可以清晰地表现出保守型决策者、风险型决策者和中间型决策者的明显区别，即损益值相同的情况下，保守型决策者的效用值较高，说明其尽量避免风险，谨慎小心；风险型决策者的效用较低，说明其谋求大利，不惧风险；中间型决策者的效用值介于两者之间。

（2）按效用值进行决策：找出每一个行动方案在不同状态下的损益值的效用值；计算各个行动方案的期望效用值；选择期望效用值最大的方案作为决策方案。

（三）基于前景理论的价值函数

1. 简介

风险理论演变经过了三个阶段：从最早的期望理论（expected theory），到后来的效用理论（utility theory），到最新的前景理论（prospect theory）。前景理论是美国心理学家、行为经济学家丹尼尔·卡尼曼（Daniel Kahneman）和美国行为科学家阿莫斯·特沃斯基（Amos Tversky，1937—1996 年）提出的。卡尼曼因此获得 2002 年度诺贝尔经济学奖。诺奖委员会评价其带给人们一个新的理论，将来自心理研究领域的综合洞察力应用在了经济学当中，尤其是在不确定情况下的人为判断和决策方面作出了突出贡献。

前景理论是描述和预测人们在面临风险决策过程中表现与传统期望理论和效用理论不一致的行为的理论。前景理论认为，在不同的风险预期条件下，人们的行为倾向是可以预测的；人们在面对得失时的风险偏好行为不一致，参照点的设立和变化影响人们的得失感受，并进而影响人们的决策。

2. 模型框架

前景理论是描述性范式的一个决策模型，它假设风险决策过程分为编辑和评价两个过程。在编辑阶段，个体凭借"框架"（frame）、参照点（reference point）等采集和处理信息，在评价阶段依赖价值函数（value function）和主观概率的权重函数（weighting function）对信息予以判断。该价值函数是经验型的，它有三个特征，一是大多数人在面临获得时是风险规避的；二是大多数人在面临损失时是风险偏爱的；三是人们对损失比对获得更敏感。因此，人们在面临获得时往往是小心翼翼，不愿冒风险；而在面对失去时会很不甘心，容易冒险。

3. 基本原理

（1）确定效应：所谓确定效应（certainty effect），是指大多数人处于收益状态时，往往会变得小心翼翼、厌恶风险，喜欢见好就收，害怕失去已有的利润。

（2）反射效应：当一个人在面对两种都损失的抉择时，会激起他的冒险精神。在接受确定的损失和宁愿承受更大的风险试图减少损失之间做一个抉择，多数人会选择后者，这就是反射效应（reflection effect）。反射效应是非理性的，即处于亏损状态者往往变得盲目、心甘情愿地去冒险。

（3）损失规避：前景理论最重要也是最有用的发现之一是：人们做有关收益和有关损失的决策时表现出的不对称性。对此，就连传统经济学的坚定捍卫者、美国经济学家保罗·萨缪尔森（Paul A. Samuelson）也不得不承认："增加 100 元收入所带来的效用，小于失去 100 元所带来的效用。"这就是前景理论中的"损失规避"（loss aversion）效应，指的是，大多数人对损失和获得的敏感程度不对称，面对损失的痛苦感要大大超过面对获得的快乐感。

（4）过分关注小概率事件：前景理论还揭示了一个奇特现象，即人类具有强调小概率事件的倾向。面对小概率的赢利，多数人是风险喜好者。面对小概率的损失，多数人是风险厌恶者。在小概率事件面前人类对风险的态度是矛盾的，一个人可以是风险喜好者，同时又是风险厌恶者。传统经济学无法解释这个现象。前景理论指出，在风险和收益面前，人的"心是偏的"。在涉及收益时，是风险的厌恶者；但涉及损失时，却是风险喜好者。归根结底，人们真正憎恨的是损失，而不是风险。

导致人们的决策与将要发生事件的期望不同的原因是：人们对于小概率事件有过分的关注。由于人们对于小概率事件的过分关注导致人们为小概率事件承担较大的代价。

（5）参照依赖：传统经济学认为金钱的效用是绝对的，行为经济学则告诉我们，金钱的效用是相对的，人们的偏好会受到单独评判、联合评判、交替对比及语意效应等因素的影响。这就是财富与幸福之间的悖论。到底什么是"得"，什么是"失"呢？所谓的损失和获得，一定是相对于参照点而言的，即"参照依赖"（reference dependence）。得与失都是比较出来的结果。非理性的得失感受会对决策产生影响。决策者有时考虑的不是最终结果的绝对值，而是考虑最终结果与参照点之间的差值。

4. 主要缺陷

作为一个描述性的模型，前景理论具有描述性模型共有的缺点。和具有严格数学推导的规范性模型相比，它缺乏严格的理论和数学推导，只能对人们的行为进行描述。因此前景理论的研究也只能使其描述性越来越好，换句话说，它只是说明了人们会怎样做，而没有告诉人们应该怎样做。

第三节　案例分析和软件实现

一、诊断准确性试验荟萃分析

（一）问题描述

请利用诊断准确性试验（diagnostic test accuracy，DTA）的荟萃分析方法对急性腹痛临床决策工具进行评价。

（二）数据说明

数据来源：

R 软件包 bamdit 提供了数据集 rapt。该数据集包含用于对急性腹痛临床决策工具进行系统性评价的信息[㉔]。

㉔　Liu JL，Wyatt JC，Deeks JJ，Clamp S，Keen J，Verde P，Ohmann C，Wellwood J，Dawes M，Altman DG. Systematic reviews of clinical decision tools for acute abdominal pain. Health Technol Assess [J]. 2006 Nov，10（47）：1-167，iii-iv.

数据项含义：

Author：第一作者姓名和出版年（name of the first author and year of publication）；

tp. dr：非工具组真阳性案例数（number of true positive cases for unadded doctors）；

fp. dr：非工具组假阳性案例数（number of false positive cases for unadded doctors）；

fn. dr：非工具组假阴性案例数（number of false negative cases for unadded doctors）；

tn. dr：非工具组真阴性案例数（number of true negative cases for unadded doctors）；

tp. tools：工具组真阳性案例数（number of true positive cases for doctors with decision tools）；

fp. tools：工具组假阳性案例数（number of false positive cases for doctors with decision tools）；

fn. tools：工具组假阴性案例数（number of false negative cases for doctors with decision tools）；

tn. tools：工具组真阴性案例数（number of true negative cases for doctors with decision tools）；

tool：诊断工具（diagnostic tool）；

n. dr：非工具组案例总数（total number of cases for unadded doctors）；

n. tools：工具组案例总数（total number of cases for doctors with decision tools）；

design：研究设计（study design）。

（三）R 软件包安装

```
# bamdit: Bayesian Meta-Analysis of Diagnostic Test Data
install. packages(pkgs = "bamdit")
# 需要安装软件 JAGS-4. x. y.

# dplyr: A Grammar of Data Manipulation
install. packages(pkgs = "dplyr")

# conflicted: An Alternative Conflict Resolution Strategy
install. packages(pkgs = "conflicted")
```

（四）R 软件代码

```
1   library(bamdit)
2   library(dplyr)
3   library(conflicted)
4
5   conflict_prefer("select", "dplyr")
6
7   data(rapt)
8
9   rapt.t1 <- select(rapt, 2:5)
10  rapt.t1 <- mutate(rapt.t1, n1 = '', n2 = '')
11
12  rapt.t1$n1 <- rapt.t1$tp.dr + rapt.t1$fn.dr
13  rapt.t1$n2 <- rapt.t1$tn.dr + rapt.t1$fp.dr
14
15  rapt.t1 <- select(rapt.t1, 1, 5, 2, 6)
```

```
16  colnames(rapt.t1) <- c('tp', 'n1', 'fp', 'n2')
17
18  rapt.m1 <- metadiag(rapt.t1, two.by.two = FALSE, re = "normal", re.model = "DS",
    link = "logit", sd.Fisher.rho = 1.7, nr.burnin = 1000, nr.iterations = 10000,
    nr.chains = 2, r2jags = TRUE)
19  sum_m1 <- summary(rapt.m1, digit = 3)
20
21  png("5-1-1_pic.png", height = 500, width = 1000, res = 72)
22  plot(rapt.m1, level = c(0.5, 0.75, 0.95), parametric.smooth = TRUE)
23
24  rapt.t2 <- select(rapt, 6:9)
25  rapt.t2 <- mutate(rapt.t2, n1 = '', n2 = '')
26
27  rapt.t2$n1 <- rapt.t2$tp.tools + rapt.t2$fn.tools
28  rapt.t2$n2 <- rapt.t2$tn.tools + rapt.t2$fp.tools
29
30  rapt.t2 <- select(rapt.t2, 1, 5, 2, 6)
31  colnames(rapt.t2) <- c('tp', 'n1', 'fp', 'n2')
32
33  rapt.m2 <- metadiag(rapt.t2, two.by.two = FALSE, re = "normal", re.model = "DS",
    link = "logit", sd.Fisher.rho = 1.7, nr.burnin = 1000, nr.iterations = 10000,
    nr.chains = 2, r2jags = TRUE)
34  sum_m2 <- summary(rapt.m2, digit = 3)
35
36  png("5-1-2_pic.png", height = 500, width = 1000, res = 72)
37  plot(rapt.m2, level = c(0.5, 0.75, 0.95), parametric.smooth = TRUE)
```

二、婴儿出生低体重影响因素

(一) 问题描述

请利用决策曲线分析法（decision curve analysis，DCA）对婴儿出生低体重影响因素进行分析，并通过 DCA 做图直接观察，然后选择预测结局的最佳模型。

(二) 数据说明

数据来源：

R 软件包 MASS 提供了数据集 birthwt。该数据集包含的是关于婴儿出生体重及一系列导致出生体重过低的危险因子的数据[⑳]。

数据项含义：

low：出生体重不到 2.5 公斤（indicator of birth weight less than 2.5 kg）；

age：母亲的年龄（mother's age in years）；

lwt：末次月经期母亲的体重（mother's weight in pounds at last menstrual period）；

race：母亲的种族（mother's race，1＝white，2＝black，3＝other）；

smoke：孕期吸烟状态（smoking status during pregnancy）；

---

⑳ Venables，W. N. and Ripley，B. D. Modern Applied Statistics with S［M］. Fourth edition. Springer. 2002.

ptl：早产次数（number of previous premature labours）；

ht：高血压史（history of hypertension）；

ui：子宫刺激性表现（presence of uterine irritability）；

ftv：早期妊娠时医生访视次数（number of physician visits during the first trimester）；

bwt：出生体重（birth weight in grams）。

（三）R 软件包安装

```
# rmda: Bayesian Meta-Analysis of Diagnostic Test Data
install.packages(pkgs = "rmda")

# MASS: Support Functions and Datasets for Venables and Ripley's MASS
install.packages(pkgs = "MASS")
```

（四）R 软件代码

```
1   library(rmda)
2   library(MASS)
3
4   data(birthwt)
5
6   single <- decision_curve(low ~ lwt, data = birthwt, family = binomial(link = 'logit'),
    thresholds = seq(0, 1, by = 0.01), confidence.intervals = 0.05, study.design =
    'case-control', population.prevalence = 0.05)
7   triple <- decision_curve(low ~ lwt + race + age, data = birthwt, family = binomial(link
    = 'logit'), thresholds = seq(0, 1, by = 0.01), confidence.intervals = 0.05,
    study.design = 'case-control', population.prevalence = 0.05)
8   total <- decision_curve(low ~ lwt + race + age + smoke + ptl + ht + ftv, data = birthwt,
    family = binomial(link = 'logit'), thresholds = seq(0, 1, by = 0.01),
    confidence.intervals = 0.05, study.design = 'case-control', population.prevalence
    = 0.05)
9   list <- list(single, triple, total)
10  plot_decision_curve(list, curve.names = c('single', 'triple', 'total'),
    cost.benefit.axis = FALSE, col = c('red', 'green', 'blue'), confidence.intervals
    = FALSE, standardize = FALSE, xlab = 'Threshold Probablity', legend.position =
    "bottomright")
11
12  summary(total, measure = 'NB')
13  summary(total, measure = 'sNB')
14  plot_clinical_impact(single, population.size = 1000, cost.benefit.axis = TRUE,
    n.cost.benefits = 8, col = c('red', 'blue'), confidence.intervals = TRUE, ylim =
    c(0, 1000), legend.position = "topright")
15
16  plot_clinical_impact(triple, population.size = 1000, cost.benefit.axis = TRUE,
    n.cost.benefits = 8, col = c('red','blue'), confidence.intervals = TRUE, ylim = c(0,
    1000), legend.position = "topright")
17
18  plot_clinical_impact(total, population.size = 1000, cost.benefit.axis = TRUE,
    n.cost.benefits = 8, col = c('red','blue'), confidence.intervals = TRUE, ylim = c(0,
    1000), legend.position = "topright")
```

三、基于决策树的儿童脊柱矫正手术分类预测

（一）问题描述

请完成儿童脊柱矫正手术决策树模型的构建和分类预测分析。

（二）数据说明

数据来源：

R 软件包 rpart 提供了数据集 kyphosis。该数据集记录了儿童脊柱矫正手术情况[26]。

数据项含义：

Kyphosis：是否脊柱后凸（a factor with levels absent present indicating if a kyphosis was present after the operation）；

age：月龄（in months）；

number：受累椎骨数（the number of vertebrae involved）；

start：起始的椎骨数（the number of the first vertebra operated on）。

（三）R 软件包安装

```
# rpart: Recursive Partitioning and Regression Trees
install.packages(pkgs = "rpart")

# rpart.plot: Plot 'rpart' Models: An Enhanced Version of 'plot.rpart'
install.packages(pkgs = "rpart.plot")
```

（四）R 软件代码

```
1   library(rpart)
2   library(rpart.plot)
3
4   fit <- rpart(Kyphosis ~ Age + Number + Start, data = kyphosis)
5   fit2 <- rpart(Kyphosis ~ Age + Number + Start, data = kyphosis, parms = list(prior
    = c(.65, .35), split = "information"))
6   fit3 <- rpart(Kyphosis ~ Age + Number + Start, data = kyphosis, control =
    rpart.control(cp = 0.05))
7   par(mfrow = c(1,2), xpd = NA)
8   plot(fit)
9   text(fit, use.n = TRUE)
10  plot(fit2)
11  text(fit2, use.n = TRUE)
12  plot(fit3)
13  text(fit3, use.n = TRUE)
14
15  plot(fit, uniform = T, branch = 0, margin = 0.05, main = "Classification +
    Tree\nKyphosis ~ kyphosis by Age, Number & Start", col.main = "blue")
```

---

[26]   John M. Chambers and Trevor J. Hastie eds. Statistical Models in S [M]. Wadsworth and Brooks/Cole，Pacific Grove，CA. 1992.

```
16  text(fit, fancy = T, col = "red", use.n = TRUE)
17  plot(fit2, uniform = T, branch = 0, margin = 0.05, main = "Classification +
    Tree\nKyphosis ~ kyphosis by Age, Number & Start", col.main = "blue")
18  text(fit2, fancy = T, col = "red", use.n = TRUE)
19
20  plot(fit3, uniform = T, branch = 0, margin = 0.05, main = "Classification +
    Tree\nKyphosis ~ kyphosis by Age, Number & Start", col.main = "blue")
21  text(fit3, fancy = T, col = "red", use.n = TRUE)
```

四、基于随机森林的胎儿心音分类预测

（一）问题描述

请完成胎儿心音随机森林模型的构建和分类预测分析。

（二）数据说明

数据来源：CTN 数据集提供 2126 条婴儿胎音监测数据[②]。

下载地址：http://archive.ics.uci.edu/ml/machine-learning-databases/00193/CTG.xls。

数据项含义：

fileName：CTG 检查文件名（file name of CTG examination）；

date：检查日期（date of the examination）；

b：开始时刻（start instant）；

e：结束时刻（end instant）；

LBE：基线值，医学专家（baseline value，medical expert）；

LB（SisPorto）：基线值（baseline value）；

AC（SisPorto）：加速（accelerations）；

FM（SisPorto）：胎儿运动（foetal movement）；

UC（SisPorto）：子宫收缩（uterine contractions）；

ASTV（SisPorto）：短期变异性异常的时间百分比（percentage of time with abnormal short term variability）；

mSTV（SisPorto）：短期变异性平均值（mean value of short term variability）；

ALTV（SisPorto）：长期变异性异常的时间百分比（percentage of time with abnormal long term variability）；

mLTV（SisPorto）：长期变异性平均值（mean value of long term variability）；

DL：轻微减速（light decelerations）；

DS：严重减速（severe decelerations）；

DP：延长减速（prolonged decelerations）；

DR：重复减速（repetitive decelerations）；

Width：直方图宽度（histogram width）；

Min：直方图中最低频数（low freq. of the histogram）；

Max：直方图中最大频数（high freq. of the histogram）；

Nmax：直方图峰值数（number of histogram peaks）；

Nzeros：直方图零点的数目（number of histogram zeros）；

Mode：直方图模式（histogram mode）；

---

② Dua，D. and Graff，C. UCI Machine Learning Repository [EB/OL]. Irvine，CA：University of California，School of Information and Computer Science. 2019. http://archive.ics.uci.edu/ml.

Mean：直方图均值（histogram mean）；

Median：直方图中位数（histogram median）；

Variance：直方图方差（histogram variance）；

Tendency：直方图趋势（histogram tendency：$-1=$ left assymetric；$0=$ symmetric；$1=$ right assymetric）；

A：安静睡眠（calm sleep）；

B：快速眼动睡眠（REM sleep）；

C：冷静警惕（calm vigilance）；

D：积极警惕（active vigilance）；

SH：转换模式（shift pattern，A or Susp with shifts）；

AD：加速/减速模式（accelerative/decelerative pattern，stress situation）；

DE：减速模式，迷走神经刺激（decelerative pattern，vagal stimulation）；

LD：大幅减速模式（largely decelerative pattern）；

FS：平正弦型，病理状态（flat-sinusoidal pattern，pathological state）；

SUSP：可疑模式（suspect pattern）；

CLASS：分类代码（class code 1 to 10 for classes A to SUSP）；

NSP：正常、可疑、病理状态（normal$=1$；suspect$=2$；pathologic$=3$）。

（三）R 软件包安装

```
# readxl: Read Excel Files
install.packages(pkgs = "readxl")

# dplyr: A Grammar of Data Manipulation
install.packages(pkgs = "dplyr")

# stringr: Simple, Consistent Wrappers for Common String Operations
install.packages(pkgs = "stringr")

# randomForest: Breiman and Cutler's Random Forests for Classification and Regression
install.packages(pkgs = "randomForest")

# conflicted: An Alter rative Conflict Resolution Strategy
install.packages(pkgs = "conflicted")
```

（四）R 软件代码

```
1    library(readxl)
2    library(dplyr)
3    library(stringr)
4    library(randomForest)
5    library(conflicted)
6
7    conflict_prefer("select", "dplyr")
8    conflict_prefer("filter", "dplyr")
9
10
11   CTG <- read_xls('data/CTG.xls', sheet = 3)
12
13   w <- select(CTG, 7:10, 15:17, 11:14, 19:28, 39:40)
14
15   for (i in 1:ncol(w)){
       text <- str_c(i, " colname: ", names(w)[i], "; number of missing value is: ",
     sum(is.na(w[, i])))
```

```
       print(text)
     }
16   w <- filter(w, is.na(LB) != TRUE)
17   for (i in 1:ncol(w)){
       if (sum(is.na(w[, i])) == 0) print("no missing value")
       if (sum(is.na(w[, i])) != 0) print(str_c("colname: ", names(w)[i], " has ",
     sum(is.na(w[, i])), " missing value."))
     }
18   w$NSP <- as.factor(w$NSP)
19
20   set.seed(100)
21   ind <- sample(2, nrow(w), replace = TRUE, prob = c(0.7, 0.3))
22
23   train <- w[ind == 1, ]
24   (table(train$NSP))
25
26   test <- w[ind == 2, ]
27   (table(test$NSP))
28
29   n <- length(names(train))
30   set.seed(100)
31   err_0 <- rep(0, n - 1)
32   for (i in 1:(n - 1)){
       mtry_fit <- randomForest(NSP ~ ., data = train, mtry = i, na.action = na.omit)
       err <- mean(mtry_fit$err.rate)
       err_0[i] <- err
     }
33   err_0_min_loc <- which(err_0 == min(err_0))
34
35   set.seed(100)
36   ntree_fit <- randomForest(NSP ~ ., data = train, mtry = err_0_min_loc, ntree = 1000)
37   max_num <- max(table(ntree_fit$err.rate[, 1]))
38   max_loc <- which(table(ntree_fit$err.rate[, 1]) == max_num)
39   err_val <- names(table(ntree_fit$err.rate[, 1]))[max_loc]
40   num_tree <- which(ntree_fit$err.rate[, 1] == err_val)
41   for (i in 1:(length(num_tree) - 1)){
       if (num_tree[i + 1] - num_tree[i] > 1){
         num_tree_loc <- i + 1
       }
     }
42
43   set.seed(100)
44   rf_train <- randomForest(NSP ~ ., data = train, mtry = err_0_min_loc, ntree =
     num_tree[num_tree_loc], importance = TRUE, proximity = TRUE)
45   plot(rf_train)
46   MDSplot(rf_train, CTG$CLASS)
47   hist(treesize(rf_train))
48   importance <- importance(x = rf_train)
49   set.seed(100)
50   varImpPlot(rf_train)
51
52   pre_train <- predict(rf_train, data = train)
53   z_train <- table(train$NSP, pre_train)
54   z_train
55   acc_train <- sum(diag(z_train)) / sum(z_train)
56   acc_train
```

```
57  plot(margin(rf_train, train$NSP))
58
59  z_test <- table(predict(rf_train, test),test$NSP)
60  acc_test <- sum(diag(z_test))/sum(z_test)
61  acc_test
62  plot(margin(rf_train, test$NSP))
```

第四节　文献导读

文献一

TI：Memory and Decision Making：Effects of Sequential Presentation of Probabilities and Outcomes in Risky Prospects

AU：Millroth P，Guath M，Juslin P

SO：J Exp Psychol Gen. 2019 Feb，148（2）：304-324. doi：10.1037/xge0000438. Epub 2018 Jun 7

简述：风险决策的合理性是心理学和其他行为科学的核心关注点。在现实生活中，与决策相关的信息往往是按时间顺序获取的，或者是随着时间推移而变化，这对记忆提出了较高的要求。作者通过四项实验对风险决策中的概率和结局序贯呈现效应进行了研究，发现累积前景理论（cumulative prospect theory，Tversky ＆ Kahneman，1992）无法解释这种序贯呈现效应。作者提出，需要考虑对已建立的概率和结局信息同时呈现假设进行修正，以风险决策任务中的记忆效应进行合理的解释。文章作者来自瑞典乌普萨拉大学心理学系（Department of Psychology，Uppsala University，Sweden）。

文献二

TI：Reduced Activation in Ventral Striatum and Ventral Tegmental Area during Probabilistic Decision-Making in Schizophrenia

AU：Rausch F，Mier D，Eifler S，Esslinger C，Schilling C，Schirmbeck F，Englisch S，Meyer-Lindenberg A，Kirsch P，Zink M

SO：Schizophr Res. 2014 Jul，156（2-3）：143-9. doi：10.1016/j.schres. 2014.04.020. Epub 2014 May 13

简述：精神分裂症患者缺乏自我思想的控制力。在这些所谓的元认知障碍（metacognitive impairments）中，概率推理的改变可能是导致妄想的一种认知现象。本文对 23 名精神分裂症患者和 28 名健康对照者进行了功能磁共振成像（fMRI）研究，比较了确定性和不确定性条件下决策过程中的激活方式以及腹侧纹状体（ventral striatum，VS）和腹侧被盖区（ventral tegmental area，VTA）的状态。研究结果有助于进一步明确大脑概率推理网络。研究中在多巴胺能神经传递相关区域观察到低活性（hypo-activation）符合目前有关精神分裂症预测错误信号中断的观点。文章作者来自德国海德堡大学曼海姆医学院精神卫生中心研究所精神病学和心理治疗系（Department of Psychiatry and Psychotherapy，Central Institute of Mental Health，Medical Faculty Mannheim，University of Heidelberg，Germany）、德国马格德堡医疗中心神经病学部（MVZ Neurology，Germany）、荷兰阿姆斯特丹大学医学科学中心（Academic Medical Centre，Amsterdam University，Netherlands）。

文献三

TI：Dual Processing Model of Medical Decision-Making

AU：Djulbegovic B，Hozo I，Beckstead J，Tsalatsanis A，Pauker SG

SO：BMC Med Inform Decis Mak. 2012 Sep 3，12：94. doi：10.1186/1472-6947-12-94

简述：人类认知的双重加工理论认为，推理和决策可以被描述为直觉、经验、情感（系统Ⅰ）和（或）分析、思考（系统Ⅱ）两种加工系统的功能。本文提出了一种基于双重加工理论的医学决策模型，可用于常见临床情况：是否应该对可能患有或者未患有某一疾病者进行治疗。该模型不仅充实了目前在很大程度上仍然以期望效用理论为主导的医学决策领域，而且为协调两组相互竞争的双重加工理论提供了平台。文章作者来自美国循证医学和健康结局研究中心（Center for Evidence-based Medicine and Health Outcomes Research，USA）。

文献四

TI：Preoperative Risk Stratification of Adnexal Masses in the Pediatric and Adolescent Population：Evaluating the Decision Tree System

AU：Goldberg HR，Kives S，Allen L，Navarro OM，Lam CZ

SO：J Pediatr Adolesc Gynecol. 2019 Jul 19. pii：S1083-3188（19）30245-1. doi：10.1016/j. jpag. 2019.07.005.［Epub ahead of print］

简述：本文报告了儿童和青少年附件肿块术前危险分层的回顾性队列研究结果，对决策树系统（decision tree system，DTS）规则进行了评估。研究表明，对于同类人群 8 cm 以上和复杂/固态肿块，DTS 规则 2 和 3 具有相近的诊断性能，具有很高的阴性预测值（negative predictive value，NPV，反映排除非患者的能力）和低的阳性预测值（positive predictive value，PPV，反映结果阳性者患目标疾病的可能性）。作者建议进一步开展相应的前瞻性研究。文章作者来自加拿大多伦多大学医疗系（Faculty of Medicine，University of Toronto，Canada），加拿大多伦多患儿医院（The Hospital for Sick Children，Toronto，Canada）妇科部（Section of Gynecology）、影像诊断科（Department of Diagnostic Imaging），加拿大多伦多大学（University of Toronto，Toronto，Ontario，Canada）妇产学系（Department of Obstetrics and Gynecology）、医学影像系（Department of Medical Imaging）。

（李　毅　张豫夫　许蓓蓓　黄紫婷　于　娜）

第六章 基于证据理论的规则推理决策

除非从一开始就将行动承诺纳入决策，否则决策不会奏效。

A decision will not become effective unless the action commitments have been built into the decision from the start.

彼得·德鲁克（Peter F. Drucker）

提要

本章主要讲解基于证据理论的规则推理决策基本理论和分析方法。

要求掌握基于规则的推理决策的概念，证据理论、确认性理论、循证医学理论的基本内容和案例分析中的 R 软件实现方法。

要求熟悉命题和推理的概念和种类。

要求了解直言命题中主项和谓项之间的关系、关系命题中关系的性质和二元关系的种类、不同种类推理的规则。

第一节 基于规则推理的决策概述

一、基于规则推理的决策相关概念

决策的过程是一个综合（integrate/synthesis）、分析（analysis）、推理（inference/reasoning）、判断（judge/decide/determine/estimate）的思维过程。依据一定的决策规则（decision rule）进行推理决策的方法称为基于规则的推理决策（rule-based inference decision-making）。

在二维决策表（decision table，又称为判断表）中，每一行描述一个对象，每一列描述对象的一种属性。决策表中的每一个实例就代表一条决策规则。

假设有决策表空间 $S=(U, C, D, V, f)$，其中，U 为有限非空论域；C 和 D 分别为条件属性集和决策属性集，$C \cup D = A$ 为非空属性集；V 为属性值集合，代表值域；f 为函数，对于每一个 $x \in U$，定义函数：$f_x: A \to V$，其中 $f_x(\alpha) = \alpha(x)$，$\forall a \in C \cup D$，则：

函数 f_x 称为决策表 S 中的决策规则，x 是决策规则 f_x 的标识。规则 f_x 对条件属性集的约束记为 $f_x | C$，f_x 对决策属性 D 的约束记为 $f_x | D$。$f_x | C$ 和 $f_x | D$ 分别称为 f_x 的条件和决策。

如果对于每一个 $x \neq y$，当 $f_x | C = f_y | C$ 时，$f_x | D = f_y | D$，则决策规则 f_x 是相容规则，

否则称为不相容规则。当所有决策规则是相容的，则决策表是相容的，否则称为不相容决策表。

从相容的决策表中可以抽取确定性规则，而从不相容的决策表中只能抽取不确定性的规则或可能性规则，有时也称为广义决策规则，这是因为在不相容的决策表中存在着矛盾的实例。

二、命题

（一）概念

命题（proposition）是对思维对象有所断定的思维形式。

（二）特征

命题具有两种基本特征。一是命题都有所断定。断定分肯定、否定两个方面。二是命题都具有真假。由于命题是对思维对象的断定，因此，就存在命题所做的断定是否与思维对象的实际情况相符合的问题。如果一个命题对思维对象的断定符合该思维对象的实际情况，则称该命题为真，否则，则称该命题为假。

（三）种类

1. 直言命题

（1）概念：直言命题（categorical proposition）即性质命题，又称为"定言命题"，对对象具有或不具有某种性质进行直接的、无条件的肯定或否定。

（2）类型：直言命题分为 A、E、I、O 四种类型：

全称肯定命题反映了主项的所有外延全都具有某种性质，表示形式为：所有 S 是 P，缩写为 SAP，简称 A 命题。

全称否定命题反映了主项的所有外延全都不具有某种性质，表示形式为：所有 S 不是 P，缩写为 SEP，简称 E 命题。

特称肯定命题反映了主项的一部分外延都具有某种性质，表示形式为：有的 S 是 P，缩写为 SIP，简称 I 命题。

特称否定命题反映了主项的一部分外延全都不具有某种性质，表示形式为：有的 S 不是 P，缩写为 SOP，简称 O 命题。

（3）构成：直言命题一般由主项、谓项、联项、量项四部分构成。

主项是指直言命题中指称事物的词，即主词。

谓项是指直言命题中指称事物所具有或不具有的性质的词项，即宾词。

联项，又称为直言命题的质，是表示主项与谓项之间逻辑关系的词项。联项有肯定的与否定的两种。肯定联项一般用语词"是"表示；否定联项一般用语词"不是"表示。

量项，又称为直言命题的量，是表示主项外延数量的词项。量项有全称量项和特称量项两种。全称量项一般用词"所有""任何""每一个""一切"等表示；特称量项一般用"有的""一些""存在""至少有一个"等表示。

在直言命题中，对主、谓项外延数量的断定情况称为周延性。周延性是针对"项"而言的。判断本身直接或间接地对其主项（或谓项）的全部外延作了断定的，就称这个判断的主项（或谓项）是周延（distribution）的，反之不周延。

（4）主项和谓项之间的关系：主项、谓项相同的 A、E、I、O 四种命题之间存在着一定的真假制约关系。在逻辑学上，这种真假制约关系称为对当关系（表 6-1）。

表 6-1　直言命题中主项和谓项之间的对当关系

命题类型	命题间的真假关系				
	全同	下属	上属	交叉	全异
A 命题	真	真	假	假	假
E 命题	假	假	假	假	真
I 命题	真	真	真	真	假
O 命题	假	假	真	真	真

从对当关系中可以看到：

A 命题与 E 命题之间存在反对关系。反对关系的特征是：一个命题真，另一个命题必假；一个命题假，另一个命题不能确定真假，即二者可以同假，但不能同真。

I 命题与 O 命题存在下反对关系。下反对关系的特征是：一个命题真，另一个命题不能确定真假；一个命题假，另一个命题必真，即二者可以同真，但不能同假。

A 命题与 O 命题，E 命题与 I 命题之间存在矛盾关系。矛盾关系的特征是：一个命题真，另一个命题必假；一个命题假，另一个命题必真，即二者不能同假，也不能同真。

A 命题与 I 命题，E 命题与 O 命题之间存在差等关系。差等关系的特征是：全称命题真，特称命题必真；特称命题真，全称命题真假不定；全称命题假，特称命题不能确定真假；特称命题假，全称命题必假。

2. 假言命题

假言命题（hypothetical proposition）指形式为"如果 A 则 B"的复合命题，又称条件命题。其在前的支命题叫作前件，在后的支命题叫作后件。假言命题陈述一种事物情况是另一种事物情况的条件。

3. 选言命题

选言命题（disjunctive proposition）又称为析取命题，是反映事物的若干种情况或性质至少有一种存在的命题。根据选言支之间是否具有并存关系，选言命题可分为相容选言命题和不相容选言命题。选言命题由逻辑联结词"或者"连接支命题而成。其支命题称为选言支。

4. 关系命题

关系命题（relative proposition/relational proposition）就是断定对象与对象之间关系的命题，其一般形式包括关系项、关系者项和量项。关系项，又称关系命题的谓项，是关系命题中反映对象之间关系的词项，通常用"R"表示。关系者项，又称关系命题的主项，是关系命题中反映具有某种关系的对象的词项，通常用 a，b，c，……来表示。关系项有关系前项和关系后项之分。量项，是反映关系数量的词项。

关系是序偶的集合，关系者项之间是有顺序的。

关系的性质主要有五种，即自反性、反自反性、对称性、反对称性和传递性。其他还有负传递性、连通性和弱连通性（完备性）。

在一个有 n 个元素的集合上，一共有 $2^{(n^2)}$ 个可能的二元关系（binary relation）。这些二元关系包括：预序（preorder）、拟序（quasi-order）、偏序（partial order）、弱序（weak order）、全序（total order）、等价（equivalence）关系和连通关系（connected relation）等。预序关系是一类接近于偏序关系的二元关系，但仅满足自反性和传递性而不满足反对称性；拟序关系是一种次序关系，比偏序关系更严格一些，具有反自反性、反对称性和传递性；偏序关系是指集合中只有部分元素之间可以比较的关系；弱序关系，又称弱优选关系，是指集合中的自反的、传递的、连通的二元关系；全序关系是指集合中的任两个元素之间都可以比较的关系；等价关系是指非空集合上满足自反性、对称性和传递性的二元关系；连通关系是指任意两个不同的事物之间，与其反关系总有一个成立的二元关系。

三、推理

（一）概念

推理是由已知事实通过一定逻辑手段获得未知事实的过程。

人类推理主要采取归纳（inductive inference/inductive reasoning）和演绎（deductive inference/deductive reasoning）两种方法。在人们的解释思维中，归纳和演绎是互相联系、互相补充、不可分割的。

（二）归纳推理

1. 归纳推理的概念

归纳推理是一种由个别到一般的推理，是由一定程度的关于个别事物的观点过渡到范围较大的观点，由特殊具体的事例推导出一般原理、原则的解释方法，是从认识研究个别事物到总结、概括一般性规律的推断过程。

自然界和社会中的一般，都存在于个别、特殊之中，并通过个别而存在。因为一般都存在于具体的对象和现象之中，所以只有通过认识个别才能认识一般。

人们在解释一个较大事物时，从个别、特殊的事物总结、概括出各种各样的带有一般性的原理或原则，然后才可能从这些原理、原则出发，再得出关于个别事物的结论。这种认识秩序贯穿于人们的解释活动中，不断从个别上升到一般，即从对个别事物的认识上升到对事物的一般规律性的认识。

归纳推理的前提是其结论的必要条件。归纳推理的前提是真实的，但结论却未必真实，而可能为假。

可以用归纳强度来说明归纳推理中前提对结论的支持度。支持度小于 50% 的，可称该推理是弱归纳；支持度小于 100% 但大于等于 50% 的，可称该推理是强归纳；支持度达到 100% 的则是必然性支持。

2. 归纳推理的种类

（1）完全归纳推理：完全归纳推理是根据某类事物中每一对象都具有某种属性，从而推出该类事物具有该种属性的结论。

完全归纳推理的特点是：在前提中考察了一类事物的全部对象，结论没有超出前提所断定的知识范围，因此，其前提和结论之间的联系是必然的。

运用完全归纳推理要获得正确的结论，必须满足两个条件。第一个条件是在前提中考察了某类事物的全部对象；第二个条件是前提中对该类事物每一对象所作的断定都是真的。

完全归纳推理有两个方面的作用。一是认识作用，完全归纳推理使人们的认识从个别上升到了一般；二是论证作用，因为完全归纳推理的前提和结论之间的联系是必然的，所以常被用作强有力的论证方法。

完全归纳推理通常适用于数量不多的事物。当所要考察的事物数量极多，甚至是无限的时候，完全归纳推理就不适用了，而需要运用另一种归纳推理形式，即不完全归纳推理。

（2）不完全归纳推理：不完全归纳推理是根据某类事物中部分对象都具有某种属性，从而推出该类事物具有该种属性的结论。不完全归纳推理包括简单枚举归纳推理和科学归纳推理。

在某类事物中，根据已观察到的部分对象都具有某种属性，并且没有遇到任何反例，从而推出该类事物都具有该种属性的结论，这就是简单枚举归纳推理。简单枚举归纳推理的结论是或然的（前提与结论间不具有蕴涵关系的推理，前提真而结论假并不是完全不可能的），因为其结论超出了前提所断定的知识范围。要提高简单枚举归纳推理的可靠性，必须注意以下两条要求：一是如果条件允许，枚举的数量要足够多，考察的范围要足够广，避免"以偏概全"或"轻率概括"；二是考察有无反例。

科学归纳推理是根据某类事物中部分对象与某种属性间因果联系的分析，推出该类事物具有该种属性的推理。

科学归纳推理倡导一种面对知识和结论不轻信而加以深入思考的习惯。由于其主要特点是考察对象与属性之间的因果联系，因而有助于引导人们去探求事物的本质，发现事物的规律，从而比较可靠地把感性认识提升到理性认识。

（三）演绎推理

1. 概念

演绎推理是由一般到特殊的推理，是前提与结论之间具有充分条件或充分必要条件联系的必然性推理，是从一般性的前提出发，通过推导得出具体陈述或个别结论的过程。

运用演绎推理的方法研究问题，首先要正确掌握作为指导思想或依据的一般原理、原则；其次要全面了解所要研究问题的实际情况和特殊性；然后才能推导出一般原理用于特定事物的结论。

演绎推理的逻辑形式对于理性的重要意义在于，它对保持人的思维的严密性、一贯性有着不可替代的校正作用。这是因为演绎推理保证推理有效的根据并不在于它的内容，而在于它的形式。演绎推理的最典型、最重要的应用，通常存在于逻辑和数学证明中。

2. 种类

（1）三段论：三段论是由两个含有一个共同项的性质判断作前提，得出一个新的性质判断为结论的演绎推理。

三段论是演绎推理的一般模式，包含三个部分：大前提，即含有大项（P）的前提，表达已知的一般原理；小前提，即含有小项（S）的前提，表达所研究的特殊情况；结论，即根据一般原理对特殊情况做出的判断。

三段论推理就是根据两个前提所表明的中项 M 与大项 P 和小项 S 之间的关系，通过中项 M 的媒介作用，从而推导出确定小项 S 与大项 P 之间关系的结论。

（2）直言推理：直言推理是以直言命题为前提的推理，分为对当关系推理和变形推理。

直言命题的对当关系推理是指根据命题的四种对当关系得出结论的推理。直言命题有四种对当关系，相应地，直言命题有四种对当关系的推理，即反对推理、下反对推理、矛盾推理、差等推理。

直言命题的变形推理是指通过改变作为前提的直言命题形式，从而得出结论的推理。据此，变形推理有换质法和换位法两种方法。换质法是通过改变作为前提的直言命题的联项，从而得出另一个直言命题作为结论的推理方法。换质法推理的规则是：改变前提的联项，肯定变为否定，否定变为肯定；把前提的谓项改为原词项的负词项，作为结论的谓项；在结论中保留前提的主项和量项。换位法是通过互换作为前提的直言命题的主项与谓项的位置，从而得出另一个直言命题作为结论的推理方法。换位法推理的规则是：把前提的主项与谓项位置互换，作为结论的主项与谓项；不得改变前提的联项；前提中不周延的词项，在结论中也不得周延。

（3）假言推理：假言推理是以假言命题为前提的推理，分为充分条件假言推理和必要条件假言推理。

充分条件假言推理的规则是：如果小前提肯定大前提的前件，结论就肯定大前提的后件；如果小前提否定大前提的后件，结论就否定大前提的前件。

必要条件假言推理的规则是：小前提肯定大前提的后件，结论就要肯定大前提的前件；小前提否定大前提的前件，结论就要否定大前提的后件。

（4）选言推理：选言推理是以选言命题为前提的推理，分为相容的选言推理和不相容的选言推理。

相容的选言推理的规则是：大前提是一个相容的选言判断，小前提否定了其中一个（或一部分）选言支，结论就要肯定剩下的一个选言支。

不相容的选言推理的规则是：大前提是个不相容的选言判断，小前提肯定其中的一个选言支，结论则否定其他选言支；小前提否定除其中一个以外的选言支，结论则肯定剩下的那个选言支。

（5）关系推理：关系推理是前提中至少有一个是关系命题的推理，分为纯关系推理和混合关系推理。

纯关系推理有两种：直接关系推理和间接关系推理。直接关系推理是由一个关系命题直接推出另一个关系命题的推理。如，对称关系推理：若 R 为对称关系，因为 R（a，b），所以 R（b，a）；反对称关系推理：若 R 为反对称关系，因为 R（a，b），所以¬R（b，a）。间接关系推理是以三个或三个以上关系命题为前提推出一个新的关系命题的推理。如，传递关系推理：若 R 为传递关系，因为 R（a，b），R（b，c），所以 R（a，c）；反传递关系推理：若 R 为反传递关系，因为 R（a，b），R（b，c），所以¬R（a，c）。

混合关系推理是以一个关系命题和一个直言命题为前提，结论为关系命题的推理。混合推理涉及前提中重复出现的概念，即媒概念，类似于三段论前提里的中项（M），亦称为媒介项。因此，混合关系推理又称为混合关系三段论。混合关系推理的规则是：两前提中必须有一个共同的中项，并且中项至少要周延一次；前提中不周延的项，在结论中也不得周延；前提中的直言命题必须是肯定命题；前提和结论中关系命题的质必须相同；如果前提中的关系不是对称的，那么，前提中的关系的前（后）项必须是结论中的关系的前（后）项。

第二节　基于证据理论的决策分析方法

一、相关概念

（一）证据

证据（evidence）是指能够证明某事物的真实性的有关事实或材料，可以分为直接证据和间接证据。

（二）信息融合

信息融合（information fusion）起源于数据融合（data fusion）。

数据融合指组合来自（同类或不同类）多种数据采集设备的探测数据和相关信息，以获得单一数据采集设备无法得到的更明确的结论或质量高于任何单一数据采集设备的信息。

与数据融合相比，信息融合融入了更多的信息源，信息处理范围从结构化、单一模态发展到非结构化、多模态，研究内容从目标定位及识别与跟踪跨入态势/影响估计等高级感知领域，应用领域从战场预警扩展到整个作战过程和医疗诊断、环境监测、状态维护以及机器人等民用领域。

二、信息融合处理中数据或信息的特性

（一）不确定性

信息的不确定性有多种不同的含义，通常可以从两个方面来理解：一是客观事物状态变化或事件发生具有随机性；二是观察者对客观事物的判断没有绝对的把握。

信息的获取一般由信息采集者或信息采集设备获得。信息采集者或信息采集设备所处环境的不确定性会导致所获取的信息时常带有噪声，因此，多源信息具有不确定性的特点。

（二）不精确性

信息的不精确性主要是由于描述事物的数据不是一个单值，而是一个区间或者集合，主要表现为数据的模糊性和多义性。不同的信息采集者对同一对象的描述可能不会完全相同，使用信息采集设备测量同一个对象有时也会得到不同的解释。

（三）不完整性

信息的不完整性是指所获得信息的不充分性。在多传感器信息融合系统中，信息的不完整性导致各传感器的信息之间可能出现冲突。

（四）不一致性

信息的不一致性表现为数据的冲突性和异常性。多源信息可能会对同一目标做出相互矛盾的解释，表现为在多传感器信息融合系统中，多传感器数据往往会对观察环境做出不一致的解读。

（五）关联性

信息的关联性是指多组数据可能在时间或空间上存在关联。数据关联问题普遍存在，需要解决单传感器时间域上的关联问题，以及多传感器空间域的关联问题，从而确定来自同一目标的数据信息。

三、D-S 理论和组合规则方法

（一）D-S 理论的提出

D-S 理论，即 Dempster-Shafer 理论（Dempster-Shafer theory，DST）、Dempster-Shafer 证据理论（Dempster-Shafer evidence theory），又称信任函数理论（the theory of belief functions），是美国哈佛大学数学家邓普斯特（A. P. Dempster）于 1967 年首先提出、由他的学生谢弗（G. Shafer）于 1976 年进一步发展起来的一种不精确推理理论。

谢弗在 D-S 理论中引入信任函数概念，形成了一套"证据"和"组合"来处理不确定性推理的数学方法，即 Dempster 合成规则。这是 D-S 理论的核心。依据该规则可以实现多个主体的融合。主体可以是不同的人的预测、不同的传感器的数据、不同的分类器的输出结果等。

在 D-S 理论中，有两种不确定性：不一致性（discord）和非特定性（non-specificity）。这两者会产生含糊性（ambiguity）。基于这两种不确定性，分别提出了各种测度，也提出了能同时囊括这两类不确定性的测度。针对不一致性的测度方法包括不一致性测度、冲突测度等；针对非特定性的测度方法包括杜博伊（Didier Duboi）和普拉德（Henri Prade）的理论、雅格（Ronald R. Yager）的理论、科尔纳（R. Korner）的理论等。最具代表性的总不确定性测度是聚合测度（aggregated measure，AU）和歧义测度（ambiguity measure，AM）[②]。

[②]　Yi Yang，Deqiang Han. A new distance-based total uncertainty measure in the theory of belief functions [J]. Knowledge-Based Systems. 2016，94（15）：114-123. https://doi.org/10.1016/j.knosys.2015.11.014.

（二）D-S 理论的主要内容

1. 概念

（1）识别框架：在 D-S 证据理论中，由互不相容的基本命题组成的完备集合称为识别框架（或称辨识框架），表示对某一问题的所有可能答案，但其中只有一个答案是正确的。设 Θ 是一个识别框架，或称假设空间。

若 $\Theta = \{\theta_1, \theta_2, \cdots, \theta_n\}$ 是由 n 个两两互斥元素组成的有限的完备集合，则称其为识别框架（frame of discernment）。

Θ 的幂集 2^Θ 所构成的 2^n 个元素的集合为：

$$2^\Theta = \{\varnothing, \theta_1, \theta_2, \cdots, \theta_n, \theta_1 \cup \theta_2, \theta_1 \cup \theta_2 \cup \theta_3, \cdots, \Theta\}$$

（2）基本概率指派：识别框架的子集称为命题 A，$\forall A \subseteq \Theta$。若函数 $m: 2^\Theta \to [0, 1]$ 满足以下两个条件：

$$m(\varnothing) = 0$$

和

$$\sum_{A \subseteq \Theta} m(A) = 1$$

则称 m 为基本概率指派（basic probability assign，BPA），也称 m 函数、mass 函数，$m(A)$ 为基本概率数，被视为准确分配给 A 的信度。

（3）焦元：设 A 为识别框架 Θ 的任意一个子集，若 $m(A)>0$，则称 A 为 Θ 上的基本概率指派 m 的焦元（focal element）。所有焦元的集合构成该基本概率指派的核（core）。

（4）信任函数：设 m 为识别框架 Θ 上的 BPA 函数，若 $Bel: 2^\Theta \to [0, 1]$ 满足

$$Bel(A) = \sum_{B \subseteq A} m(B)$$

则称信任函数（belief function）$Bel(A)$ 是对命题 A 的信任度量（belief measure）。对于单元素命题 A，有 $Bel(A) = m(A)$，且信任函数满足 $Bel(\varnothing) = 0$，$Bel(\Theta) = 1$。

（5）似真函数：设 m 为识别框架 Θ 上的 BPA 函数，若 $Pl: 2^\Theta \to [0, 1]$ 满足且对所有的 $A \in 2^\Theta$ 有

$$Pl(A) = 1 - Bel(\bar{A}) = \sum_{B \cap A \neq \varnothing} m(B)$$

则称 Pl 为 Θ 上的似真度量（plausible measure），似真函数（plausibility function）$Pl(A)$ 表示不反对命题 A 的程度。

似真函数的含义：$Bel(A)$ 表示对 A 为真的信任程度，$Bel(\bar{A})$ 表示对 A 为假的信任程度，因此 $Pl(A)$ 表示 A 为非假的信任程度。

（6）信度区间：设 $Bel(A)$ 和 $Pl(A)$ 分别表示 A 的信任度和似真度，称 $[Bel(A), Pl(A)]$ 为 A 的信任区间（belief interval）。信度区间刻画了对 A 持信任程度的上限和下限，在一定程度上表示命题 A 的不确定程度（uncertainty），即 $Pl(A) - Bel(A)$。$[0, Bel(A)]$ 表示命题 A 支持区间，$[0, Pl(A)]$ 表示命题 A 的拟信区间（不怀疑区间），$[Pl(A), 1]$ 表示命题 A 的拒绝区间。

（7）众信度函数：设 m 为识别框架 Θ 上的 BPA 函数，则当函数 $Q: 2^\Theta \to [0, 1]$ 满足：

$$Q(A) = \sum_{A \subseteq B} m(B)$$

则称 Q 为识别框架 Θ 上的众信度函数，$Q(A)$ 反映了分配到命题 A 及其超集合命题的总信任度。

2. Dempster 组合规则

(1) 定义：为了组合来自多个独立信息源的信息，D-S 理论提供了 Dempster 组合规则（Dempster's combination rule），用以实现多个证据的融合，它的本质是证据的正交和。

设 m_1 和 m_2 为两组 BPA，对应的焦元分别为 A_1，A_2，…，A_i 和 B_1，B_2，…，B_j。用 m 表示 m_1 和 m_2 组合后的新证据，则 Dempster 组合规则表示如下：

$$\begin{cases} m(\varnothing) = 0 \\ m(A) = \dfrac{1}{1-k} \displaystyle\sum_{A_i \cap B_j = A} m_1(A_i)\, m_2(B_j) \end{cases}$$

其中，

$$k = \sum_{A_i \cap B_j = \varnothing} m_1(A_i)\, m_2(B_j)$$

称为冲突（conflict）系数，用于衡量证据焦元间的冲突程度，k 越大，则冲突越大。当 $k=1$ 时，组合规则无法使用。注意，Dempster 组合规则仅能用于独立证据的组合，若待融合的证据之间存在相关性，采用 Dempster 组合规则进行融合则会导致过度融合。

(2) 基本数学性质：Dempster 组合规则的基本数学性质包括：交换律、结合律、鲁棒性、聚焦性和同一性。

Dempster 组合规则满足交换律：$m_1 \oplus m_2 = m_2 \oplus m_1$。其中 $\oplus$ 代表正交和，即 Dempster 的组合规则。

Dempster 组合规则满足结合律：$(m_1 \oplus m_2) \oplus m_3 = m_1 \oplus (m_2 \oplus m_3)$。

系统的鲁棒性（Robustness）指的是当输入发生小变化时，其输出将不发生质的变化或能保持输出在允许的（稳定）范围之内变化。Dempster 组合规则适用于无冲突或低冲突情况下的组合证据，BPA 函数的微小变化对融合结果的影响甚小，它能够有效增加命题的置信度，具有良好的鲁棒性；而在冲突过大时，鲁棒性会大大减弱。

聚焦性是指多条证据融合后，具有较大支持度的焦元信度分配值增加，整体融合结果会朝着该焦元进行收敛。

同一性是指存在幺元 m_s，使得 $m_1 \oplus m_s = m_1$。在实际的决策中，幺元的含义可被解释为某些决策者弃权时不会影响最终结果。

3. D-S 理论融合框架和基本步骤

(1) 融合框架：D-S 理论融合框架主要分为三个部分：证据的表示、证据的组合、证据决策模型。

(2) 融合的基本步骤：基于 D-S 理论的多源信息融合基本步骤是：

首先，针对特定的信息融合任务，将每个信息源收集到的信息通过某种方法转换成 BPA 或证据。这里的证据所表达的信息是宽泛的，可以是定量的数据，也可以是定性的经验或知识等。

其次，得到了对应的 BPA 后，利用 Dempster 组合规则或者其他改进的融合方法对所生成的多个 BPA 进行融合，得到融合后的 BPA。

最后，基于融合结果采用某种决策规则进行决策，从而得到最终的结果。

4. 证据冲突的处理

(1) 证据冲突的原因和影响：多元信息融合过程中，难免各方证据冲突。证据冲突产生的原因有：主观判断存在误差；传感器本身的可靠性不同；与信息源的信息量有关；识别框架不完整。

证据冲突造成的影响，一是产生不合理、与直觉相悖的融合结果；二是虽然融合后的结果合理，但并不利于决策。

(2) 证据冲突的两个层面：证据冲突的表现可以划分为焦元层面和信度层面两个层面。

证据冲突一方面是由于焦元的冲突造成的，另一方面来源于证据间的信度分配的不一致性。其中，最典型的情况就是证据体内相同焦元的信度分配并不相同。焦元的不同反映的是问题定性上的分歧，而信度层面则是定量上的差异，这两个方面时常交织在一起。

因此，要合理地度量证据之间的冲突，既需要研究焦元之间的非一致性，包括互斥性和非包容性，还要考虑信度的不一致带来的证据冲突。

冲突主要指双方存在意见的对立、分歧或不一致，并带有一定消极的、相互否定的作用。

一条证据表达的最直观的信息就是"是什么"和"有多少"，而证据中信度分配大于零的所有命题（即焦元）回答了"是什么"的问题；而各焦元所承载的信度大小即表示的是"有多少"的问题。因此，影响证据之间非一致性的因素有两个：一个是焦元的不同，另一个是信度的差异，这两个因素常常共同出现导致证据冲突。

(3) 冲突度量的方式：经典的证据理论以冲突系数 k 来反映证据之间的冲突程度。然而，研究表明[29][30]，传统的 k 并不能有效地度量证据之间的冲突程度。

基于证据关联系数的冲突度量通过充分度量证据焦元之间的互斥性和相容性中的非包含程度来研究证据之间的相似程度。证据间的冲突越大，则证据之间的关联性越小；反之，冲突越小，证据的关联性越大。因此，可以利用证据关联系数间接度量证据冲突大小。

变信度是指保持证据的焦元不变，而焦元的信度按照一定的规律发生递增或递减的变化；与之类似，变焦元指保持信度不变而让某个或者某些焦元按照一定的规律发生变化。

(4) 冲突证据的融合方法：有两种冲突证据的融合方法。

一种方法是修改 Dempster 组合规则，即通过一种修正组合规则来融合证据。新的组合规则能够在证据冲突的情况下得到较为合理的融合结果，而在证据不冲突的情况下与利用 Dempster 组合规则得到的融合结果相近，包括可传递置信模型法、统一信度函数法、基于集合属性的证据重构法和局部冲突的局部分配法。

另一种方法是在不改变证据主要信息的情况下，通过较为合理的方式修改证据，使得修改后的证据能够适用于 Dempster 组合规则，包括加权融合算法和折扣融合算法。

---

[29]　Liu W R. Analyzing the degree of conflict among belief functions [J]. Artificial Intelligengce. 2006，170 (11)：909-924.

[30]　宋亚飞，王晓丹，雷蕾，薛爱军. 基于相关系数的证据冲突度量方法 [J]. 通信学报. 2014，35 (5)：95-100.

（三）D-S 理论的优点

D-S 理论将概率论中的基本事件空间拓展成基本事件的幂集空间，并在其上建立了基本概率指派函数，其本质是对概率论的一种推广。

与传统概率论相比，D-S 理论不仅能够有效表达随机不确定性，更能表达不完全信息以及主观不确定性信息。此外，D-S 理论针对信息融合还提供了有利的 Dempster 组合规则，该规则满足交换律和结合律等优良特性，可以在不具备先验信息的情况下实现证据间的融合，融合后可以有效降低系统的不确定性。这些优点使 D-S 理论在信息融合的理论研究以及工程实践上都受到广泛关注。

D-S 理论满足比贝叶斯概率论更弱的条件；能够强调事物的客观性，还能强调人类对事物估计的主观性；可以综合不同专家或数据源的知识和数据；具有处理不确定信息的能力，可用来处理由不知道而引起的不精确性，而且不必事先给出知识的先验概率。对不确定性信息的描述采用"区间估计"，而非"点估计"，在区分不知道和不确定方面以及精确反映证据收集方面显示出很大的灵活性。

当概率值已知时，D-S 理论就变成了概率论，所以 D-S 理论有时也被称为广义概率论。

D-S 理论不但允许人们将信度赋予假设空间的单个元素，而且还能赋予它的子集。这与人类在各级抽象层次上的证据收集过程非常相似。

由于在 D-S 理论中需要的先验数据比概率推理理论中的更为直观、更容易获得，再加上 Dempster 组合规则可以综合不同专家或数据源的知识或数据，这使得 D-S 理论在医学诊断、目标识别、军事指挥等许多领域中得到了广泛应用。

（四）D-S 理论的局限性

尽管利用 D-S 理论处理不确定信息有着独特的优点，但仍存在不少问题，主要有以下四个方面。其一，组合条件苛刻，要求证据之间相互独立；其二，现有的证据组合规则无法处理冲突证据，且无法分辨证据所在子集的大小；其三，证据理论会引起焦元"爆炸"，焦元以指数形式递增；其四，基本概率赋值获取困难，如何根据实际情况构造基本概率赋值函数，是实际应用中的一个难题。

事实上，Dempster 组合规则体现出许多的优点，主要是在证据冲突较小的情况下。但是，在证据之间存在高冲突的情况下，Dempster 组合规则就会表现出以下缺陷：一是如果将 100％的信任分配给可能性小的命题，可能会产生与直觉或常理相悖的结果，如"Zadeh 悖论"；二是缺乏鲁棒性，证据对命题具有一票否决权；三是对基本信度分配很敏感。

在实际的数据处理中，证据冲突的情况经常遇到，所以要设法避免冲突证据组合产生的错误，否则会产生错误结论。

（五）D-S 理论的改进和发展

针对 D-S 理论的局限性，许多学者采用多种方法和技术不断进行改进和完善。

关于如何减少冲突对组合规则造成的影响，比较一致的看法是，使用"距离"衡量证据的相似度以缓解冲突；划分子集区别对待；采用优先级/加权组合思想和增加的可调节能力使融合结果更具有灵活性，便于融入人类经验。

证据推理（evidential reasoning，ER）算法在置信评价框架和 D-S 理论的基础上逐渐发展起来。

美国学者、专家系统 MYCIN 的主要研发者之一肖特里菲（Edward H. Shortliffe）教授对证据理论的模型解释和算法进行了研究。法国人工智能专家杜博伊和普拉德指出证据理论中的信任函数是一种模糊测度，以集合论的观点研究证据的并、交、补和包含问题。波兰数学家、粗糙集理论的创始人兹齐斯拉夫·帕夫拉克（Zdzisław Pawlak，1926—2006年）认为粗糙集理论使得无限框架上的证据处理向有限框架上的证据处理的近似转化成为可能。

D-S 理论的最新发展和应用的方向有：基于规则的证据推理模型及其规则库的离线和在线更新决策模型，证据理论与支持向量机的结合，证据理论与粗糙集理论的结合，证据理论与模糊集理论的结合，证据理论与神经网络的结合，基于数据的马尔可夫与狄利克雷（Dirichlet）混合方法实现对证据理论质函数的赋值。

四、基于确认性理论的可信度方法

（一）简介

可信度方法是由肖特里菲等在开发细菌感染疾病诊断专家系统（MYCIN system）时，基于确认性理论（confirmation theory）提出的一种不精确推理方法，并于 1976 年首次使用。MYCIN 的取名来自多种治疗药物的公共后缀，如克林霉素（clindamycin）、红霉素（erythromycin）、卡那霉素（kanamycin）等。

可信度方法采用可信度因子 CF（confirmation factor）作为不确认性的测度，通过对 $CF(H|E)$ 的计算，探讨证据 E 对假设 H 的定量支持程度，$CF(H|E)+CF(\neg H|E)=0$。因此，该方法也称 C-F 模型。

可信度方法的原则是，用接近统计理论的近似方法；用专家经验估计代替统计数据；尽量减少经验估计；适用于证据增量式增加的情况；数据的轻微扰动不影响最终的推理结论。

通常，$p(H|E)\neq p(H|S)\times p(S|E)$，其中 S 是基于证据 E 的某些中间假设。但在推理链条中的两条规则的 CF 却是作为独立概率计算的：$CF(H,E)=MB(H,E)-MD(H,E)$。

可信度是据经验对一个事物或现象的相信程度。在 C-F 模型中，可信度最初定义为信任与不信任的差，即 $CF(H,E)=MB(H,E)-MD(H,E)$。

其中，$CF(H,E)$ 为由证据 E 得到假设 H 的可信度（也称为确认性因子），取值范围为 $[-1,1]$。$CF=1$ 表示证据使结论为真，$CF=0$ 表示证据和结论无关系，$CF>0$ 表示证据增加了结论为真的可能，$CF<0$ 表示证据减少了结论为真的可能，$CF=-1$ 表示证据使结论为假。MB（measure belief）称为信任增长度，它表示因为与前提条件 E 匹配的证据的出现，使结论 H 为真的信任的增长程度；MD（measure disbelief）称为不信任增长度，它表示因为与前提条件 E 匹配的证据的出现，对结论 H 的不信任的增长程度。

在 C-F 模型中，规则用产生式规则表示：

$$\text{If } E \text{ then } H(CF(H,E))$$

其中，E 是规则的前提条件，H 是规则的结论；$CF(H, E)$ 是规则的可信度，也称为规则强度或知识强度，它描述的是知识的静态强度。这里前提和结论都可以是由复合命题组成。

证据可信度的来源有以下两种情况：如果是初始证据，其可信度是由提供证据的用户给出的；如果是先前推出的中间结论又作为当前推理的证据，则其可信度是原来在推出该结论时由不确定性的更新算法计算得到的。

$CF(E)$ 所描述的是证据的动态强度。尽管它和知识的静态强度在表示方法上类似，但二者的含义却完全不同。知识的静态强度 $CF(H, E)$ 表示的是规则的强度，即当 E 所对应的证据为真时对 H 的影响程度，而动态强度 $CF(E)$ 表示的是证据 E 当前的不确定性程度。

（二）不精确推理模型的组成

1. 证据是单个条件

当规则 If E Then $H(X)$ 被使用时，结论 H 的可信度 $CF(H)$ 不仅取决于规则的可信度 $CF(H, E)$，也取决于证据 E 的可信度 $CF(E)$：

$$CF(H) = CF(H, E) \times \max(0, CF(E))。$$

2. 证据是多个条件的逻辑组合

（1）证据是与连接：当组合证据是多个单一证据的合取时，逻辑组合后的可信度为：

$$CF(E) = CF(E_1 \text{ and } E_2 \text{ and } \cdots \text{ and } E_n) = \min((CF(E_1), CF(E_2), \cdots, CF(E_n))$$

（2）证据是或连接：当组合证据是多个单一证据的析取时，逻辑组合后的可信度为：

$$CF(E) = CF(E_1 \text{ or } E_2 \text{ or } \cdots \text{ or } E_n) = \max((CF(E_1), CF(E_2), \cdots, CF(E_n))$$

3. 两条规则具有相同结论

设有如下两条规则：

$$\text{If } E_1 \text{ Then } H(CF(H, E_1))$$
$$\text{If } E_2 \text{ Then } H(CF(H, E_2))$$

先分别计算出两条规则结论的可信度：

$$CF_1(H) = CF(H, E_1) \times \max(0, CF(E_1))$$
$$CF_2(H) = CF(H, E_2) \times \max(0, CF(E_2))$$

然后采用下式计算结论可信度：

$$CF_{12}(H) = \begin{cases} CF_1(H) + CF_2(H) - CF_1(H) \times CF_2(H), & \text{if } CF_1(H) \geqslant 0, CF_2(H) \geqslant 0 \\ CF_1(H) + CF_2(H) + CF_1(H) \times CF_2(H), & \text{if } CF_1(H) < 0, CF_2(H) < 0 \\ CF_1(H) + CF_2(H), & \text{else} \end{cases}$$

（三）CF 计算公式的修正

CF 的原始定义为：$CF = MB - MD$。因为一个反面的证据的影响可以抑制很多正面证据的影响，反之亦然。例如，如果 $MB = 0.999$，$MD = 0.799$，则有 $MC = 0.200$。

因此，MYCIN 中 CF 的定义修改为 $CF = (MB - MD)/(1 - \min(MB, MD))$。

这样可以消弱一个反面证据对多个正面证据的影响。对于上例，

$$CF = (0.999 - 0.799)/(1 - \min(0.999, 0.799)) = 0.995。$$

（四）阈值设置

在 MYCIN 中，一个规则前件的 CF 值必须大于 0.2，这样该规则的前件可以被认为为真并激活该规则。在 C-F 模型中，0.2 这个阈值不是作为一个基本公理，而是作为一个处理方法来减少所激活的仅为弱支持的规则数目。如果没有这个阈值，许多 CF 值很小甚至没有值的规则将被激活。这样就会大大降低系统的效率。

（五）可信度方法的特点

1. 优点

可信度方法具有简洁、直观的优点。通过简单的计算，不确认性就可以在系统中传播，并且计算具有线性的复杂度，推理的近似效果也比较理想。而且，可信度方法也很容易理解，可以将信任和不信任清楚地区分开来。

2. 不足之处

采用可信度方法，CF 值可能与条件概率得出的值相反。例如：

$$p(H_1)=0.8, \quad p(H_2)=0.2, \quad p(H_1|E)=0.9, \quad p(H_2|E)=0.8,$$

则 $CF(H_1, E)=0.5$，$CF(H_2, E)=0.75$。

通常，$p(H|E) \neq p(H|S) \times p(S|E)$，其中 S 是基于证据 E 的某些中间假设。但在推理链中的两条规则的 CF 却是独立概率计算的：$CF(H, E)=CF(H, S) \times CF(S, E)$。

可信度方法适用于不精确推理链较短、推理顺序不易改变、且假设简单的情况。如果该方法应用于不具备短推理链、简单假设的领域，则可能会出问题。

由于可能导致计算的累计误差，如果多个规则逻辑等价于一个规则，那么采用一个规则和多个规则计算的 CF 值可能就不同。

另外，组合规则使用的顺序不同，可能得出不同的结果。

五、循证医学分析方法

（一）循证医学的主要内容

循证医学（evidence-based medicine，EBM），是以证据为基础的医学，又称为实证医学，或证据医学。循证医学的核心思想是，在包括患者诊疗、治疗指南和医疗政策的制定等在内的医学决策中，要将临床证据、个人经验与患者的实际状况和意愿三者相结合，应该在现有的、最好的临床研究依据基础上做出最佳的决策。循证医学的目标是认识与预防疾病、提高诊断水平、制订正确合理的治疗方案、改善生存质量、促进卫生管理及决策科学化。

英国临床流行病学专家、循证医学创始人之一戴维·萨克特（David Sackett）教授在 2000 年新版《怎样实践和讲授循证医学（Evidence-Based Medicine：How to Practice and Teach EBM）》（by David L. Sackett，sharon E. Straus MD Dr.，W. Scott Richardson MD Dr.，William Rosenbery，R. Brian Haynes MD Dr. 2nd Edition，2000. Publisher：Churchill Livingstone）中，再次将循证医学定义为"慎重、准确和明智地应用当前所能获得的最佳研究证据，同时结合医生的个人专业技能和多年临床经验，考虑患者的价值和愿望，将三者完美地结合制订出病人的治疗措施"。最佳研究证据的含义是，研究过程真实可靠、研究结果具有重要意义、研究结果适用于实际情况。

循证医学不同于传统医学。传统医学是以经验医学为主，即根据非实验性的临床经验、临床资料和对疾病基础知识的理解来诊治患者。循证医学并非要取代临床技能、临床经验、临床资料和医学专业知识，它只是更加强调任何医疗决策应建立在最佳科学研究证据的基础上。

（二）循证医学的证据

1. 定义

循证医学中的证据主要是指临床人体研究的证据，包括病因、诊断、预防、治疗、康复和预后等方面的研究。

2. 来源

循证医学的证据主要来源于真实世界证据（real world evidence，RWE）、原始临床研究证据和二次临床研究证据。

原始临床研究证据包括随机对照临床试验（randomized controlled trial，RCT）、非随机同期对照研究（concurrent control trial，CCT）、交叉试验、病例-对照研究、前后对照研究、队列研究、横断面研究、叙述性研究等。

二次临床研究证据包括系统性评价（systematic review，SR）或荟萃分析、临床实践指南、临床决策分析、临床证据手册、卫生技术评估、卫生经济学研究等。

3. 质量和推荐强度等级

循证医学证据质量先后经历了"老五级""新五级""新九级"和"GRADE"四个阶段。前三者关注设计质量，对过程质量监控和转化的需求重视不够；而"GRADE"关注转化质量，从证据分级出发，整合了分类、分级和转化标准，代表了当前对研究证据进行分类分级的国际最高水平，意义重大且影响深远。

卫生系统中证据推荐分级的评估、制订与评价（the grading of recommendations assessment，development and evaluation，GRADE）[③] 系统是当前证据质量和推荐强度分级的国际标准之一，由 GRADE 工作组于 2004 年正式推出，适用于临床实践指南、系统评价和卫生技术评估，最主要的应用领域是临床实践指南。GRADE 清楚地呈现纳入证据的质量并明确给出推荐意见分级的指南，不仅方法学质量更高，而且更有利于指南传播和应用。

GRADE 为系统评价和指南提供了一个证据质量评价的体系，同时为指南中的推荐强度评级提供了一种系统方法。需要注意的是，指南制订过程中形成推荐时，质量分级反映的是对效应估计值足以支持某决策或推荐的把握程度，这与系统评价中的证据质量分级反映的是对效应估计值正确的把握程度定义有所不同。GRADE 系统将证据质量分为"高、中、低和极低"四个等级（表 6-2），将推荐强度分为"强推荐和弱推荐"两个等级（表 6-3），并提供了用以描述的符号、字母或数字。

---

③　Howard Balshem，Mark Helfanda，Holger J. Schunemann，Andrew D. Oxman，Regina Kunz，Jan Brozek，Gunn E. Vist，Yngve Falck-Ytter，Joerg Meerpohl，Susan Norris，Gordon H. Guyatt，代表 GRADE 工作组. GRADE 指南：证据质量分级 [J]. 中国循证医学杂志，2011，11（4）：451-455.

表 6-2 循证医学证据质量 GRADE 等级和含义

质量等级	当前定义	早期定义
高	我们非常确信真实的效应值接近效应估计值	进一步研究非常不可能改变我们对效应估计值的确信程度
中	对效应估计值我们有中等程度的信心：真实值有可能接近估计值，但仍存在二者大不相同的可能性	进一步研究有可能对我们对效应估计值的确信程度造成重要影响，且可能改变该估计值
低	我们对效应估计值的确信程度有限：真实值可能与估计值大不相同	进一步研究很有可能对我们对效应估计值的确信程度造成重要影响，且很可能改变该估计值
极低	我们对效应估计值几乎没有信心：真实值很可能与估计值大不相同	任何效应估计值都是非常不确定的

表 6-3 循证医学证据 GRADE 推荐强度等级

推荐强度等级	定义
强	明确显示干预措施利大于弊或弊大于利
弱	利弊不确定或无论质量高低的证据均不显示利弊相当

GRADE 确定了 5 类因素——偏倚风险、不精确、不一致、间接性及发表偏倚，因为它们几乎涉及了影响证据质量的所有问题。

证据整体质量的最终评价是一种连续性的把握度，包括对有效性、精确性、一致性和结果适用性的把握度。从根本上讲，评估证据质量是一个主观的过程，GRADE 不应被视为下述几种情况：不需要作判断，或使判断的重要性变得最小，或暗示质量能够被客观地确定。

无论是对证据质量还是对推荐强度，应用 GRADE 不能保证评估的一致性。有这样的情况，即合格的评价员间对证据的解释存在不同意见，而这种分歧是坦率而合理的。此时，GRADE 的优点在于，它提供了一种框架以指导参与者经历该评估的各个关键环节，同时提供一种分析与沟通的方法以鼓励对相关判断做出透明而明确的解释。

（三）循证医学的实施条件和步骤

循证医学的实施需要的条件包括最佳的科研证据、高素质的临床医生、临床流行病学的基础和现代的医疗措施。

循证医学指导临床实践的 5A 路径[②]，包括：评估患者（access）、提出临床问题（ask）、收集有价值的证据（acquire）、评阅证据（appraise）、应用于患者（apply）。

---

② 陈灏珠，金雪娟. 循证医学与心血管病临床实践 [J]. 中国循证心血管医学杂志，2008，1（1）：1-5.

第三节 案例分析和软件实现

一、医生诊断高冲突证据融合

（一）问题描述

请利用 D-S 理论，对冲突程度极高的医生诊断证据进行融合，分析 Dempster 组合规则在融合高度冲突证据时可能存在的"Zadeh 悖论"问题。

（二）数据说明

参见 DSE（dempster-shafer engine）软件中的实例（表 6-4）：limits. dst（作者：Adrian O' Neill）。软件下载地址：http://www. softpedia. com/get/Sciemce-CAD/Dempster-Shafer-Engine. shtm。

表 6-4　医生诊断高冲突证据融合

证据名称	概率	信任度	众信度	怀疑度	似真函数	假设列表
医生 S						
脑膜炎	0.99	0.99	0.99	0.01	0.99	脑膜炎
脑肿瘤	0.01	0.01	0.01	0.99	0.01	脑肿瘤
总概率：1.00						
医生 L						
脑震荡	0.99	0.99	0.99	0.01	0.99	脑震荡
脑肿瘤	0.01	0.01	0.01	0.99	0.01	脑肿瘤
总概率：1.00						
证据合成						
脑肿瘤	1	1	1	0	1	脑肿瘤
冲突权重：4.00						

（三）R 软件包安装

♯ 使用 R 基础包即可，无须调用其他包.

（四）R 软件代码

```
1  data <- data.frame(Diag = c('M', 'C', 'T'), m1 = c(0.99, 0, 0.01), m2 = c(0, 0.99,
   0.01))
2
3  k <- 1- (data$m1[1] * data$m2[1] + data$m1[2] * data$m2[2] + data$m1[3] * data$m2[3])
4  k
5  coeff <- 1 - k
6
```

```
7    mass_M <- (1/coeff) * (data$m1[1] * data$m2[1])
8    mass_C <- (1/coeff) * (data$m1[2] * data$m2[2])
9    mass_T <- (1/coeff) * (data$m1[3] * data$m2[3])
10
11   m12 <- c(mass_M, mass_C, mass_T)
12   m12
13
14   Bel_M <- m12[1]
15   Bel_M
16   Bel_C <- m12[2]
17   Bel_C
18   Bel_T <- m12[3]
19   Bel_T
20   Pl_M <- m12[1]
21   Pl_M
22   Pl_C <- m12[2]
23   Pl_C
24   Pl_T <- m12[3]
25   Pl_T
26
27   data <- data.frame(Diag = c('M', 'C', 'T', 'M_C_T'), m1 = c(0.98, 0, 0.01, 0.01),
     m2 = c(0, 0.98, 0.01, 0.01))
28
29   k <- data$m1[1] * data$m2[2] + data$m1[1] * data$m2[3] + data$m1[3] * data$m2[2]
30   k
31   coeff <- 1 - k
32
33   mass_M <- (1/coeff) * ((data$m1[1] * data$m2[1] + data$m1[4] * data$m2[1] + data$m1[1]
     * data$m2[4]))
34   mass_C <- (1/coeff) * (data$m1[2] * data$m2[2] + data$m1[4] * data$m2[2] + data$m1[2]
     * data$m2[4])
35   mass_T <- (1/coeff) * (data$m1[3] * data$m2[3] + data$m1[4] * data$m2[3] + data$m1[3]
     * data$m2[4])
36   mass_M_C_T <- (1/coeff) * (data$m1[4] * data$m2[4])
37
38   m12 <- c(mass_M, mass_C, mass_T, mass_M_C_T)
39   m12
40
41   Bel_all <- sum(m12)
42
43   Bel_M <- m12[1]
44   Bel_M
45   Bel_C <- m12[2]
46   Bel_C
47   Bel_T <- m12[3]
48   Bel_T
49
50   Pl_M <- m12[1] + m12[4]
51   Pl_M
52   Pl_C <- m12[2] + m12[4]
53   Pl_C
54   Pl_T <- m12[3] + m12[4]
55   Pl_T
```

二、医生诊断低冲突证据融合

（一）问题描述

请利用 D-S 理论，对冲突程度较低的医生诊断证据进行融合，计算证据合成之后各个假设的 mass 函数、信度函数和似真函数。

（二）数据说明

参见 DSE（dempster-shafer engine）软件中的实例（表 6-5）：tutorial. dst（作者：Adrian O' Neill）。软件下载地址：http://www. softpedia. com/get/Science-CAD/Dempster-Shafer-Engine. shtml。

表 6-5　医生诊断低冲突证据融合

证据名称	概率	信任度	众信度	怀疑度	似真函数	假设列表
医生 A						
咳嗽	0.6	0.6	0.6	0.4	0.6	流感
疱疹	0.4	0.4	0.4	0.6	0.4	麻疹；腮腺炎
总概率：1.000						
医生 B						
发热	0.7	0.7	0.7	0	1	流感；腮腺炎
疱疹	0.3	0.3	0.3	0	1	麻疹；腮腺炎
总概率：1.000						
证据合成						
咳嗽	0.512	0.512	0.512	0.488	0.512	流感
疱疹	0.146	0.488	0.146	0.512	0.488	麻疹；腮腺炎
＜无证据＞	0.341	0.341	0.488	0.512	0.488	腮腺炎
冲突权重：0.086						

（三）R 软件包安装

♯ 使用 R 基础包即可，无须调用其他包.

（四）R 软件代码

```
1   data <- data.frame(Diag = c('Influenza', 'Measles', 'Mumps', 'Influenza_Mumps',
    'Measles_Mumps'), m1 = c(0.6, 0, 0, 0, 0.4), m2 = c( 0, 0, 0, 0.7, 0.3))
2
3   k <- data$m1[1] * data$m2[5]
4   k
5   coeff <- 1 - k
6
```

```
7    mass_Influenza <- (1/coeff) * (data$m1[1] * data$m2[4])
8    mass_Influenza
9
10   mass_Influenza_Mumps <- (1/coeff) * (data$m1[4] * data$m2[4])
11   mass_Influenza_Mumps
12
13   mass_Measles_Mumps <- (1/coeff) * (data$m1[5] * data$m2[5])
14   mass_Measles_Mumps
15
16   mass_Measles <- 0
17   mass_Measles
18
19   mass_Mumps <- 1 - (mass_Influenza + mass_Measles + mass_Influenza_Mumps +
     mass_Measles_Mumps)
20   mass_Mumps
21
22   mass <- c(mass_Influenza, mass_Measles, mass_Mumps, mass_Influenza_Mumps,
     mass_Measles_Mumps)
23   mass
24
25   Bel_Influenza <- mass_Influenza
26   Bel_Influenza
27
28   Bel_Mumps <- mass_Mumps
29   Bel_Mumps
30
31   Bel_Measles_Mumps <- mass_Measles + mass_Mumps + mass_Measles_Mumps
32   Bel_Measles_Mumps
33
34   Pl_Influenza <- mass_Influenza
35   Pl_Influenza
36
37   Pl_Mumps <- mass_Mumps + mass_Measles_Mumps
38   Pl_Mumps
39
40   Pl_Measles_Mumps <- mass_Measles + mass_Mumps + mass_Measles_Mumps
41   Pl_Measles_Mumps
```

三、疾病诊断可信度计算

（一）问题描述

假定最低阈值为 0.2，请根据推理网络中的推理规则和各节点的可信度，计算 H 综合可信度。

（二）数据说明

参见：修春波. 人工智能原理. 机械工业出版社，2011. 第七章不精确推理。

每个证据的可信度标在叶子节点的下面，节点分叉带有圆弧者为与节点（图 6-1）。

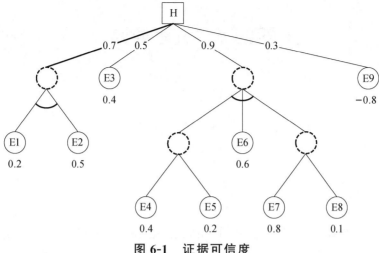

图 6-1 证据可信度

（三）R 软件包安装

♯ 使用 R 基础包即可，无须调用其他包.

（四）R 软件代码

```
1    V_E <- c(0.2, 0.5, 0.4, 0.4, 0.2, 0.6, 0.8, 0.1, -0.8)
2    for (i in 1:9){
       assign(paste("E_", i, sep = ""), V_E[i])
     }
3
4    V_CF <- c(0.7, 0.5, 0.9, 0.3)
5    for (i in 1:4){
       assign(paste("CF_", i, "_H", sep = ""), V_CF[i])
     }
6
7    CF_1 <- CF_1_H * min(E_1, E_2)
8    CF_1
9    CF_2 <- CF_2_H * max(0, E_3)
10   CF_2
11   CF_3 <- CF_3_H * min(max(E_4, E_5), E_6, max(E_7, E_8))
12   CF_3
13   CF_4 <- CF_4_H * max(0, abs(E_9))
14   CF_4
15
16   CF_1 < 0.2
17
18   MB <- CF_2 + CF_3 - CF_2 * CF_3
19   MC <- abs(CF_4)
20
21   CF_H <- MB - MC
22   CF_H
23
24   CF_adj <- CF_H/(1 - min(MB, MC))
25   CF_adj
```

第四节　文献导读

文献一

TI：Case-Based Reasoning for Insulin Bolus Advice.

AU：Pesl P，Herrero P，Reddy M，Oliver N，Johnston DG，Toumazou C，Georgiou P.

SO：J Diabetes Sci Technol. 2017 Jan；11（1）：37-42. doi：10. 1177/1932296816629986. Epub 2016 Jul 9.

简述：胰岛素剂量计算器（insulin bolus calculators）可以用于 1 型糖尿病患者计算胰岛素需要量以优化血糖控制水平，但是缺乏灵活性和个体性。本文介绍了一种基于案例推理（case-based reasoning，CBR）方法开发的用于糖尿病治疗的高级胰岛素剂量计算器（advanced bolus calculator for diabetes，ABC4D），并在其中设置了包括进餐时间、饮酒状况、身体锻炼的参数集可供患者选择。文章作者来自英国伦敦帝国学院生物医学工程生物—仿生技术中心（Centre for Bio-Inspired Technology，Institute of Biomedical Engineering，Imperial College London，UK）、伦敦帝国学院医学部（Division of Medicine，Imperial College London，UK）。

文献二

TI：Ranking the "balance" of state long-term care systems：a comparative exposition of the SMARTER and CaRBS Techniques.

AU：Beynon M，Kitchener M.

SO：Health Care Manag Sci. 2005 May；8（2）：157-66. DOI：10. 1007/s10729-005-0398-2.

简述：将属性集应用于按政策目标进行医疗机构排序是决策和分析中的一项基本任务。本文对"利用秩的简单多属性排序"（simple multiattribute rating technique exploiting ranks，SMARTER）和"分类与排序信任度单纯形"（classification and ranking belief simplex，CaRBS）两种方法在美国各州长期护理系统排名中的应用进行了阐述和比较。CaRBS 方法是基于证据 Dempster-Shafer 理论（DST）建立的。在健康政策分析方面，CaRBS 具有四项引人注目的特征：一是在排序中可以应用 DST 相关的信任度和似然值中的一种；二是对于缺失数据有系统化的处理方法；三是能够产生稳定的排序；四是数据表达的单纯形图方法。文章作者来自英国卡蒂夫大学卡蒂夫商学院（Cardiff Business School，Cardiff University，UK）。

文献三

TI：Toward Efficient Computation of the Dempster-Shafer Belief Theoretic Conditionals.

AU：Wickramarathne TL，Premaratne K，Murthi MN.

SO：IEEE Trans Cybern. 2013 Apr；43（2）：712-24. DOI：10.1109/TSMCB. 2012.2214771.

简述：本文提出的条件核定理（conditional core theorem，CCT）可以在不依赖数值计算的情况下，通过显式地识别条件焦点单元（conditional focal elements），弥补基于Fagin-Halpern（FH）建立的Dempster-Shafer理论条件方法的缺点，减少计算负担。此外，本文在识别那些可能产生给定条件核的条件命题方面得到了明确的结果。这种"逆向"的CCT在更新的知识库对所收到的证据敏感性研究方面具有重要的实际价值。基于CCT，作者还开发了一种有效的条件基本概率指派（conditional masses）算法，不仅提供其计算复杂性的界限，还通过大量模拟对其行为进行了分析。文章作者来自美国圣母大学计算机科学与工程系（Department of Computer Science and Engineering，University of Notre Dame，USA）和美国迈阿密大学电子与计算机工程系（Department of Electrical and Computer Engineering，University of Miami，USA）。

文献四

TI：Assessing Changes in Subjective and Objective Function from Pre- to Post-knee Arthroplasty Using the Cardiff Dempster-Shafer Theory Classifier.

AU：Worsley PR，Whatling G，Barrett D，Holt C，Stokes M，Taylor M.

SO：Comput Methods Biomech Biomed Engin. 2016；19（4）：418-27. doi：10.1080/10255842.2015.1034115. Epub 2015 Apr 22.

简述：本文研究的目的是使用组合分类器技术评估膝关节成形术（knee arthroplasty，KA）前后的主观和客观功能变化。作者采用卡蒂夫（Cardiff）Dempster-Shafer理论（DST）方法，在分类函数中使用一组优化的变量。对于健康个体和KA前患者，分类器的准确度在90％和94％之间。KA后患者的主观功能得到改善，74％被归类为健康，但其客观测量的改善却微乎其微（23％被归类为健康）。文章作者来自英国南安普敦大学（University of Southampton，UK）工程科学学院生物工程科学研究组（Bioengineering Science Research Group，School of Engineering Sciences）、医学系（Faculty of Health Sciences），英国卡蒂夫大学（Cardiff University，UK）卡蒂夫工程学院（Cardiff School of Engineering）、关节炎研究英国生物力学和生物工程中心（Arthritis Research UK Biomechanics and Bioengineering Centre）和澳大利亚弗林德斯大学医疗器械研究所（Medical Device Research Institute，Flinders University，Australia）。

（张豫夫　李　毅　许蓓蓓　黄紫婷　于　娜）

第七章　基于模糊集理论的模糊决策

> 决策的首要规则是，除非有不同的见解，否则就不可能有决策。
>
> The first rule in decision-making is that one does not make a decision unless there is disagreement.
>
> 彼得·德鲁克（Peter F. Drucker）

提要

本章主要讲解模糊决策的基本理论和分析方法。

要求掌握模糊决策理论中的基本概念和案例分析中的 R 软件实现方法。

要求熟悉模糊决策分析常用方法。

要求了解模糊决策研究的起源、经典范式和演变过程。

第一节　模糊决策的基本理论

一、基本概念

（一）模糊决策

不确定决策可以分为两类。一类是决策者能够对所面对的不确定性做出精确估计的决策，称之为风险决策；另一类是决策者不能对决策要素做出精确估计的决策，称之为模糊决策（fuzzy decision/ambiguity decision）。

模糊决策是决策要素具有模糊性的决策，其目标是把决策论域中的方案在模糊环境下进行排序，或者按某些模糊限制条件从决策论域中选择令人满意的方案。

模糊决策是决策研究中一个极具特色的领域。严格地说，现实的决策大多是模糊决策。

（二）模糊性

健康、亚健康和不健康的人之间没有绝对明确的划分。当判断某人是否属于"健康人"的时候，可能没有完全确定的答案，这就是模糊性的一种表现。当一个概念不能用一个分明的集合来表达其外延的时候，便有某些对象在概念的正反两面之间处于亦此亦彼的形态，它们的类属划分便不分明了，呈现出模糊性，所以模糊性也就是概念外延的不分明性、事物对概念归属的亦此亦彼性。

对于模糊性的认识，需要注意以下几点。

首先，人们在认识模糊性时，是允许有主观性的，也就是说每个人对模糊事物的界限不完全一样，承认一定的主观性是认识模糊性的一个特点。例如，让 100 个人说出"年轻人"的年龄范围，有可能得到 100 个不同的答案。尽管如此，当采用模糊统计的方法进行分析时，年轻人的年龄界限分布又具有一定的规律性。

其次，模糊性是精确性的对立面，在处理客观事物时经常要借助于模糊性。例如，在一个有许多人的房间里，找一位"年老的高个子男人"是不难办到的。这里所说的"年老""高个子"都是模糊概念，然而只要将这些模糊概念经过头脑的分析判断，很快就可以在人群中找到此人，查找的效率可能比计算机的查找效率还要高。

最后，模糊性和随机性有根本的区别。随机性是其本身具有明确的含义，只是由于发生的条件不充分，而使得在条件与事件之间不能出现确定的因果关系，从而事件的出现与否表现出一种不确定性，它反映了因果律的破缺。而事物的模糊性是指要处理的事物的概念本身就是模糊的，即一个对象是否符合这个概念难以确定，即由于概念外延模糊而带来的不确定性，它反映的是排中律的破缺。随机性现象可用概率论的数学方法加以处理，模糊性现象则需要运用模糊数学。

（三）模糊概念

概念是思维的基本形式之一，它反映了客观事物的本质特征。人类在认识过程中，把感觉到的事物的共同特点抽象出来加以概括，这就形成了概念。一个概念有它的内涵和外延，内涵是指该概念所反映的事物本质属性的总和，也就是概念的内容。外延是指一个概念所确指的对象的范围。

所谓模糊概念是指，概念的外延具有不确定性，或者说它的外延是不清晰的，是模糊的。例如，"年轻"这个概念的内涵是清楚的，但是它的外延，即什么样的年龄阶段内的人是年轻的，就很难说情楚，因为在"年轻"和"不年轻"之间没有一个确定的边界，这就是一个模糊概念。

（四）模糊集

1. 模糊集

模糊集（fuzzy sets）是用来表达模糊性概念的集合。普通集合是指具有某种属性的对象的全体。即，给定一个论域（universe），记为 U。那么，从 U 到单位区间 $[0, 1]$ 的一个映射 $\mu_A : U \rightarrow [0, 1]$ 称为 U 上的一个模糊集，或 U 的一个模糊子集。

2. 犹豫模糊集、直觉模糊集和直觉犹豫模糊集

作为模糊集的扩展，犹豫模糊集（hesitant fuzzy sets）是指人们对某一事物的描述有一定的犹豫度。这种犹豫度不是用某种分布方式来表示，而用几种可能的值来表示。

3. 模糊集的运算

模糊集的运算常用以下算子：Zadeh 算子、代数算子（概率和、代数积）、有界算子和 Einstein 算子。

（五）隶属函数和隶属度

1. 隶属函数

假设模糊集为 A。映射（函数）$\mu_A(\cdot)$ 称为模糊集 A 的隶属函数（membership function）。隶属函数将普通集合的特征函数值域从 $\{0, 1\}$ 推广到 $[0, 1]$。模糊集与其隶属函数是等价的。

2. 隶属度

对于每个 $x \in U$，$\mu_A(x)$ 称为元素 x 对模糊集 A 的隶属度（membership degree）。

3. 常用的隶属函数表示方式

(1) 解析法：即给出隶属函数的具体表达式。例如：
$$\mu_A(x_1)=1, \ \mu_A(x_2)=0.5, \ \mu_A(x_3)=0.72, \ \mu_A(x_4)=0$$

(2) Zadeh 法：例如：
$$A = \frac{1}{x_1} + \frac{0.5}{x_2} + \frac{0.72}{x_3} + \frac{0}{x_4}$$

其中，分母是论域中的元素，分子是该元素对应的隶属度。若隶属度为 0，该项可以忽略不写。

(3) 序偶法：例如：
$$A = \{(x_1, 1), (x_2, 0.5), (x_3, 0.72), (x_4, 0)\}$$

序偶对的前者是论域中的元素，后者是该元素对应的隶属度。

(4) 向量法：在有限论域的场合，给论域中元素规定一个表达的顺序，便可以将上述序偶法简写为隶属度的向量式，例如：
$$A = (1, 0.5, 0.72, 0)。$$

(5) 积分表示法：当论域 U 为无限集时，
$$A = \int_{x \in U} \frac{\mu_A(x)}{X}$$

这里的积分号不表示积分，也不表示求和，而是表示各个元素与隶属度对应关系的一个总括。这种表示法可以推广到有限、无限、离散、连续等各种情况。

例如，设 $U = [0, 100]$ 表示人的年龄，Y 表示"年轻"模糊集，O 表示"年老"模糊集。

$$Y = \int_{X \in [0,25]} \frac{1}{x} + \int_{X \in [25,100]} \frac{\left[1 + \left(\frac{x-25}{5}\right)^2\right]^{-1}}{x}$$

$$O = \int_{X \in [0,50]} \frac{0}{x} + \int_{X \in [50,100]} \frac{\left[1 + \left(\frac{x-50}{5}\right)^{-2}\right]^{-1}}{x}$$

4. 隶属函数的确定方法

隶属函数的确定方法有：直觉法、例证法、专家经验法、推理法、模糊统计、三分法、二元比对排序法（相对比较法、对比平均法、优先关系定序法和相似优先对比法、λ-截矩阵法、下确界法）、模糊分布法（矩形分布与半矩形分布、梯形分布与半梯形分布、三角形分布、抛物型分布、正态分布、Cauchy 分布、S 型分布、岭形分布）、人工神经网络法等。例如：

对于中心强、两边弱、中间对称的隶属度分布，可用正态分布来逼近，如"中年"。

$$\mu(x)=e^{-\left(\frac{x-a}{b}\right)^2}$$

对于隶属度随某种属性值而增长的情况，可采用单调递增或非减函数，特别是当属性值足够大时隶属度恒为 1 的情况，可采用戒下型函数，如"老年"。

$$\mu(x)=\begin{cases}0,\ x\leq a\\e^{-\left(\frac{x-a}{b}\right)^2},\ 0<a<x<b<1\\1,\ x\geq b\end{cases}$$

对于隶属度随某种属性值而减小的情况，可采用单调递减或非增函数，当属性值足够小时隶属度恒为 1 的情况，可采用戒上型函数，如"童年"。

$$\mu(x)=\begin{cases}1,\ x\leq a\\e^{-\left(\frac{x-a}{b}\right)^2},\ 0<a<x<b<1\\0,\ x\geq b\end{cases}$$

（六）模糊度函数和模糊度

模糊度是一个模糊集 A 的模糊度衡量，它反映了 A 的模糊程度。例如，"年青人"中年青的程度，就是模糊数学中的模糊度。

假设，映射 D：$F(U)\rightarrow[0,1]$ 满足下述 5 条性质：

清晰性：$D(A)=0$ 当且仅当 $A\in P(U)$，$P(U)$ 为 U 的所有子集的集合（经典集的模糊度恒为 0）；

模糊性：$D(A)=1$ 当且仅当 $\forall u\in U$ 有 $A(u)=0.5$（隶属度都为 0.5 的模糊集合最模糊）；

单调性：$\forall u\in U$，若 $A(u)\leq B(u)\leq0.5$，或者 $A(u)\geq B(u)\geq0.5$，则 $D(A)\leq D(B)$；

对称性：$\forall A\in F(U)$，有 $D(A^c)=D(A)$（补集的模糊度相等）；

可加性：$D(A\cup B)+D(A\cap B)=D(A)+D(B)$；

则称 D 是定义在 $F(U)$ 上的模糊度函数，而 $D(A)$ 为模糊集 A 的模糊度。

（七）模糊数

设 A 是实数集 R 上的模糊集，即 $A\in F(R)$。如果 A 是正规（normal）的，即存在 $x\in R$ 有 $A(x)=1$，且对任意 $\lambda\in(0,1]$。$A\lambda$ 是闭区间，则称 A 是一个模糊数。即，以实数集合为全集合，一个具有连续隶属函数的正规的有界凸模糊集合就称为模糊数。例如，"大约 5""10 左右"等具有模糊概念的数值称为模糊数。

若模糊数 A 的支集 $suppA$ 有界，则称 A 为有界模糊数。

区间数是模糊数的特例。

现在的研究允许有非正规（non-normal）模糊数的存在，即条件 1 并非绝对必要。此类的模糊数又可称为一般性模糊数（generalized fuzzy numbers）。

模糊数常被用来表示人类的语义，如：很好、普通等。

模糊数一般可以分为三角模糊数（triangular fuzzy number，TFN）和梯形模糊数（trapezoidal fuzzy number，TrFN）。

三角模糊数表示如下：

设 $A=(s, m, u)$，s 和 u 分别为模糊数的下限和上限，m 为可能性最大的值，则 A 称为三角模糊数。其隶属函数为：

$$\begin{cases} \mu_A(x)=\dfrac{x}{m-s}-\dfrac{s}{m-s}, & x\in[s, m] \\[2mm] \mu_A(x)=\dfrac{x}{m-u}-\dfrac{u}{m-u}, & x\in[m, u] \\[2mm] 0, & else \end{cases}$$

梯形模糊数表示如下：

设 $A=(a, b, c, d)$，$a<b<c<d$，则 A 称为梯形模糊数。其隶属函数为：

$$\begin{cases} \mu_A(x)=\dfrac{x-a}{b-a}, & x\in[a, b] \\[2mm] \mu_A(x)=1, & x\in[b, c] \\[2mm] \mu_A(x)=\dfrac{x-d}{c-d}-\dfrac{u}{m-u}, & x\in[c, d] \\[2mm] 0, & else \end{cases}$$

以下为模糊计算的两个实例。

例 1：设 $U=\{x_1, x_2, x_3, x_4, x_5\}$，$A$ 和 B 是 U 的两个模糊子集，

$$A=\frac{0.2}{x_1}+\frac{0.7}{x_2}+\frac{1}{x_3}+\frac{0.5}{x_5}$$

$$B=\frac{0.5}{x_1}+\frac{0.3}{x_2}+\frac{0.1}{x_4}+\frac{0.7}{x_5}$$

要求计算 A 和 B 的交集、并集和余集。

解：

$$A\cup B=\frac{0.2\vee 0.5}{x_1}+\frac{0.7\vee 0.3}{x_2}+\frac{1\vee 0}{x_3}+\frac{0\vee 0.1}{x_4}+\frac{0.5\vee 0.7}{x_5}=\frac{0.5}{x_1}+\frac{0.7}{x_2}+\frac{1}{x_3}+\frac{0.1}{x_4}+\frac{0.7}{x_5}$$

$$A\cap B=\frac{0.2\wedge 0.5}{x_1}+\frac{0.7\wedge 0.3}{x_2}+\frac{1\wedge 0}{x_3}+\frac{0\wedge 0.1}{x_4}+\frac{0.5\wedge 0.7}{x_5}=\frac{0.2}{x_1}+\frac{0.3}{x_2}+\frac{0}{x_3}+\frac{0}{x_4}+\frac{0.5}{x_5}$$

$$A^C=\frac{0.8}{x_1}+\frac{0.3}{x_2}+\frac{0}{x_3}+\frac{1}{x_4}+\frac{0.5}{x_5}$$

$$B^C=\frac{0.5}{x_1}+\frac{0.7}{x_2}+\frac{1}{x_3}+\frac{0.9}{x_4}+\frac{0.3}{x_5}$$

例 2：设某患者手术需要分两次进行。

第一次手术后要住院 6 到 8 天，其 F 数（模糊数）为：

$$I=\frac{0.8}{6}+\frac{1}{7}+\frac{0.2}{8}$$

第二次手术后要住院 9 到 12 天，其 F 数为：

$$J=\frac{0.3}{9}+\frac{1}{10}+\frac{0.9}{11}+\frac{0.4}{12}$$

问，完成两次手术患者大概要住院多少天？

解：

$$(I+J)=\frac{0.3}{15}+\frac{0.8}{16}+\frac{1}{17}+\frac{0.9}{18}+\frac{0.4}{19}+\frac{0.2}{20}$$

取 $\gamma=0.8$，有

$$(I + J)_{0.8} = I_{0.8} + J_{0.8}$$

可用 $[16, 18] = [6, 7] + [10, 11]$ 的形式表示完成两次手术患者要住院的时间，有 80% 的把握是 16 到 18 天。

（八）模糊概率

模糊概率是指模糊事件发生的概率。在一定条件下进行试验，由于受各种因素的影响，某次试验的结果在试验之前无法确定，且试验结果亦具有模糊性，此类事件称为模糊随机事件。模糊随机事件具有双重的不确定性。

二、模糊决策研究进展

（一）模糊决策的起源

1921 年，英国经济学家凯恩斯（J. M. Keynes）和美国经济学家奈特（F. H. Knight）在不同的场景下对于风险和不确定性都做了相同的辨析，指出可知的不确定性（风险）和不可知的不确定性（真正的不确定性）具有本质的差异。在此之后，研究者常常将"真正"的不确定性称为"knight 不确定性"或"不明确性（ambiguity）"。Knight 不确定性的本质不是"未知"，而是"不可知"。处理未知可以使用贝叶斯方法，而处理不可知则需要完全不同的方法。

（二）模糊决策研究的经典范式和演变

自凯恩斯和奈特对风险和模糊进行区分之后，很多学者都试图在实验中将二者分开，在排除风险的条件下对模糊决策进行研究。但是只有美国学者丹尼尔·埃尔斯伯格（Daniel Ellsberg）于 1961 年提出的"双色问题"以及"三色问题"成为了其中的经典范式。埃尔斯伯格认为"（模糊）是影响到个体对选项相对可能性评价的自信程度的事物属性，其程度依赖于信息的数量、类型、可靠性以及'群体一致性'"。他将受试者同时面对明确概率和模糊概率时会选择前者而不是后者的现象称为"模糊规避"（ambiguity aversion），也称 Ellsberg 悖论。Ellsberg 悖论暗示了在风险和不确定情形下的决策应该有所不同。在医疗健康领域中，一项对住院患者的研究表明，在治疗过程中，无论医生告诉患者多少信息，患者都想额外知道更多与病情有关的信息[33]。研究者认为，患者对自己的手术方案或治疗方案从拒绝做出抉择到转而依赖医生，可能是由于模糊规避造成的。

经过多年的发展，许多学者对经典范式中存在的问题进行了改进，并且不断地从单一研究模糊规避现象扩展到全面的模糊决策问题的研究[34]。在模糊情景方面，有研究表明，获得信息来源的增多并不能消除决策情景的模糊性。多种不同信息有可能同时在"含义"和"权重/数量"这两种维度上存在多种不同的状态，从而导致在对模糊进行评估时增加情景的模糊程度。决策者对信息来源可靠性的评估也会影响对模糊程度的评价。多种信息

---

[33] Strull WM，Lo B，Charles G. Do PatientsWant to Participate in Medical Decision Making [J]. Journal of the American Medical Association. 1984，252，2990-2994.

[34] 杜秀芳，张科. 模糊决策研究进展综述 [J]. 山东理工大学学报（社会科学版）. 2010，26（5）：102-107.

之间的不一致性会大大提高模糊性，而且这种模糊会延长决策层的决策时间，同时使决策者更加关注不同意见中的消极信息或与自身偏好相反的信息。决策者面对模糊情景时，他们之间的信息交流对作出更好的决策也许并无帮助[35]。

美国行为科学家阿莫斯·特沃斯基提出了"能力假设"。该假设认为：当要求在确定概率的随机事件（chance event）和模糊事件之间进行选择时，决策者首先会根据两个选项所属的不同领域，对自己具有的能力水平（即决策者的技能、经验、决策者能够掌握和已经掌握的客观知识的总和）进行评估，进而选择具有较高能力的选项。因此，当能力较高的选项为模糊选项时就出现模糊寻求，否则就出现模糊规避。

随着研究证据的积累，特沃斯基对其理论也进行了发展和补充，提出了"相对无知假设"和模糊来源的概念。"相对无知假设"是指，当面对模糊决策情景时，决策者会将面对的情景与模糊性相对较少的情景进行比较，同时还会将自己在该领域具有的能力水平与其他人的水平加以比较，如果存在模糊性较小的情景或更有能力的个体会表现出模糊规避，反之倾向模糊寻求。与"能力假设"相比，"相对无知假设"增加了决策者与其他相关对象之间的比较。另一方面，特沃斯基在"相对无知假设"中强调："模糊决策不仅依赖于模糊程度，同样也取决于模糊的来源。"这种"模糊来源"一方面是指决策者具有的多个模糊情景所属领域的处置能力；另一方面则指决策者对于不同模糊来源事件的敏感程度。

（三）模糊集合论的提出和发展

19 世纪末，德国数学家格奥尔格·康托尔（Georg Cantor，1845—1918 年）创立了集合论。在 Cantor 集合论中，对于在论域中的任何一个对象（元素），它与集合之间的关系只能是属于或不属于的关系。这种特征函数值取值被限制为 0 和 1 的二值逻辑已成为现代数学的基础。随着科学技术的发展，Cantor 集合论在表示和处理各种模糊性的事物方面已显示出各种不足，只能描述外延清晰的"分明概念"，只能反映"非此即彼"现象，而不能描述外延不分明的"模糊概念"，无法反映"亦此亦彼"现象。而这种模糊性恰恰是普遍存在的。

为克服这一障碍，美国控制论专家扎德（L. A. Zadeh，1921—2017 年）教授于 1965 年提出了"模糊集合论（fuzzy sets）"。在此基础上，现今已形成了模糊数学体系。利用模糊数学理论，可以直接处理模糊现象和模糊关系，并能为决策者和建模人员之间的对话建立良好的基础。1975 年，扎德又提出了区间模糊集理论，即对一个对象（元素）属于某个集合的特征函数不是取值域 [0，1] 中的一个单位，而是取 [0，1] 上的一个子区间。

1983 年，美国学者阿塔纳索夫（K. T. Atanassov）教授提出了直觉模糊集（intuitionistic fuzzy sets，IFS），把只考虑隶属度的扎德经典模糊推广为同时考虑真隶属度、假隶属度和犹豫度这三方面信息的直觉模糊集[36]。

1987 年，波兰学者哥萨尔扎尼（Marian B. Gorzalczany）等提出了区间值模糊集[37]。

○35　Keller, L. Robin, Sarin, Rakesh K, Sounderpandian, Jayavel. An examination of ambiguity aversion: Are two heads better than one？[J]. Judgment and Decision Making. 2007，2 (6)：390-397.

○36　Atanassov K T. Intuitionistic Fuzzy Sets [J]. Fuzzy Sets and Systems. 1986，20 (1)：87-96.

○37　Gorzalczany M B. A method of interence in approximate reasoning based on interval-valued fuzzy sets [J]. Fuzzy Sets and Systems. 1987，21 (1)：1-17.

1993 年，中国台湾学者 W. L. Gau 等提出了含糊 （vague） 集的概念[⑧]。作为扎德模糊集的一个推广，含糊集的思想认为每个元素的隶属都可以分成支持和对立两个方面，也就是由真隶属度和假隶属度构成。它最大的特点和优点是能同时给出支持和反对的证据，因而能更为全面地表达模糊信息。含糊集自提出以来，已被广泛应用于人工智能的各个分支，如机器学习、决策分析、知识获取以及模式匹配等方面。

1994 年，阿塔纳索夫又提出了区间值直觉模糊集概念[⑨]。这与区间值含糊集是等价的。它综合了区间值模糊集和含糊集的优点。

2009 年，西班牙学者维森斯·妥拉 （Vicenç Torra） 和日本学者亚索成川 （Yasuo Narukawa） 提出犹豫模糊集。作为模糊集的扩展，犹豫模糊集 （hesitant fuzzy sets） 采用犹豫模糊元的形式，可以综合表示多人描述同一决策对象时的不同犹豫度，比传统的模糊数考虑得更加全面。

第二节　模糊决策的分析方法

一、模糊综合评判

（一） 模糊综合评判的概念

模糊综合评判 （fuzzy comprehensive evaluation） 是对受多种因素影响的事物进行全面评价的决策方法。因素是对象的各种属性或性能，在不同场合，也称为参数指标或质量指标，它们能综合地反映出对象的质量，因而可以由这些因素来评价对象。在实际应用中，评价的对象往往受到各种不确定性因素的影响，其中模糊性是最主要的。将模糊理论与经典综合评价方法相结合进行综合评判可以使结果尽量客观，从而取得更好的实际效果。

设与被评价事物相关的因素有 n 个，记作 $U=\{u_1, u_2, \cdots, u_n\}$，称之为因素集；又设所有可能出现的评语有 m 个，记作 $V=\{v_1, v_2, \cdots, v_m\}$，称之为评语集。由于各种因素所处地位不同，作用也不一样，考虑用权重 $A=\{a_1, a_2, \cdots, a_n\}$ 来衡量其重要性。人们对 V 中每个评语并非绝对肯定或否定，因此综合评判应该是 V 上的一个模糊子集。

（二） 模糊综合评判的步骤

第一步：确定因素集 $U=\{u_1, u_2, \cdots, u_n\}$；
第二步：确定评判集 $V=\{v_1, v_2, \cdots, v_m\}$；
第三步：进行单因素评判得到 $r_i=(r_{i1}, r_{i2}, \cdots, r_{im})$；
第四步：构造综合评判矩阵：

---

⑧　Gau W L，Buehrer D J. Vague sets [J]. IEEE Transactions on Systems，Man Cybernetic. 1993，23 （2）：610-614.

⑨　Atanassov K. T. Operators over interval valued intuitionistic fuzzy sets [J]. Fuzzy Sets and Systems. 1994，（64）：159-174.

$$R=\begin{pmatrix} r_{11} & r_{12} & \cdots & r_{1m} \\ r_{21} & r_{22} & \cdots & r_{2m} \\ \vdots & \vdots & \vdots & \vdots \\ r_{n1} & r_{n2} & \cdots & r_{nm} \end{pmatrix}$$

第五步：综合评判：对于权重 $A=\{a_1,a_2,\cdots,a_n\}$，计算 $B=A°R$，并根据隶属度最大原则作出评判（"°"为模糊合成算子）。

（三）模糊变换

将权重系数模糊矩阵和模糊关系矩阵通过模糊运算，最终就可以得到综合指标对各个评价等级的隶属度矩阵。

例：

设身高论域为 $X=\{140,150,160,170,180\}$

设体重论域为 $Y=\{40,50,60,70,80\}$

某地区身高与体重的模糊关系为

$$R=\begin{array}{c c} & \begin{array}{ccccc} 40 & 50 & 60 & 70 & 80 \end{array} \\ \begin{array}{c} 140 \\ 150 \\ 160 \\ 170 \\ 180 \end{array} & \begin{bmatrix} 1 & 0.8 & 0.2 & 0.1 & 0 \\ 0.8 & 1 & 0.8 & 0.2 & 0.1 \\ 0.2 & 0.8 & 1 & 0.8 & 0.2 \\ 0.1 & 0.2 & 0.8 & 1 & 0.8 \\ 0 & 0.1 & 0.2 & 0.8 & 1 \end{bmatrix} \end{array}$$

现有一"男少年" α 在 X 上的模糊集是

$$A=(0.8,1,0.6,0.2,0)$$

A 可以看成是 α 到 X 的模糊关系，那么 A 与 R 合成便是从 α 到 Y 的模糊关系，即 α 在 Y 上的模糊集

$$B=A°R=(0.8,1,0.8,0.6,0.2)$$

其过程是，利用 $M(\wedge,\vee)$ 模型，按先取小（$\wedge$）、后取大（$\vee$）进行矩阵合成计算。

（四）模糊综合评判模型

设 U 和 V 分别是评判因素集合评判集，$\gamma: U \to F(V)$ 是单因素评判函数，f 为 n 元模糊综合函数（fuzzy synthetic function），则 $(f(\gamma(u_1)(v_1),\gamma(u_2)(v_1),\cdots,\gamma(u_n)(v_1)),$ $f(\gamma(u_1)(v_2),\gamma(u_2)(v_2),\cdots,\gamma(u_n)(v_2)),\cdots,f(\gamma(u_1)(v_m),\gamma(u_2)(v_m),\cdots,\gamma(u_n)(v_m)))$ 就是对 U 的综合评判。

常用的 n 元模糊综合函数总与一个权向量有关，且常涉及以下两类权向量

$$A=(\alpha_1,\alpha_2,\cdots,\alpha_n)\in[0,1]^n$$

归一化权向量：$\sum_{i=1}^{n}a_i=1$；

正规化权向量：$\vee_{i=1}^{n}a_i=1$。

归一化权向量与正规化权向量是可以相互转化的。

模糊综合函数有加权平均型、几何平均型、单因素决定型和主因素突出型。

二、模糊层次分析法

在众多的风险评价方法中，层次分析法（analytic hierarchy process，AHP）以其定性和定量相结合地处理各种评价因素的特点，以及系统、灵活、简洁等优点，在各行各业得到了广泛应用。AHP 将人的主观判断过程数学化、思维化，使决策依据易于被人接受。

然而，AHP 最大的问题是，当某一层次评价指标很多（如四个以上）时，其思维一致性很难保证。在这种情况下，将模糊法与层次分析法的优势结合起来形成的模糊层次分析法（fuzzy analytic hierarchy process，FAHP），能够很好地解决这一问题。

模糊层次分析法的基本思想是根据多目标评价问题的性质和总目标，把问题本身按层次进行分解，构成一个由下而上的梯阶层次结构。但与 AHP 相比，有以下两方面的不同点：

一是建立的判断矩阵不同。在 AHP 中是通过元素的两两比较建立判断一致矩阵；而在 FAHP 中通过元素两两比较建立模糊一致判断矩阵。

二是求矩阵中各元素的相对重要性的权重的方法不同。在模糊层次分析中，作因素间的两两比较判断时，如果不用三角模糊数来定量化，而是采用一个因素比另一个因素的重要程度定量表示，则得到模糊判断矩阵。

FAHP 改进了传统层次分析法存在的问题，提高了决策可靠性。

FAHP 和 AHP 的步骤基本一致，大体上可分为以下四个步骤：

第一步，分析问题，确定系统中各因素之间的因果关系，对决策问题的各种要素建立多级（多层次）递阶结构模型。

第二步，对同一层次（等级）的要素以上一级的要素为准则进行两两比较，并根据评定尺度确定其相对重要程度，最后据此建立模糊判断矩阵。

第三步，通过一定计算，确定各要素的相对重要度。

第四步，通过综合重要度的计算，对所有的替代方案进行优先排序，从而为决策者选择最优方案提供科学的决策依据。

三、模糊线性规划

模糊线性规划（fuzzy linear programming）是经典线性规划的一种推广，它是将线性约束的边界模糊化，从而可以在较宽松的条件下求得优化的条件与优化的极值。模糊线性规划有四种类型：约束不等式有宽容度的模糊线性规划、多目标模糊线性规划、含模糊系数的模糊线性规划和区间目标线性规划。

四、模糊线性回归

1982 年，日本学者田中英夫（H. Tanaka）等首次提出模糊线性回归（fuzzy linear regression）模型，将观测值与估计值之间的偏差看成是由系统的不确定性造成的，这种不确定性用回归系数的模糊性表示。根据历史数据，利用模糊线性回归模型进行预测的结果不是一个精确的数值，而是带有一定模糊程度的模糊数。预测结果只是"估计""大约"，可能更符合实际情况。

自模糊线性回归模型被提出以来，它就成为了众多学者的研究焦点之一，并在工程技术、经济、金融、管理、生物科学等领域有着广泛的应用。

在已有的研究当中，人们大多利用对称三角模糊数作为模糊线性回归模型的系数，已经有以正态模糊数为模糊系数的模糊线性回归模型研究，其他类型模糊数则很少涉及。

五、模糊决策树

模糊决策树（fuzzy decision tree，FDT）是决策树的一种推广。具有精确描述特征的决策树归纳学习已经不能适应一个系统中不精确知识自动获取的要求，为了在模糊环境下满足不精确知识自动获取的需要，目前已出现了一些模糊决策树归纳学习方法，比如模糊ID3 算法。

利用模糊决策树的 ID3 算法对测试空间中的大量不确定多源信息数据进行综合分析、处理，建立准确的评估模型，提取隐含其中的规则，最终获取新的知识。这种知识提取方法充分体现了信息融合中解决多源信息数据的思想，能很好地解决系统中数据存在的无序、不确定问题，并能有效地提取出规则。

六、模糊变量和模糊语言

（一）模糊变量

一个模糊变量（fuzzy variable）由一个三元组 $(X, U, R(X))$ 表示。其中，X 是变量名；U 是论域；$R(X)$ 是 U 上的一个模糊集，也可以记为 $[X]$，$R(X)(u)$ 表示 u 的由 X 赋予的模糊约束。

（二）语言变量

模糊逻辑与近似推理的基本工具之一是语言变量（linguistic variable）的概念。这一概念被扎德称为高阶变量（variable of higher order）而不是模糊变量。

人们在日常生活交流中可以使用自然语言来描述、表达具有模糊性的现象和事物，可以对连续性变化的现象和事物既进行概括抽象又作模糊分类。

语言变量是一种模糊变量，它是用词句而不是用数字来表示变量的"值"。引进了语言变量后，就构成了模糊语言逻辑。语言变量既可以用模糊数来表示，也可用语言术语来定义。

语言变量用一个有五个元素的集合 $(X, T(X), U, G, M)$ 来表征，其中 X 是语言变量名称；$T(X)$ 为语言变量 X 的项集合，即语言变量的名集合，U 为语言变量 X 的论域；G 为语法规则，用于产生语言变量值；M 为与每个语言变量含义相联系的语义规则。

例如，"质量"为一语言变量，可以赋予非常差、很差、较差、差、中等、好、较好、很好、非常好等语言值。语言值是模糊的，所以可以用模糊数来表示。在使用中，为了方便推理计算，常常还用模糊定位规则把每个语言值用估计的渐变函数定位，使之离散化、定量化和精确化。这样，项集合就可以写成：

$T(质量) = \{$非常差、很差、较差、差、中等、好、较好、很好、非常好$\}$。

其中项集合 T（质量）中的每一个项都与论域 U 中的一个模糊集对应。这些项可以用隶属函数（图 7-1）来表示。

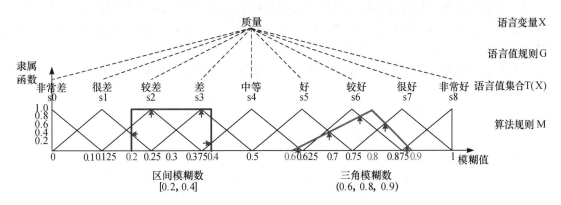

图 7-1　模糊语言和模糊数

（三）语言算子

对模糊的自然语言形式化和定量化，进一步区分和刻画模糊值的程度，常常还要借用自然语言中的修饰词，诸如"较""很""相当""极""非常"等来描述模糊值，为此引入语言算子的概念。语言算子可分为三类：语气算子（mood operator）、模糊化算子和判断化算子。

1. 语气算子

语气算子用于表达模糊值的肯定程度，可分为强化算子（集中化算子）和弱化算子（松散化算子）。强化算子，如"非常""特别"，起加强语气的作用，可以使模糊值的隶属度减小，其分布向中央集中。弱化算子，如"比较""稍微"，起减弱语气的作用，可使隶属度增多，其分布由中央向两边离散。

扎德的细分语气算子：

$$\mu_{极A} = \mu_A^4$$

$$\mu_{非常A} = \mu_A^2$$

$$\mu_{相当A} = \mu_A^{1.25}$$

$$\mu_{比较A} = \mu_A^{0.75}$$

$$\mu_{略A} = \mu_A^{0.5}$$

$$\mu_{稍微A} = \mu_A^{0.25}$$

2. 模糊化算子

模糊化算子是把肯定转化为模糊或使模糊变得更加模糊，如"大约""大概""近似于"。模糊化实际上就是使用模糊化算子来实现的。

3. 判定化算子

判定化算子是与模糊化算子有相反作用的算子，其作用是把模糊值进行肯定化处理，对模糊值做出倾向性判断，其处理方法类似于"四舍五入"，常把隶属度为 0.5 作为分界来判断。例如，"倾向于""偏向于""多半是"等，被称为判定化算子。

（四）语言值

在语言系统中，那些与数值有直接联系的词，如：长、短、高、低、多、少、大、小等，或者由它们加语言算子派生出来的词语等称为语言值。它们以实数域 R（$-\infty, +\infty$）或其子集为论域的口语化量词。例如，可能，不大可能，不可能……。

语言值一般是模糊的，可用模糊数来表示。往往按其论域做离散化处理。

例如：成年男子身高论域

$$U = \{130, 140, 150, 160, 170, 180, 190, 200, 210\}$$
$$= \{u_1, u_2, u_3, u_4, u_5, u_6, u_7, u_8, u_9\}$$

在论域 U 上定义：

$$[个子高] = \frac{0.2}{u_4} + \frac{0.4}{u_5} + \frac{0.6}{u_6} + \frac{0.8}{u_7} + \frac{1.0}{u_8} + \frac{1.0}{u_9}$$

将语言算子作用于这些语言值：

$$[个子很高] = H_2[个子高] = \frac{0.2^2}{u_4} + \frac{0.4^2}{u_5} + \frac{0.6^2}{u_6} + \frac{0.8^2}{u_7} + \frac{1.0^2}{u_8} + \frac{1.0^2}{u_9}$$

$$[个子极高] = H_4[个子高] = \frac{0.6^4}{u_6} + \frac{0.8^4}{u_7} + \frac{1.0^4}{u_8} + \frac{1.0^4}{u_9}$$

$$[个子倾向于高] = \frac{1.0}{u_6} + \frac{1.0}{u_7} + \frac{1.0}{u_8} + \frac{1.0}{u_9}$$

七、模糊逻辑与模糊推理

（一）模糊逻辑

模糊逻辑（fuzzy logic）是指模仿人脑的不确定性概念判断、推理思维方式，应用模糊集合和模糊规则进行推理，实行模糊综合判断，推理解决常规方法难于对付的规则型模糊信息问题。模糊逻辑善于表达界限不清晰的定性知识与经验，模拟人脑实施规则型推理，解决因"排中律"的逻辑破缺产生的种种不确定问题。

在模糊逻辑的发展过程中，首先突破了二值逻辑，在二值逻辑的基础上，扩展成了多值逻辑。二值逻辑也称为布尔逻辑。只取真、假，即非此即彼的逻辑，用一整套符号代替人们的自然语言。多值逻辑认为逻辑真值具有离散的中间过渡，通过穷举中介的方法表示过渡性，其真值可以是 0 到 1 的任何值。多值逻辑本质上是一种精确的逻辑。

模糊逻辑用带有模糊限定算子（如：很、略、比较、非常等）从自然语言提炼出的语言真值（如：年轻、非常年轻）或者模糊数（如：大约 20 岁，50 岁左右）来代替多值逻辑中命题的确切数字真值，就构成模糊语言逻辑。

模糊逻辑可在 [0, 1] 闭区间上连续取值，认为事物在性态和类属方面具有亦此亦彼模棱两可的模糊性。其真值也是模糊的。

（二）模糊推理

1. 模糊推理的概念

作为近似推理的一个分支，模糊推理是一种不确定性推理方法。它是一种以模糊判断为前提，运用模糊语言规则推出一个新的近似的模糊判断结论的方法。

2. 模糊推理的特点

与精确推理一样，模糊推理也由概念、判断等基本的逻辑元素组成，但是模糊推理有其独特的推理方式。模糊推理所推出的结论并不具有绝对的真假，它的结论只能用隶属度来刻画。这种推理是近似的、非确定性的，其前提和结论都具有模糊性。

例如，大前提：健康则长寿；小前提：老人很健康；结论：老人似乎会很长寿。

这里小前提中的模糊判断和大前提中的前件不是严格相同，而是相近，有程度上的差异，其结论也应该是与大前提中的后件相近的模糊判断。

3. 模糊推理的种类

模糊推理可以分为：近似推理或语言推理（如果 x 为 A'，则 y 为 B'）、模糊条件推理（如果 A'，那么 B'，否则 C'）、多输入模糊推理（如果 A' 且 B'，那么 C'）和多输入多规则模糊推理（如果 A_1' 且 B_1'，那么 C_1'；否则如果 A_2' 且 B_2'，那么 C_2'；……；否则如果 A_n' 且 B_n'，那么 C_n'）。

八、模糊测度和模糊积分

作为模糊理论的重要组成部分，模糊测度与模糊积分在如何建立模糊信息处理的学习模型、评判问题、模糊模式识别以及专家系统等实际领域得到了广泛的应用。

模糊测度（fuzzy measure）是一种特殊的非可加测度，是处理广义模糊性的理论。模糊测度是由日本学者菅野道夫（M. Sugeno）于 1974 年提出的，它的研究是与具有主观性复杂系统的评价问题紧密相关的。

在模糊数学的发展过程中，菅野道夫创立了 Sugeno 模糊积分（integral）的理论。Sugeno 模糊积分以"取大–取小（$\vee \wedge$）"为基本运算法则，是与经典积分不同的新概念，"积分"一词属于借用。采用 Sugeno 模糊积分理论建立的综合评判模型在人才评价竞赛评分、项目评估等领域发挥了重要作用。

第三节　案例分析和软件实现

一、糖尿病检测数据模糊聚类

（一）问题描述

请利用模糊分析方法对糖尿病检测数据进行聚类，比较不同聚类方法的差异。

（二）数据说明

数据来源：

diabetes. arff[40]。

数据项含义：

age：年龄（age in years）；

---

[40]　TunedIT. Machine Learning & Data Mining Algorithms. https://tunedit.org/repo/UCI/diabetes. arff.

mass：体重指数（body mass index）；

pedi：糖尿病谱系函数（diabetes pedigree function）；

plas：血浆葡萄糖浓度（plasma glucose concentration）；

insu：胰岛素（insulin）。

（三）R 软件包安装

```
# RWeka: R/Weka Interface
install.packages(pkgs = "RWeka")

# cluster: Finding Groups in Data
install.packages(pkgs = "cluster")
```

（四）R 软件代码

```
1   library(RWeka)
2   library(cluster)
3
4   data <- read.arff("data/diabetes.arff")
5
6   set.seed(1234)
7   sample_row <- sample(nrow(data), 100)
8   data_1 <- data[sample_row, ]
9   data_2 <- data_1[-9]
10  data_3 <- data_1[9]
11
12  fannyz <- fanny(data_2, 2, metric = "euclidean")
13  dim(fannyz$membership)
14  head(fannyz$membership)
15  fannyz$clustering
16  clusplot(fannyz)
17  table(data_3$class, fannyz$clustering)
18
19  km <- kmeans(data_2, 2)
20  table(data_3$class, km$cluster)
21
22  cl <- clara(data_2, 2)
23  table(data_3$class, cl$cluster)
```

二、患者相似度比较

（一）问题描述

请根据婴儿低出生体重及其危险因子数据集 birthwt 中的信息，计算低出生体重婴儿之间的相似度。

（二）数据说明

1. 数据来源

R 软件包 MASS 提供了数据集 birthwt。该数据集包含的是关于婴儿出生体重及一系列导致出生体重过低的危险因子的数据[41]。

2. 数据项含义

low：出生体重不到 2.5 公斤（indicator of birth weight less than 2.5 kg）；

age：母亲的年龄（mother's age in years）；

lwt：末次月经期母亲的体重（mother's weight in pounds at last menstrual period）；

race：母亲的种族（mother's race，1＝white，2＝black，3＝other）；

smoke：孕期吸烟状态（smoking status during pregnancy）；

ptl：早产次数（number of previous premature labours）；

ht：高血压史（history of hypertension）；

ui：子宫刺激性表现（presence of uterine irritability）；

ftv：早期妊娠时医生访视次数（number of physician visits during the first trimester）；

bwt：出生体重（birth weight in grams）。

（三）R 软件包安装

```
# dplyr: A Grammar of Data Manipulation
install.packages(pkgs = "dplyr")

# MASS: Support Functions and Datasets for Venables and Ripley's MASS
install.packages(pkgs = "MASS")

# fuzzySim: Finding Groups in Data
install.packages(pkgs = "fuzzySim")

# conflicted: An Alternative Conflict Resolution Strategy
install.packages(pkgs = "conflicted")
```

（四）R 软件代码

```
1    library(dplyr)
2    library(fuzzySim)
3    library(MASS)
4    library(conflicted)
5
6    conflict_prefer("filter", "dplyr")
7
8    data(birthwt)
9
10   colnames(birthwt)
11   data <- birthwt
12
13   data$age[data$age < ceiling(median(data$age))] <- 0
14   data$age[data$age >= ceiling(median(data$age))] <- 1
15
16   data$lwt[data$lwt < ceiling(median(data$lwt))] <- 0
```

---

[41]　Venables，W. N. and Ripley，B. D. Modern Applied Statistics with S [M]. Fourth edition. Springer. 2002.

```
17  data$lwt[data$lwt >= ceiling(median(data$lwt))] <- 1
18
19  data$ptl[data$ptl < 1] <- 0
20  data$ptl[data$ptl >= 1] <- 1
21
22  data$ftv[data$ftv < 1] <- 0
23  data$ftv[data$ftv >= 1] <- 1
24
25  data$bwt[data$bwt < ceiling(median(data$bwt))] <- 0
26  data$bwt[data$bwt >= ceiling(median(data$bwt))] <- 1
27
28  data <- filter(data, race == 1 | race == 2)
29  data$race[data$race == 1] <- 0
30  data$race[data$race >= 2] <- 1
31
32  data_1 <- as.matrix(data)
33
34  result <- as.data.frame(matrix(numeric(0), nrow = dim(data_1)[1], ncol =
    dim(data_1)[1]))
35
36  for (i in 1:dim(data_1)[1]){
      for (j in 1:dim(data_1)[1]){
        if (i < j){
          result[i, j] <- fuzSim(data_1[i, ], data_1[j, ], method = "Jaccard")
        }
      }
    }
37
38  result_jaccard <- arrayInd(sort.list(as.matrix(result), decreasing = T),
    dim(as.matrix(result)))
39  result_jaccard <- cbind(result_jaccard, rep(0, dim(result_jaccard)[1]))
40  for (i in 1:dim(result_jaccard)[1]){
      result_jaccard[i, 3] <- result[result_jaccard[i, 1], result_jaccard[i, 2]]
    }
41
42  result_jaccard <- subset(result_jaccard, result_jaccard[, 3] >= 0)
43  as.data.frame(table(result_jaccard[, 3]))
44
45  for (i in 1:dim(data_1)[1]){
      for (j in 1:dim(data_1)[1]){
        if (i < j){
          result[i, j] <- fuzSim(data_1[i, ], data_1[j, ], method = "Sorensen")
        }
      }
    }
46
47  result_sorensen <- arrayInd(sort.list(as.matrix(result), decreasing = T),
    dim(as.matrix(result)))
48  result_sorensen <- cbind(result_sorensen, rep(0, dim(result_sorensen)[1]))
49  for (i in 1:dim(result_sorensen)[1]){
      result_sorensen[i, 3] <- result[result_sorensen[i, 1], result_sorensen[i, 2]]
    }
50
51  result_sorensen <- subset(result_sorensen, result_sorensen[, 3] >= 0)
52  as.data.frame(table(result_sorensen[, 3]))
53
```

```
54   for (i in 1:dim(data_1)[1]){
       for (j in 1:dim(data_1)[1]){
         if (i < j){
           result[i, j] <- fuzSim(data_1[i, ], data_1[j, ], method = "Simpson")
         }
       }
     }
55
56   result_simpson <- arrayInd(sort.list(as.matrix(result), decreasing = T),
     dim(as.matrix(result)))
57   result_simpson <- cbind(result_simpson, rep(0, dim(result_simpson)[1]))
58   for (i in 1:dim(result_simpson)[1]){
       result_simpson[i, 3] <- result[result_simpson[i, 1], result_simpson[i, 2]]
     }
59
60   result_simpson <- subset(result_simpson, result_simpson[, 3] >= 0)
61   as.data.frame(table(result_simpson[, 3]))
62
63   for (i in 1:dim(data_1)[1]){
       for (j in 1:dim(data_1)[1]){
         if (i < j){
           result[i, j] <- fuzSim(data_1[i, ], data_1[j, ], method = "Baroni")
         }
       }
     }
64
65   result_baroni <- arrayInd(sort.list(as.matrix(result), decreasing = T),
     dim(as.matrix(result)))
66   result_baroni <- cbind(result_baroni, rep(0, dim(result_baroni)[1]))
67   for (i in 1:dim(result_baroni)[1]){
       result_baroni[i, 3] <- result[result_baroni[i, 1], result_baroni[i, 2]]
     }
68
69   result_baroni <- subset(result_baroni, result_baroni[, 3] >= 0)
70   as.data.frame(table(result_baroni[, 3]))
```

三、基于规则的慢性肾病模糊分类

（一）问题描述

请利用模糊分析方法对慢性肾病进行基于规则的模糊分类。

（二）数据说明

数据来源：慢性肾病数据集[42] chronic_kidney_disease. arff。

下载地址：http://archive. ics. uci. edu/ml/datasets/chronic_kidney_disease。

数据项含义：

age（numerical）：年龄（age in years）；

bp（numerical）：血压（blood pressure in mm/Hg）；

---

[42]　Dua，D. and Graff，C. UCI Machine Learning Repository [EB/OL]. Irvine，CA：University of California，School of Information and Computer Science. 2019. http://archive. ics. uci. edu/ml.

sg（nominal）：比重（specific gravity）；

al（nominal）：白蛋白（albumin）；

su（nominal）：糖（sugar）；

rbc（nominal）：红细胞（red blood cells）；

pc（nominal）：脓细胞（pus cell）；

pcc（nominal）：脓细胞团（pus cell clumps）；

ba（nominal）：细菌（bacteria）；

bgr（numerical）：随机血糖（blood glucose random in mgs/dl）；

bu（numerical）：血尿素（blood urea in mgs/dl）；

sc（numerical）：血清肌酐（serum creatinine in mgs/dl）；

sod（numerical）：钠（sodium in mEq/L）；

pot（numerical）：钾（potassium in mEq/L）；

hemo（numerical）：血红蛋白（hemoglobin in gms）；

pcv（numerical）：血细胞压积（packed cell volume）；

wc（numerical）：白细胞计数（white blood cell count in cells/cumm）；

rc（numerical）：红细胞计数（red blood cell count in millions/cmm）；

htn（nominal）：高血压（hypertension）；

dm（nominal）：糖尿病（diabetes mellitus）；

cad（nominal）：冠状动脉疾病（coronary artery disease）；

appet（nominal）：食欲（appetite）；

pe（nominal）：足部水肿（pedal edema）；

ane（nominal）：贫血（anemia）；

class（nominal）：分类（class）；

（三）R 软件包安装

```
# frbs: Fuzzy Rule-Based Systems for Classification and Regression Tasks
install.packages(pkgs = "frbs")

# dplyr: A Grammar of Data Manipulation
install.packages(pkgs = "dplyr")

# stringr: Simple, Consistent Wrappers for Common String Operations
install.packages(pkgs = "stringr")

# RWeka: R/Weka Interface
install.packages(pkgs = "RWeka")

# conflicted: An Alternative Conflict Resolution Strategy
install.packages(pkgs = "conflicted")
```

（四）R 软件代码

```
1    library(frbs)
2    library(dplyr)
3    library(stringr)
4    library(RWeka)
```

```
5   library(conflicted)
6
7   conflict_prefer("select", "dplyr")
8   conflict_prefer("filter", "dplyr")
9
10  ckd_data <- read.arff("data/chronic_kidney_disease.arff")
11
12  names(ckd_data)
13
14  ckd_data_1 <- select(ckd_data, 1:3, 10:18, 25)
15
16  ckd_data_1 <- filter(ckd_data_1, is.na(age) == FALSE)
17  ckd_data_1 <- filter(ckd_data_1, is.na(bp) == FALSE)
18  ckd_data_1 <- filter(ckd_data_1, is.na(sg) == FALSE)
19  ckd_data_1 <- filter(ckd_data_1, is.na(bgr) == FALSE)
20  ckd_data_1 <- filter(ckd_data_1, is.na(bu) == FALSE)
21  ckd_data_1 <- filter(ckd_data_1, is.na(sc) == FALSE)
22  ckd_data_1 <- filter(ckd_data_1, is.na(sod) == FALSE)
23  ckd_data_1 <- filter(ckd_data_1, is.na(pot) == FALSE)
24  ckd_data_1 <- filter(ckd_data_1, is.na(hemo) == FALSE)
25  ckd_data_1 <- filter(ckd_data_1, is.na(pcv) == FALSE)
26  ckd_data_1 <- filter(ckd_data_1, is.na(wbcc) == FALSE)
27  ckd_data_1 <- filter(ckd_data_1, is.na(rbcc) == FALSE)
28
29  ckd <- select(ckd_data_1, 1, 4, 5:12, class)
30  set.seed(1234)
31  ckdShuffled <- ckd[sample(nrow(ckd)), ]
32  ckdShuffled$class <- unclass(ckdShuffled$class)
33  range.data.input <- apply(ckd[, -ncol(ckd)], 2, range)
34  tra.ckd <- ckdShuffled[1:180, ]
35  tst.ckd <- ckdShuffled[181:nrow(ckdShuffled), 1:(ncol(ckd) - 1)]
36  real.ckd <- ckdShuffled$class[181:nrow(ckdShuffled)]
37
38  f_rule <- function(){
      sum <- summary(object.frbcs.w)
      rule <- rep(0, nrow(sum$rule))
      for (i in 1:nrow(sum$rule)){
        rule[i] <- str_c(
          sum$rule[i, 1], " '", sum$rule[i, 2], " ",
          sum$rule[i, 3], " ", sum$rule[i, 4], "' ",
          sum$rule[i, 5], " '", sum$rule[i, 6], " ",
          sum$rule[i, 7], " ", sum$rule[i, 8], "' ",
          sum$rule[i, 9], " '", sum$rule[i, 10], " ",
          sum$rule[i, 11], " ", sum$rule[i, 12], "' ",
          sum$rule[i, 13], " '", sum$rule[i, 14], " ",
          sum$rule[i, 15], " ", sum$rule[i, 16], "' ",
          sum$rule[i, 17], " '", sum$rule[i, 18], " ",
          sum$rule[i, 19], " ", sum$rule[i, 20], "' ",
          sum$rule[i, 21], " '", sum$rule[i, 22], " ",
          sum$rule[i, 23], " ", sum$rule[i, 24], "' ",
          sum$rule[i, 25], " '", sum$rule[i, 26], " ",
          sum$rule[i, 27], " ", sum$rule[i, 28], "' ",
          sum$rule[i, 29], " '", sum$rule[i, 30], " ",
          sum$rule[i, 31], " ", sum$rule[i, 32], "' ",
          sum$rule[i, 33], " '", sum$rule[i, 34], " ",
          sum$rule[i, 35], " ", sum$rule[i, 36], "' ",
```

```
           sum$rule[i, 37], " '", sum$rule[i, 38], " ",
           sum$rule[i, 39], " ", sum$rule[i, 40], "', ",
           sum$rule[i, 41], " '", sum$rule[i, 42], " ",
           sum$rule[i, 43], " ", sum$rule[i, 44], "'.",
           collapse = ' ')
    }
    return(rule)
  }
39 object.frbcs.w <- frbs.learn(tra.ckd, range.data.input, method.type = "FRBCS.W",
   control = list(num.labels = 3, type.mf = "TRAPEZOID"))
40 f_rule()
41 pred <- predict(object.frbcs.w, tst.ckd)
42 err <- 100 * sum(pred != real.ckd) / length(pred)
43 err
44
45 object.frbcs.w <- frbs.learn(tra.ckd, range.data.input, method.type = "FRBCS.W",
   control = list(num.labels = 3, type.mf = "TRIANGLE"))
46 f_rule()
47 pred <- predict(object.frbcs.w, tst.ckd)
48 err <- 100 * sum(pred != real.ckd) / length(pred)
49 err
```

四、疾病鉴别诊断

（一）问题描述

请根据模糊密度函数模型和患者症状诊断结果，利用 Sugeno 积分方法推断患者所患疾病。

（二）数据说明

某诊断系统考虑了六种疾病症状的集合 $X = \{x_1, x_2, x_3, x_4, x_5, x_6\}$，并利用 S_λ 型准测度（λ-Fuzzy 测度）对疾病 A、B 建立了如下的数学模型（表 7-4）[43]：

表 7-4　疾病诊断模糊密度

疾病	$g_\lambda(x_1)$	$g_\lambda(x_2)$	$g_\lambda(x_3)$	$g_\lambda(x_4)$	$g_\lambda(x_5)$	$g_\lambda(x_6)$
A	0.09	0.18	0.314	0.494	0.359	0.449
B	0.185	0.278	0.649	0.324	0.463	0.371

其中，g 为模糊密度函数。

现有甲、乙两名患者，其症状诊断分别为：

h1＝(0.4, 0.3, 0.2, 0.1, 0.2, 0.1)；

h2＝(0.3, 0.4, 0.2, 0.3, 0.4, 0.2)。

---

[43]　刘普寅，吴孟达. 模糊理论及其应用 [M]. 国防科技大学出版社，1998. ：//p349. 例 7.3.1 Sugeno 积分在医疗诊断上的应用.

（三）R 软件包安装

```
# stringr: Simple, Consistent Wrappers for Common String Operations
install.packages(pkgs = "stringr")
```

（四）R 软件代码

```
1   library(stringr)
2
3   v_a <- c(0.090, 0.180, 0.314, 0.494, 0.359, 0.449)
4   for (i in 1:6){
      assign(paste("g", i, "_a", sep = ""), v_a [i])
    }
5
6   v_b <- c(0.185, 0.278, 0.649, 0.324, 0.463, 0.371)
7   for (i in 1:6){
      assign(paste("g", i, "_b", sep = ""), v_b[i])
    }
8
9   d_df <- data.frame(disease = c('A', 'B'),
                       g1 = c(g1_a, g1_b),
                       g2 = c(g2_a, g2_b),
                       g3 = c(g3_a, g3_b),
                       g4 = c(g4_a, g4_b),
                       g5 = c(g5_a, g5_b),
                       g6 = c(g6_a, g6_b))
10  f <- function(lambda, g1, g2, g3, g4, g5, g6){
      return ((1 + lambda * g1) * (1 + lambda * g2) * (1 + lambda * g3) * (1 + lambda
    * g4) * (1 + lambda * g5) * (1 + lambda * g6) - 1 - lambda)
      }
11
12  re_a <- uniroot(f,
                    c(-1, -0.1),
                    g1 = g1_a, g2 = g2_a, g3 = g3_a, g4 = g4_a, g5 = g5_a, g6 = g6_a,
                    tol = 1e-6)
13  lambda_a <- re_a$root
14  lambda_a
15
16  re_b <- uniroot(f,
                    c(-1, -0.1),
                    g1 = g1_b, g2 = g2_b, g3 = g3_b, g4 = g4_b, g5 = g5_b, g6 = g6_b,
                    tol = 1e-6)
17  lambda_b <- re_b$root
18  lambda_b
19
20  lambda <- c(lambda_a, lambda_b)
21
22  u_df <- data.frame(u = c('u0', 'u1', 'u2', 'u3', 'u4', 'u5', 'u6', 'u12', 'u13',
    'u14', 'u15', 'u16', 'u23', 'u24', 'u25', 'u26', 'u34', 'u35', 'u36', 'u45', 'u46',
    'u56', 'u123', 'u124', 'u125', 'u126', 'u134', 'u135', 'u136', 'u145', 'u146', 'u156',
    'u234', 'u235', 'u236', 'u245', 'u246', 'u256', 'u345', 'u346', 'u356', 'u456',
    'u1234', 'u1235', 'u1236', 'u1245', 'u1246', 'u1256', 'u1345', 'u1346', 'u1356',
    'u1456', 'u2345', 'u2346', 'u2356', 'u2456', 'u3456', 'u12345', 'u12346', 'u12356',
    'u12456', 'u13456', 'u23456', 'u123456'),
```

```
                            g1_a = 0, g2_a = 0, g3_a = 0, g4_a = 0, g5_a = 0, g6_a = 0,
                            g1_b = 0, g2_b = 0, g3_b = 0, g4_b = 0, g5_b = 0, g6_b = 0,
                            messure_a = 0,
                            messure_b = 0)
23
24  u_df$g1_a[which(str_detect(u_df$u, '1') == TRUE)] <- d_df$g1[1]
25  u_df$g2_a[which(str_detect(u_df$u, '2') == TRUE)] <- d_df$g2[1]
26  u_df$g3_a[which(str_detect(u_df$u, '3') == TRUE)] <- d_df$g3[1]
27  u_df$g4_a[which(str_detect(u_df$u, '4') == TRUE)] <- d_df$g4[1]
28  u_df$g5_a[which(str_detect(u_df$u, '5') == TRUE)] <- d_df$g5[1]
29  u_df$g6_a[which(str_detect(u_df$u, '6') == TRUE)] <- d_df$g6[1]
30
31  u_df$g1_b[which(str_detect(u_df$u, '1') == TRUE)] <- d_df$g1[2]
32  u_df$g2_b[which(str_detect(u_df$u, '2') == TRUE)] <- d_df$g2[2]
33  u_df$g3_b[which(str_detect(u_df$u, '3') == TRUE)] <- d_df$g3[2]
34  u_df$g4_b[which(str_detect(u_df$u, '4') == TRUE)] <- d_df$g4[2]
35  u_df$g5_b[which(str_detect(u_df$u, '5') == TRUE)] <- d_df$g5[2]
36  u_df$g6_b[which(str_detect(u_df$u, '6') == TRUE)] <- d_df$g6[2]
37
38  for (i in 1:dim(u_df)[1]) {
      for (j in 1:2) {
        u_df[i, 13 + j] <- (1 / lambda[j]) *
                            ((1 + lambda[j] * u_df[i, 6 * (j - 1) + 2]) *
                             (1 + lambda[j] * u_df[i, 6 * (j - 1) + 3]) *
                             (1 + lambda[j] * u_df[i, 6 * (j - 1) + 4]) *
                             (1 + lambda[j] * u_df[i, 6 * (j - 1) + 5]) *
                             (1 + lambda[j] * u_df[i, 6 * (j - 1) + 7]) *
                             (1 + lambda[j] * u_df[i, 6 * (j - 1) + 7])
                             - 1)
      }
    }
39  h1 <- c(0.4, 0.3,   0.2, 0.1,   0.2, 0.1)
40  h2 <- c(0.3, 0.4,   0.2, 0.3,   0.4, 0.2)
41
42  fs_h1 <- order(h1, decreasing = TRUE)
43
44  ua_h1_1 <- u_df$messure_a[which(u_df$u == str_c('u', fs_h1[1], sep = ''))]
45  ua_h1_2 <- u_df$messure_a[which(u_df$u == str_c('u', fs_h1[1], fs_h1[2], sep = ''))]
46  ua_h1_3 <- u_df$messure_a[which(u_df$u == str_c('u', fs_h1[1], fs_h1[2], fs_h1[3],
    sep = ''))]
47  ua_h1_4 <- u_df$messure_a[which(u_df$u == str_c('u', fs_h1[1], fs_h1[2], fs_h1[3],
    fs_h1[4], sep = ''))]
48  ua_h1_5 <- u_df$messure_a[which(u_df$u == str_c('u', fs_h1[1], fs_h1[2], fs_h1[3],
    fs_h1[4], fs_h1[5], sep = ''))]
49  ua_h1_6 <- u_df$messure_a[which(u_df$u == str_c('u', fs_h1[1], fs_h1[2], fs_h1[3],
    fs_h1[4], fs_h1[5], fs_h1[6], sep = ''))]
50
51  h1_a <- max(min(ua_h1_1, h1[1]), min(ua_h1_2, h1[2]), min(ua_h1_3, h1[3]),
    min(ua_h1_4, h1[4]), min(ua_h1_5, h1[5]), min(ua_h1_6, h1[6]))
52
53  ub_h1_1 <- u_df$messure_b[which(u_df$u == str_c('u', fs_h1[1], sep = ''))]
54  ub_h1_2 <- u_df$messure_b[which(u_df$u == str_c('u', fs_h1[1], fs_h1[2], sep = ''))]
55  ub_h1_3 <- u_df$messure_b[which(u_df$u == str_c('u', fs_h1[1], fs_h1[2], fs_h1[3],
    sep = ''))]
56  ub_h1_4 <- u_df$messure_b[which(u_df$u == str_c('u', fs_h1[1], fs_h1[2], fs_h1[3],
    fs_h1[4], sep = ''))]
```

```
57  ub_h1_5 <- u_df$messure_b[which(u_df$u == str_c('u', fs_h1[1], fs_h1[2], fs_h1[3],
    fs_h1[4], fs_h1[5], sep = ''))]
58  ub_h1_6 <- u_df$messure_b[which(u_df$u == str_c('u', fs_h1[1], fs_h1[2], fs_h1[3],
    fs_h1[4], fs_h1[5], fs_h1[6], sep = ''))]
59
60  h1_b <- max(min(ub_h1_1, h1[1]), min(ub_h1_2, h1[2]), min(ub_h1_3, h1[3]),
    min(ub_h1_4, h1[4]), min(ub_h1_5, h1[5]), min(ub_h1_6, h1[6]))
61
62  h1_a - h1_b
63
64  fs_h2 <- order(h2, decreasing = TRUE)
65
66  ua_h2_1 <- u_df$messure_a[which(u_df$u == str_c('u', fs_h2[1], sep = ''))]
67  ua_h2_2 <- u_df$messure_a[which(u_df$u == str_c('u', fs_h2[1], fs_h2[2], sep = ''))]
68  ua_h2_3 <- u_df$messure_a[which(u_df$u == str_c('u', fs_h2[1], fs_h2[2], fs_h2[3],
    sep = ''))]
69  ua_h2_4 <- u_df$messure_a[which(u_df$u == str_c('u', fs_h2[1], fs_h2[2], fs_h2[3],
    fs_h2[4], sep = ''))]
70  ua_h2_5 <- u_df$messure_a[which(u_df$u == str_c('u', fs_h2[1], fs_h2[2], fs_h2[3],
    fs_h2[4], fs_h2[5], sep = ''))]
71  ua_h2_6 <- u_df$messure_a[which(u_df$u == str_c('u', fs_h2[1], fs_h2[2], fs_h2[3],
    fs_h2[4], fs_h2[5], fs_h2[6], sep = ''))]
72
73  h2_a <- max(min(ua_h2_1, h2[1]), min(ua_h2_2, h2[2]), min(ua_h2_3, h2[3]),
    min(ua_h2_4, h2[4]), min(ua_h2_5, h2[5]), min(ua_h2_6, h2[6]))
74
75  ub_h2_1 <- u_df$messure_b[which(u_df$u == str_c('u', fs_h2[1], sep = ''))]
76  ub_h2_2 <- u_df$messure_b[which(u_df$u == str_c('u', fs_h2[1], fs_h2[2], sep = ''))]
77  ub_h2_3 <- u_df$messure_b[which(u_df$u == str_c('u', fs_h2[1], fs_h2[2], fs_h2[3],
    sep = ''))]
78  ub_h2_4 <- u_df$messure_b[which(u_df$u == str_c('u', fs_h2[1], fs_h2[2], fs_h2[3],
    fs_h2[4], sep = ''))]
79  ub_h2_5 <- u_df$messure_b[which(u_df$u == str_c('u', fs_h2[1], fs_h2[2], fs_h2[3],
    fs_h2[4], fs_h2[5], sep = ''))]
80  ub_h2_6 <- u_df$messure_b[which(u_df$u == str_c('u', fs_h2[1], fs_h2[2], fs_h2[3],
    fs_h2[4], fs_h2[5], fs_h2[6], sep = ''))]
81
82  h2_b <- max(min(ub_h2_1, h2[1]), min(ub_h2_2, h2[2]), min(ub_h2_3, h2[3]),
    min(ub_h2_4, h2[4]), min(ub_h2_5, h2[5]), min(ub_h2_6, h2[6]))
83
84  h2_a - h2_b
```

五、手术治疗方案的选择

（一）问题描述

已知目标层、准则层和方案层的内容分别为：目标为选择手术治疗方案，包括三项准则：{C_1=风险少，C_2=费用低，C_3=痛苦小}；有六个手术方案：A={A_1, A_2, A_3, A_4, A_5, A_6}。请根据层次分析法，利用 R 软件 FuzzyAHP 包中 compareFuzzyNumbers 函数，对手术治疗方案进行排序，比较非模糊层次分析、去模糊化、Chen 方法和基于可能性理论的模糊数相互比较结果的异同。

（二）数据说明

参见：Jan Caha，Aneta Drážná. Examples of FuzzyAHP package application（ver. 0.9.1）. 2018.

（三）R 软件包安装

```
# FuzzyAHP: (Fuzzy) AHP Calculation
install.packages(pkgs = "FuzzyAHP")

# psych: Procedures for Psychological, Psychometric, and Personality Research
install.packages(pkgs = "psych")
```

（四）R 软件代码

```
1    library(FuzzyAHP)
2    library(psych)
3
4    comparisonMatrixValues <- c( 1,   7,    5,
                                   NA,   1, 1/3,
                                   NA,  NA,   1)
5    comparisonMatrix <- matrix(comparisonMatrixValues, nrow = 3, ncol = 3, byrow = TRUE)
6
7    comparisonMatrix <- pairwiseComparisonMatrix(comparisonMatrix)
8    show(comparisonMatrix)
9    textMatrix <- textRepresentation(comparisonMatrix)
10   textMatrix
11
12   cr <- consistencyRatio(comparisonMatrix)
13   cr
14
15   weakConsistency <- weakConsistency(comparisonMatrix)
16   weakConsistency
17
18   strictConsistency <- strictConsistency(comparisonMatrix)
19   strictConsistency
20
21   weights <- calculateWeights(comparisonMatrix)
22   weights
23
24   row_1 <- geometric.mean(comparisonMatrix@values[1, ])
25   row_2 <- geometric.mean(comparisonMatrix@values[2, ])
26   row_3 <- geometric.mean(comparisonMatrix@values[3, ])
27   w <- c(row_1 / sum(row_1, row_2, row_3),
          row_2 / sum(row_1, row_2, row_3),
          row_3 / sum(row_1, row_2, row_3))
28
29   cal_w <- calculateAHP(weights, comparisonMatrix@values)
30   cal_w
31   w_1 <- c(0, 0, 0)
32   for (i in 1:3){
       w_1[i]<- cal_w[i] / sum(cal_w)
     }
```

```
33  w_1
34
35  values <- c( 6,  4,   3,
                 4,  2,   6,
                 3,  7,   2,
                 4,  3,   7,
                NA,  9,   3,
                NA, NA,  NA
                 )
36
37  values <- matrix(values, nrow = 6, ncol = 3, byrow = TRUE)
38
39  result <- calculateAHP(weights, values)
40  result
41  rank <- compareResults(result)
42  rank
43  result <-  cbind(values, result, rank)
44  colnames(result) <- c("crit1", "crit2", "crit3", "result_value", "ranking")
45  result
46  result[, 5]
47
48  fuzzyComparisonMatrix <- fuzzyPairwiseComparisonMatrix(comparisonMatrix)
49  fuzzyComparisonMatrix
50  print(fuzzyComparisonMatrix)
51
52  result_fuzzy <- calculateAHP(fuzzyComparisonMatrix, values)
53  result_fuzzy
54  print(result_fuzzy)
55
56  defuzzified <- defuzziffy(result_fuzzy, "Yager")
57  defuzzified
58  rank_fuzzy <- (nrow(values) + 1) - sum(is.na(defuzzified)) - rank(defuzzified,
    na.last = "keep", ties.method = "max")
59  rank_fuzzy
60
61  ranked_fuzzy_1 <- compareFuzzyNumbers(result_fuzzy, "Chen")
62  ranked_fuzzy_1
63
64  rank_fuzzy_1 <- compareResults(ranked_fuzzy_1)
65  rank_fuzzy_1[, 1]
66
67  ranked_fuzzy_2 <- compareFuzzyNumbers(result_fuzzy, "possibilityTheory")
68  ranked_fuzzy_2
69  rank_fuzzy_2 <- c(4 + 1 - rank((ranked_fuzzy_2[, 1])[1:4], ties.method = "max"),
    NA, NA)
70  rank_fuzzy_2
```

第四节　文献导读

文献一

TI：When Irrational Biases Are Smart：A Fuzzy-Trace Theory of Complex Decision Making.

AU：Reyna V.

SO：J Intell. 2018 Jun 8；6（2）. pii：E29. doi：10.3390/jintelligence6020029.

简述：本文探讨了复杂决策的模糊痕迹理论（fuzzy-trace theory，FTT）。作者认为，基于 FTT 的决策方法有助于决策者了解其选择方案的基本要点（essential gist）及其与核心价值（core values）相联系的干预措施，这种方法是通过"一事一决（one decision at a time）"来减少"世界上尚未解决的重大问题（unresolved and dramatic problems in the world）"的实用方法。文章作者来自美国康奈尔大学人类神经科学研究所人类发展系（Department of Human Development，Human Neuroscience Institute，Cornell University，USA）。

文献二

TI：Utility of Arden Syntax for Representation of Fuzzy Logic in Clinical Quality Measures.

AU：Jenders RA.

SO：Stud Health Technol Inform. 2015；216：1096.

简述：本文论述了阿登语法（Arden Syntax）在临床质量评测（clinical quality measures，CQMs）模糊逻辑表达中的应用。文章作者来自美国查尔斯德鲁大学生物医学信息学中心和医学系（Center for Biomedical Informatics & Department of Medicine，Charles Drew University，USA）、美国加利福尼亚大学洛杉矶分校医学系（Department of Medicine，University of California，Los Angeles，USA）。

文献三

TI：Advances in Clinical Decision Support：Highlights of Practice and the Literature 2015-2016.

AU：Jenders RA.

SO：Yearb Med Inform. 2017 Aug；26（1）：125-132. doi：10.15265/IY-2017-012. Epub 2017 Sep 11.

简述：本文发表于 2017 年医学信息学年鉴，介绍了 2015 年和 2016 年临床决策支持（clinical decision support，CDS）的进展情况，确定了这一时期 CDS 研究和实践的十项关键主题，包括：①强调知识表示，侧重临床实践指南；②精准医学的各个方面，包括传感器的应用、基因组数据以及大数据；③致力于质量改进；④计算机化医生医嘱录入（computerized physician order entry，CPOE）系统的创新应用，包括相关数据的展示；⑤CDS 在各种临床机构中的扩展；⑥具有指导患者功能的 CDS；⑦了解 CDS 潜在的负面影响；⑧获取结构化数据以推动 CDS 干预；⑨诊断决策支持的应用；⑩CDS 标准的制订和应用。文章作者来自美国查尔斯德鲁大学生物医学信息学中心和医学系（Center for Biomedical Informatics & Department of Medicine，Charles Drew University，USA）、美国加利福尼亚大学洛杉矶分校医学系（Department of Medicine，University of California，Los Angeles，USA）。

文献四

TI：The Fuzzy World of Precision Medicine：Deliberations of a Precision Medicine Tumor Board.

AU：McGraw SA，Garber J，Jänne PA，Lindeman N，Oliver N，Sholl LM，Van Allen EM，Wagle N，Garraway LA，Joffe S，Gray SW.

SO：Per Med. 2017 Jan；14（1）：37-50. doi：10.2217/pme-2016-0074. Epub 2016 Dec 15.

简述：本文题为"精准医学的模糊世界：精准医学委员会的思考"。为了解癌症精准医学-肿瘤委员会（Cancer Precision Medicine Tumor Board，CPM-TB）如何做出决策，作者对CPM-TB决策过程进行了观察，对CPM-TB成员进行了深度访谈，认为科学证据和社会情境对决策有很大的影响，主观因素虽然存在于任何科学努力中，但在面对模棱两可的发现时可能会更加重要。文章作者来自美国纽约加里森黑斯廷斯中心（The Hastings Center，Garrison，NY，USA）、美国波士顿达纳法伯癌症研究所肿瘤内科（Department of Medical Oncology，Dana-Farber Cancer Institute，Boston，USA）、美国哈佛医学院（Harvard Medical School，USA）、美国波士顿布里格姆妇女医院（Brigham & Women's Hospital，Boston，USA）内科（Department of Medicine）、病理科（Department of Pathology）、美国麻省剑桥布罗德学院（Broad Institute，Cambridge，MA，USA）、美国宾夕法尼亚大学佩雷尔曼医学院医学伦理与健康政策系（Department of Medical Ethics & Health Policy，University of Pennsylvania，Perelman School of Medicine，USA）、美国费城儿童医院儿科（Department of Pediatrics，Children's Hospital of Philadelphia，USA）和美国加州杜阿尔特市希望城综合癌症中心人口科学系（Department of Population Sciences，City of Hope Comprehensive Cancer Center，Duarte，CA，USA）。

（张豫夫　李　毅　许蓓蓓　陈子烁　于　娜）

第八章 基于可能性理论的一次性决策

要判断决策是否恰当，而不是能否接受或者谁对谁错，正是因为最后总是要进行折衷。

One has to start out with what is right rather than what is acceptable（let alone who is right）precisely because one always has to compromise in the end.

彼得·德鲁克（Peter F. Drucker）

提要

本章主要讲解基于可能性理论的一次性决策分析方法。

要求掌握一次性决策的概念、类型、基于可能性程度和满意度的一次性决策步骤以及案例分析中的 R 软件实现方法。

要求熟悉可能性分布构造与合成、可能性分布测度与截集的基本概念。

要求了解可能性理论和一次性决策研究的发展状况。

第一节　一次性决策的基本理论

一、概念

在现实世界中，决策者经常遇到一次性决策的问题，例如，具有较短生命周期的新产品开发、突发事件的应急处理等。在不确定性决策问题中，有些情形下决策只能经历一次。这种情形的普遍特征是需要在具有部分信息的情况下做出不可重复的决策。这类决策称为一次性决策（one-shot decision）。

二、类型

一次性决策有两种类型。

在一次性决策问题中，有且只有一个不确定因素，这种一次性决策称为单一不确定因素情形下的一次性决策。

在一次性决策问题中，有两个或两个以上的不确定因素，这种一次性决策称为多种不确定因素情形下的一次性决策。

三、理论框架

在决策理论的总体框架中，一次性决策是基于可能性分布的决策。它介于信息不足甚至无知情形下的决策和概率分布已知情形下的决策之间。

一次性决策框架主要适用于决策仅仅经历一次并且概率分布因缺乏足够信息而不可用的情形[④]。在一次性决策分析中，决策者在自然状态确定后必须选择一个方案。在一些情况下，由于选择的方案适合于自然状态，因而得到了比较好的结果。而在另一些情形下，选择的方案相对不适合自然状态，可能就会得到比较不好的结果。事实上，在一次性决策问题中，有且仅有一种自然状态会发生。

四、可能性理论概述

（一）可能性理论的相关概念

1. 可能性

（1）自然语言中的可能性：自然语言中表述的可能性（possibility）是人们对事物的可实现程度以及达到某种目标的难易程度的一种反映。可能性程度的大小与人的感觉相关。可能性程度越大，说明此事件越容易执行。

可能性与现实性相对应。没有可能性就没有现实性，可能性是现实性的必要条件，服从乘法原理：

$$现实性＝可能性×条件$$

当条件不具备时（即条件＝0），可能性再大也无法成为现实（即现实性＝0）。如果可能性等于0，即使有再好的条件，也无法成为现实。

自然语言中有大量表达可能性的词汇，但是这些词汇的含义不尽相同，有的甚至相差甚远。英语里的情态动词（modal）主要功能之一就是用来表达"可能性"，但不同的情态动词所表达的"可能性"程度不同。这些不同有点很明显，有的很细微。一般把"可能性"分为两种。一是"理论上的可能性"（theoretical possibility），二是"事实上的可能性"（factual possibility）。理论上的可能性仅基于理论进行推测，不考虑实际情况。表达这个概念的情态动词是 can。事实上的可能性最弱的情况为"一般可能性"，大致30％的可能性，可以用 might、could 来表示。比"一般可能性"更高的程度为"很有可能"，大致60％的可能性，如 may、should 等。表达"可能性"程度最高（即试图表达100％可能性）的情态动词是 must，它表示"一定、肯定"，这种推测几乎接近事实。

（2）概率统计学中的可能性：概率统计学中的可能性即似然性（likelihood），是指事物发生的概率（probability），又称为"或然率（probability）"。概率分布函数是随机变量特性的表征。假设随机变量 X 服从某种分布，概率是指，在给定参数的条件下，$X＝x$ 的可能性；而似然则是指，在 $X＝x$ 的条件下，某一组参数反映 $X＝x$ 的真实性大小。

（3）可能性与概率的区别：自然语言中的可能性同概率统计学中的概率具有本质上的

---

④　Guo P. Private Real Estate Investment Analysis within a One-Shot Decision Framework ［J］. International Real Estate Review. 2010，13（3）：238-260.

区别。可能性大并不意味着概率大，概率小也并非意味着可能性小。然而，当事件不可能发生时，该事件必不发生。

以某人每天早上吃鸡蛋的个数为例来说明概率与可能性的异同。设 $U=\{1，2，3，4，5，6，7\}$，代表每天早餐吃 x 个鸡蛋，$p(x)$ 和 $\pi(x)$ 分别表示每天早餐吃 x 个鸡蛋的概率和可能性（表 8-1）。

表 8-1　概率分布和可能性分布

x	1	2	3	4	5	6	7
$p(x)$	0.7	0.2	0.1	0	0	0	0
$\pi(x)$	1	1	1	0.8	0.6	0.2	0

从表中可以看出，每天早晨吃 3 个鸡蛋的概率仅为 0.1，而可能性为 1，即这一事件是非常有可能发生的。这说明事件发生的概率与可能性是不一样的，概率代表的是某一事件发生的频繁程度，而可能性则指的是实现某一事件的难易程度。

2. 不确定性

自然界中有两种不确定性（uncertainty）：

一种是随机性（randomness），是在事件是否发生的不确定性中表现出来的不确定性，而事件本身的性态和类属是确定的。它是通过概率测度（probability measure）来衡量的；

另一种是模糊性（fuzziness），是事物本身的形态与类属的不确定性。它是通过所谓的可能性测度（possibility measure）来得到的。

可以说随机性是一种外在的不确定性，而模糊性是一种内在的不确定性。

不确定的事件，一般用"可能发生"来描述。而确定的事件，一般用"一定发生"或"不可能发生"来描述。

不确定事件是在主观或客观条件下都不能确定是否会发生的事件。而不可能事件是在逻辑思维下认为不会发生的事件。

必然事件是一定会发生的事件，其发生的可能性为 100％；反之，可能性为 100％ 的事件，并不一定是必然事件。同理，不可能事件的可能性为 0％，可能性为 0％ 的事件并不一定是不可能事件。

（二）可能性理论的提出与发展

在信息融合过程中，由于数据采集设备的精度与范围的局限、观测者认知水平或操作水平的差异、信息获取手段或处理方法的不完善及外界复杂环境的强干扰性等因素的耦合作用，导致从各信息源得到的信息通常呈出多种类型的不确定性，如随机、模糊、非精确、冲突、不完整性等。只有将这些不确定性信息进行表征与处理，并采用多源信息融合技术将其合成，才能保证整个系统识别与决策的可靠性和准确性。

1978 年，扎德在其论文[45]中把可能性的概念与模糊集合紧密联系起来，提出可能性在直观上同人们对可实行性的程度或技能的熟练程度的感觉有关，而概率是与似然性、信

---

[45]　Zadeh，L. A. Fuzzy sets as a basis for a theory of possibility [J]. Fuzzy Sets & Systems. 1978，1（1）：3-28.

念、频率或比例有关。扎德分析了可能性分布与概率分布间的关系，对可能性分布（possibility distribution）和可能性测度（possibility measure）这两大核心概念分别进行了定义，给出了可能性理论的模糊集合解释，为机器识别、信息分析以及人工智能等领域的发展提供了新的方法和工具，为可能性理论（possibility theory）的研究奠定了良好的理论基础。以后经由学者们的发展，可能性理论逐渐成为与模糊论平行的理论框架，并被成功应用于实际的专家系统和推理系统中。2014 年，扎德对可能性理论和模糊逻辑的关系进行了进一步阐述和说明。

可能性理论是在模糊集理论的基础上提出来的，它通过定义相互间的关系（可能性关系和必要性关系）来约束假设与结论，并通过两个基本规则对相互关系进行结合操作：取小（min）规则和取大（max）规则。从理论上说，min 规则用来处理假设，而 max 规则用来保存结论，从而避免信息丢失。

可能性理论具有以下独特优势：需要的先验知识较少；能够对事物未来发生的可能性进行预测；利用二元测度（可能性测度、必然性测度）及两者的算术平均（可信性测度）对不确定性信息进行量化与处理，可得到比单一测度更为全面的描述与解释；利用可能性集值映射揭示集合与集合（或幂集）的复杂映射规律，通过截集的变化反映集值映射的多变性，突破了单一确定性映射仅能描述元素间确定关系的局限。

可能性理论是不确定性信息处理与多源信息融合领域的研究热点之一。基于可能性理论所建立的不确定性信息表征与处理的理论框架在回归分析、聚类分析、近似推理、数学规划、结构优化、模糊逻辑、可能性决策、数据处理及其融合等方面仍然具有很大的发展潜力。

（三）可能性分布

1. 可能性分布的概念

设 U 是论域，X 是取值于 U 的一个变量。关于变量 X 的一个模糊约束是指：存在一个相容性函数，它使得变量定义域上的每一个值都对应区间 [0，1] 中的一个数，以这个数来表示这个值相对于这个模糊约束的相容程度。

如果 F 是 U 上的一个模糊子集，它的隶属函数为 μ_F，由 F 产生的关于 X 的模糊约束记为 $R(X)$，那么命题"X 是 F"就可以表示为 $R(X)=F$。于是，命题"X 是 F"就把变量 X 同一个等于 $R(X)$ 的分布联系起来。这个分布记作 Π_x，称为可能性分布，在数值上定义为 F 的隶属函数，即

$$\Pi_x \triangleq \mu_F$$

这个定义说明：模糊子集、模糊约束和可能性分布是关系密切的三个不同的概念。模糊子集是对于子集概念的推广。模糊约束是对于变量取值的限制。而可能性分布则反映对于变量 X 的不同取值，命题"X 是 F"成立的可能性。它们是从不同的角度反映同一个模糊现象。

例如：设 U 是正整数全体，F 是 U 上的一个模糊集，定义为

$$"X \text{ 是小的正整数}" = \frac{1.0}{1} + \frac{1.0}{2} + \frac{0.8}{3} + \frac{0.6}{4} + \frac{0.4}{5} + \frac{0.2}{6}。$$

那么，命题"X 是小的正整数"就使得变量 X 是小的正整数时，X 是 3 的可能性是 0.8。

可能性分布是可能性理论中的重要内容，能有效表征信息各种类型的不确定性，且能将自然语言表达的信息及模糊命题表示的知识进行量化描述。利用可能性分布对不确定性

信息表征之后，将各分布的信息进行综合，按照一定规则或方法对各可能性分布加以合成，使得合成结果能够随分布取值的变化而相应变化，从而可得到比单一可能性分布更为准确可靠的结果，在系统可靠性（reliability）分析、故障诊断及风险评估等领域具有广泛的应用价值[46]·[47]。

2. 可能性分布的种类

根据模糊变量的多少，可能性分布可以分为一元可能性分布和多元可能性分布。在多元可能性分布中有联合可能性分布、边缘可能性分布和条件可能性分布等。

3. 可能性分布的数字特征

在概率论中，通常利用一些数字特征来反映随机变量的变化情况。在可能性理论中，同样也有数字特征用来描述不确定性信息的特点，如可能性分布的矩特征、可能性分布的质心等。其中，矩特征从可能性均值、可能性方差、可能性协方差、可能性变化率、可能性偏度、可能性峭度等不同角度、不同层面上反映了不确定性信息的分布及变化情况；质心反映了不确定信息的可能性分布的分布及变化情况[48]。这些数字特征为不确定性信息的处理和描述提供了有效手段。

4. 可能性分布的构造

可能性分布构造是可能性分布合成的前提，构造的效果直接影响融合结果的精度以及目标识别的准确性。只有掌握不同类型可能性分布的构造特点，才能为可能性分布有针对性的合成奠定基础。

（1）基于隶属函数的可能性分布生成法：在可能性理论框架中，对于某一模糊集，其隶属函数与可能性分布函数在数值上是相等的，但是两者表示的意义完全不同。基于隶属函数的可能性分布生成法有：模糊统计法、由概率密度函数生成隶属度、启发式方法、三分法、专家打分法、二元对比排序法和综合加权法等。

隶属函数可以通过现有模糊数运算或模糊推理得到，构造过程允许创造性，以符合客观实际为其最终标准。

（2）基于概率的可能性分布构造：概率分布用于刻画随机变量，可对随机性信息进行有效描述；可能性分布用于描述模糊变量，可以有效表征与度量主客观不确定信息。

概率分布是在概率空间上进行定义，从实数集到区间［0，1］上的映射；而可能性是人们对某一事件的预测，它的分布是界定在可能性空间上函数的集合。

根据概率/可能性相容性原理，可能性分布可以由概率分布转换而来。概率分布和可能性分布转换没有固定方式。为了尽量减少信息的丢失，应按照一致性原则（consistency principle）、顺序保持原则（order preservation principle）和最大确定性原则（maximal specificity principle）实现概率分布到可能性分布的最佳转换[49]。一致性原则保持了概率和可能性分布数值上的一致性，即概率性程度很高，则可能性程度必定高。顺序保持原则反

---

[46]　吉琳娜. 可能性分布合成理论及其工程应用研究［D］. 中北大学博士学位论文，2015.

[47]　周新宇. 基于多源信息不确定性的可能性融合方法研究［D］. 中北大学硕士学位论文，2012.

[48]　Yingming Wang，Jinbo Yang，Dongling Xu. On the centroids of fuzzy numbers［J］. Fuzzy Sets and Systems. 2006，157：919-926.

[49]　Zadeh，L A. Fuzzy Sets as a Basis for a Theory of Possibility［J］. Fuzzy Sets and Systems. 1978，1（1）：3-28.

映了元素之间的相对顺序关系，如果一个元素在概率分布中优先于另一个元素，则转换到可能性分布中应保持相同的顺序。最大确定性原则是指，可能性分布所包含的信息要比概率分布少，为了避免信息丢失，可能性分布应具有最大确定性。

针对离散情况，比较常见的概率分布到可能性分布的转换方法有 T 转换、比例转换、线性转换、比较转换等。假设事件 $A = \{x_1, x_2, x_3, x_4, x_5, x_6\}$ 的概率 $p = \{0.1, 0.2, 0.2, 0.3, 0.1, 0.1\}$，

$$\pi_i = p_i + \sum_{i \neq j}^{6} \min(p_i, p_j), \ i, j = 1, 2, \cdots, 6$$

则，可能性分布 $\pi = \{0.6, 0.9, 0.9, 1, 0.6, 0.6\}$。

数据连续情况下，概率分布到可能性分布的最优转换需要较为完整的信息，实际中很难实现，可采用离散取样法、阶梯近似法和二次曲线近似法。在应用中，由于信息匮乏或测量信息精度有限，可采用截性三角形转换来近似最优转换。

(3) 基于可能性中值的可能性分布构造方法：根据模糊数区间可能性中值，可以得到一种新的可能性分布函数的构造方法。

(4) 主观可能性分布构造方法：目前构造隶属函数的方法还不够成熟，多依靠经验选择可能性分布，并通过反馈和不断校正使它接近客观现实。常见的分布有梯形分布（偏小型、中间型、偏大型）、Γ 分布（偏小型、中间型、偏大型）、正态分布（偏小型、中间型、偏大型）、Z 型分布（偏小型、中间型、偏大型）。

5. 可能性分布的合成

(1) 可能性分布合成的概念：可能性分布合成（possibility distribution fusion）是指通过将同一目标或事件不同信息源的多个可能性分布按照一定的规则或方法进行综合，获得比单一可能性分布更精确、更可靠的描述与估计。具体说来，就是针对不同的可能性分布，根据各分布的矩特征、高度、几何距离、周长、面积及质心等特征来衡量各分布间的差异，研究多个分布的协同规律与嵌接机制，从而得到相应的合成结果。

(2) 可能性分布合成的作用：可能性分布合成具有扩展可能性分布的基本运算、有效衡量分布间的差异性、提高信息的互补性、提高信息的可信度、降低分布的不确定性、提高决策或预测的可靠性等作用。

(3) 可能性分布合成的形式：根据对可能性分布合成结果的现象描述，将分布合成分成点状式（single point）、不增式（only decrease）、不减式（only increase）和增减式（increase and decrease）等合成形式。点状式是指经合成运算之后，与原有的可能性分布相比，其合成结果得到的是一个点，如"先取小，再取大"算子。不增式是指经运算后，两个合成的可能性分布一致区间的合成结果没有增加，而非一致区间的结果却减小了，如取小算子。不减式是指经合成运算后，两个合成的可能性分布一致区间的合成结果增加了，而非一致区间的结果没有减小，如取大算子。增减式为一致区间的合成结果增加了，同时非一致区间的结果减小了，如平均算子。

(4) 可能性分布合成的方法：根据可能性分布的特点及性质，按照合成方法的适用范围及分布类型的不同，将其分为三类：基于模糊算子（fuzzy operators）的可能性分布合成法、基于可能性分布相似测度（similar measure）的加权合成法、基于可能性分布确定度（certainty degrees）的加权合成法。

（四）可能性测度与截集

1. 可能性测度

（1）对可能性的认知状态和可能性测度的表达：可能性理论通过可能性测度和必然性测度，以及由二元测度引出的可信性测度来刻画模糊命题或知识的不确定性。

可能性测度为计算可能性命题"X 是 A"的真值提供了可行的分析框架。

设 $\tilde{A}$ 为论域 U 上的模糊集合。可能性理论的二元测度（$\Pi(\tilde{A})$，$N(\tilde{A})$）表示命题"X 是 $\tilde{A}$"的不确定性，其中，$\Pi(\tilde{A})$ 称为可能性程度，表示命题为真的可能性程度；$N(\tilde{A})$ 称为必然性程度，表示命题为真的确定性程度；闭区间 $[\Pi(\tilde{A})$，$N(\tilde{A})]$ 表示信任区间。可能性测度和必然性测度均不是自对偶性的不确定性测度，其中 $\Pi(\tilde{A})$ 是一种下半连续的模糊测度，$N(\tilde{A})$ 是一种上半连续的模糊测度。

必然性测度与可能性测度之间具有如下的对偶关系：

$$N(\tilde{A}) = 1 - \Pi(\tilde{A}^c)$$

在可能性理论中，$\Pi(\tilde{A}) + \Pi(\tilde{A}^c) = 1$ 和 $N(\tilde{A}) + N(\tilde{A}^c) = 1$ 这两个等式并不恒成立，这也是可能性与概率论的不同之处。概率论中的一个事件的概率决定于它对应的相反事件的概率；可能性理论中，一个事件的可能性（必然性）和相反事件的可能性（必然性）的联系是微弱的。

可信性测度是可能性测度和必然性测度的算术平均，既不是下连续，也不是上连续的，但具有自对偶性，能够完全决定其对立事件发生的可信度。当可信性测度为 1 时，事件必然发生，反之，当可信性测度为 0 时，事件必不发生。

（2）可能性分布和可能性测度的关系：在一定条件下，可能性分布和可能性测度可以相互转换。

设 $(U，P(U)，\Pi)$ 为可能性空间，$P(U)$ 为 U 的所有子集的集合。

普通集合的可能性分布和可能性测度转换：

$$\Pi(A) = \sup_{x \in A} \pi_x(x)，\quad \forall A \in P(U)$$

模糊集合的可能性分布和可能性测度转换：

$$\Pi(\tilde{A}) = \bigvee_{x \in \tilde{A}} \{\mu_{\tilde{A}}(x) \wedge \pi_x(x)\} = \sup_{x \in A} \{\mu_{\tilde{A}}(x) \wedge \pi_x(x)\}，\quad \forall \tilde{A} \in F(U)$$

普通集合的可能性分布和必然性测度转换：

$$N(A) = \inf_{x \in A} \{1 - \pi_x(x)\}，\quad A \in P(U)$$

模糊集合的可能性分布和必然性测度转换：

$$N(\tilde{A}) = 1 - \sup_{x \in U} \{(1 - \mu_{\tilde{A}}(x)) \wedge (\pi)_x(x))\}，\quad \tilde{A} \in F(U)$$

注：以上公式中，sup 表示集合的上确界，即最大上界；inf 表示集合的下确界，即最小下界。

2. 截集

模糊集合能较客观地反映现实生活中的模糊概念，但在处理实际问题的过程中，对结果做出判断或决策时，需要将模糊集合变成普通集合。λ-截集（cut sets）是模糊集合与普通集合能够相互转化的一个枢纽和桥梁。

若 $\tilde{A} \in F(U)$，$\tilde{A}$ 为论域 U 上的模糊集，其中 $\lambda \in [0，1]$，记

$$A_\lambda = \{x \mid x \in U，\quad \mu_{\tilde{A}}(x) \geq \lambda\}$$

则A_λ为模糊集$\widetilde{A}$的一个λ-截集（或弱截集），其中λ表示置信水平或阈值。而称

$$A_{\bar{\lambda}}=\{x|x\in U,\quad \mu_{\widetilde{A}}(x)>\lambda\}$$

为$\widetilde{A}$的一个λ-强截集（或开截集）。记

$$supp\widetilde{A}=\{x|x\in U,\ \mu_{\widetilde{A}}(x)>0\}$$

$$ker\widetilde{A}=\{x|x\in U,\ \mu_{\widetilde{A}}(x)=1\}$$

则称$supp\widetilde{A}$为$\widetilde{A}$的支集，$ker\widetilde{A}$为$\widetilde{A}$的核，称$supp\widetilde{A}-ker\widetilde{A}$为的边界，记作$bon\ \widetilde{A}$，即

$$bon\ \widetilde{A}=\{x|x\in U,\ \mu_{\widetilde{A}}(x)>0,\ \mu_{\widetilde{A}}(x)\neq 1\}$$

A_λ、$A_{\bar{\lambda}}$、$suppA$和$kerA$均为普通集合而不是模糊集合，当λ置信水平取遍［0，1］，可得到U中两个普通集合族$\{A_\lambda\}_{\lambda\in[0,1]}$和$\{A_{\bar{\lambda}}\}_{\bar{\lambda}\in[0,1]}$，且$\{A_\lambda\}_{\lambda\in[0,1]}$和$\{A_{\bar{\lambda}}\}_{\bar{\lambda}\in[0,1]}$都是一个套着一个的截集族。

五、一次性决策理论的提出和发展

对于一次性决策而言，真实的自然状态仅仅会发生一次。现有的基于不确定性的决策理论都是在概率分布或可能性分布的情况下所做的决策，在解决一次性决策问题上存在诸多问题。

2011年，日本横滨国立大学经营学部决策科学系郭沛俊（Peijun Guo）教授首先提出了一次性决策理论（one-shot decision theory，OSDT）用以解决一次性决策问题(50)，构建了一次性决策理论的基本框架并进行了相关的探索。随后，提出了多阶段的一次性决策方法，详细阐述了不确定情形下一次性决策理论与其他决策理论的基本差别，证明了非常有必要用一次性决策理论解决一次性决策问题，论述了一次性决策理论与概率决策方法之间的关系。

2015年，李补喜和康毛毛(51)提出了基于两个不相关不确定因素的一次性决策理论研究，在单一不确定因素的一次性决策基础之上，首先给出两个不确定因素的可能性，其次给出选择焦点和最佳方案的方法，并详细论述了两个不相关不确定因素的一次性决策过程。

在可能性理论和概率决策之间，一次性决策理论发挥着必不可少的连接作用。

第二节 一次性决策的分析方法

一、一次性决策中的相关定义

（一）可能性分布

自然状态在未来发生的程度可以定义为如下描述的可能性分布$\pi(x)$。

定义1：给定函数π：$S\rightarrow[0,1]$，若$\max\limits_{x\in S}\pi(x)=1$，则，$\pi(x)$称之为可能性分布，

---

(50) Guo P. One-Shot Decision Theory [J]. IEEE Transactions on Systems Man and Cybemetics Part A Systems and Humans. 2011，41 (5)：917-926.

(51) 李补喜，康毛毛. 基于2个不相关的不确定因素的一次性决策理论研究［J］. 云南民族大学学报（自然科学版）. 2015，24 (3)：222-229.

其中 S 是样本空间，$\pi(x)$ 为 x 的可能性程度。$\pi(x)=1$ 表明 x 的发生是正常的，$\pi(x)=0$ 表明 x 的发生是不正常的。x 的可能性程度越小，x 的发生越令人惊讶。

区分可能性分布与概率分布最简单的一种方法是，可能性分布不具有一般意义的可加性；而概率分布具有可加性。

（二）概率分布函数

定义 2：设 S 为一个样本空间，若是对任意一个自然状态 $x\in S$，定义在 S 上的概率分布函数 $p(x)$ 满足：

若 $x\in S$，则 $p(x)\geqslant 0$，

若 $S=\{x_1, x_2, \cdots, x_n\}$，则 $\sum_{i=1}^{n} p(x_i)=1$，

若有限个自然状态 x_1，x_2，…，x_n 互不相容，则 $p\left(\sum_{i=1}^{n} x_i\right)=\sum_{i=1}^{n} p(x_i)$。

（三）满意度函数

称一种自然状态 x 和一个方案 a 组合形成的结果为报酬（payoff），记为（x，a）。满意度函数被决策者用来体现对于报酬的满意水平，定义如下：

定义 3：用 V 表示报酬 $v(x, a)$ 的集合。有下面的函数，

$$u: V\rightarrow[0, 1]$$

当 $v_1>v_2$ 时，$u(v_1)>u(v_2)$，其中 v_1，$v_2\in V$ 称之为满意度函数。

由于报酬是 x 和 a 的函数，因此，满意度函数可以表示为 $u(v(x, a))$，简单记为 $u(x, a)$。

（四）一次性决策中概率分布向可能性分布的转换原则

在一次性决策问题中，概率分布和可能性的转换是一种有限可数集合下的分布转换，需遵循一致性原则和最优保持原则。一次性原则是指某一自然状态发生的概率总是小于等于其发生的可能性。最优保持原则是指当自然状态 x_1 的概率小于自然状态 x_2 的概率时，则在转换之后，x_1 的可能性程度应该小于 x_2 的可能性程度。

在一次性决策问题中，由于信息不完备、数据匮乏、认知能力偏差等因素，因此很难估计实际的概率程度。

二、一次性决策分析的步骤

（一）可能性分布情形下的一次性决策

1. 确定焦点

一次性决策理论(52)是基于某种特定的状态，这种状态是考虑了它发生的可能性程度和满意度相结合的最合适的情景。从所有的自然状态中选取一些自然状态（state of nature），

(52)　Guo P. One-shot decision theory：a fundamental alternative for decision under uncertainty. In：P. Guo & W. Pedrycz（Eds.），Human-Centric Decision-Making Models for Social Science. In：Studies in Computational Intellligence［M］，Springer-Verlag，Berlin，Heidelberg，2014，502：33-55.

即焦点（focus points，FP）。决策者根据其对可能性程度和满意度的态度来确定焦点。焦点有三种：正常焦点（normal FP）、积极焦点（active FP）、消极焦点（passive FP）。

对每一个选项选择需要考虑的自然状态，有三种选择方法：

可能性为 1 的自然状态，记为 x^0，正常焦点，即

$$x^0 = \arg \max_{x \in S} \pi(x)$$

对于一个选项 a，其积极焦点 $x^*(a)$，为

$$x^*(a) = \arg \max_{x \in S} \min[\pi(x), u(x, a)]$$

对于一个选项 a，其消极焦点 $x_*(a)$，为

$$x_*(a) = \arg \min_{x \in S} \max[1 - \pi(x), u(x, a)]$$

考虑到可能性程度（α）和满意度（β）的组合，共有 12 类焦点。

2. 选择最佳方案

选择最佳方案的方法是对每一焦点上的满意度进行比较，选择可以产生最高满意度的一个方案。因为存在 12 类焦点，故有 12 类最佳方案。

基于不同类型的焦点，最优选项由下列公式给出。a^0，a^*，a_* 分别表示正常、积极、消极最优选项。

$$a^0 = \arg \max_{a \in A} \min_{x^0 \in X^0} u(x^0, a)$$
$$a^* = \arg \max_{a \in A} \max_{x^*(a) \in X^*(a)} u(x^*(a), a)$$
$$a_* = \arg \max_{a \in A} \min_{x_*(a) \in X_*(a)} u(x_*(a), a)$$

（二）概率分布情形下的一次性决策

1. 确定焦点

由于概率分布 $p(x)$ 已知，每一自然状态的可能性分布为 $\pi(x) = p(x)/p^*$。其中，p^* 为 $p(x_i)$ 中的最大值，记为

$$p^* = \max_{i = 1, 2, \cdots, n} p(x_i)。$$

概率分布情形下一次性决策理论中的焦点有 12 种类型：

$x_\alpha^{1*}(a)$ 是在具有高可能性的自然状态中具有最高满意度的自然状态，是第 I 类焦点；

$x_\alpha^{2*}(a)$ 是在具有高可能性的自然状态中有最低满意度的自然状态，是第 II 类焦点；

$x_\alpha^{3*}(a)$ 是在具有低可能性的自然状态中有最高满意度的自然状态，是第 III 类焦点；

$x_\alpha^{4*}(a)$ 是在具有低可能性的自然状态中有最低满意度的自然状态，是第 IV 类焦点；

$x_\beta^{5*}(a)$ 是在高满意度的自然状态中有最高可能性的自然状态，是第 V 类焦点；

$x_\beta^{6*}(a)$ 是在具有高满意度的自然状态中有最低可能性的自然状态，是第 VI 类焦点；

$x_\beta^{7*}(a)$ 是在具有低满意度的自然状态中有最高可能性的自然状态，是第 VII 类焦点；

$x_\beta^{8*}(a)$ 是在具有低满意度的自然状态中有最低可能性的自然状态，是第 VIII 类焦点；

$x^{9*}(a)$ 是寻求更高可能性程度和更高满意度的一个自然状态，被认为是积极的焦点，是第 IX 类焦点；

$x^{10*}(a)$ 是寻求更低可能性程度、更低满意度的一个自然状态，被认为是恐惧的、忧虑的焦点，是第 X 类焦点；

$x^{11*}(a)$ 是寻求较高可能性程度和较低满意度的自然状态，被认为是消极的焦点，是

第 XI 类焦点；

$x^{12*}(a)$ 是寻求有较低可能性程度、较高满意度的自然状态，被认为是勇敢无畏的焦点，是第 XII 类焦点。

2. 选择最佳方案

为选择最佳方案，决策者根据自己对可能性程度和满意度的有关态度，为每一方案确定焦点，再比较每一焦点上的满意度。仅考虑焦点上的满意度来获得最佳方案的原因如下：对于决策者而言，焦点是最合适的自然状态，一旦焦点成真，决策者选择可以产生最佳效果（最高满意度）的一个方案。如果将后悔准则作为依据，则会产生不同的"最优方案"。

由于存在 12 类焦点，故可获得 12 类最佳方案[53,54]：

一个方案 a 若是存在多个焦点，需要用极大极小（max min）运算，它反映的是决策者的保守态度；

一个方案 a 若是存在多个焦点，需要用极大极大（max max）运算，它反映的是决策者积极进取的态度。

第三节　案例分析和软件实现

一、选择医院就诊

（一）问题描述

患者想在两家医院中选择一家就诊。他向周围的邻居、同事和朋友打听其看病经历，了解到他们对两家医院的满意度。患者通过对自己的病情与周围人进行比较，得出病情的相似度。请问，患者会选择哪一家医院？

（二）数据说明

表 8-2 列出了就诊满意度和相似度数据。

表 8-2　就诊满意度和相似度数据

	满意度	相似度
1	0.9	0.8
2	0.6	0.7
3	0.6	0.5
4	0.4	0.7
5	0.9	0.4
6	0.8	0.1

㊾　温广幸. 预算约束下新产品报童问题的一次性决策研究［D］. 山西大学硕士学位论文，2015.

㊿　赵瑞. 基于概率分布的单周期产品的一次性决策研究［D］. 山西大学硕士学位论文，2016.

（三）R 软件包安装

♯ 使用 R 基础包即可，无须调用其他包.

（四）R 软件代码

```
1    data <- data.frame(order = 1:6,
                        people = c('n1', 'n2', 'n3', 'n4', 'n5', 'n6'),
                        hospital = c('h1', 'h2', 'h1', 'h2', 'h1', 'h2'),
                        satisfaction = c(0.9, 0.6, 0.6, 0.4, 0.9, 0.8))
2
3    simility <- c(0.8, 0.7, 0.5, 0.7, 0.4, 0.1)
4    U_h1 <- (simility[1] / (simility[1] + simility[3] + simility[5])) *
     data$satisfaction[1] + (simility[3] / (simility[1] + simility[3] + simility[5]))
     * data$satisfaction[3] + (simility[5] / (simility[1] + simility[3] + simility[5]))
     * data$satisfaction[5]
5    U_h1
6    U_h2 <- (simility[2] / (simility[2] + simility[4] + simility[6])) *
     data$satisfaction[2] + (simility[4] / (simility[2] + simility[4] + simility[6]))
     * data$satisfaction[4] + (simility[6] / (simility[2] + simility[4] + simility[6]))
     * data$satisfaction[6]
7    U_h2
8    U_h1 > U_h2
```

二、治疗方案的选择

（一）问题描述

针对某患者治疗方案的集合和其身体状态的集合分别为 $A = \{a_1, a_2\}$ 和 $S = \{x_1, x_2, x_3, x_4, x_5\}$。请运用一次性决策分析方法寻求方案 a_1 和 a_2 所有类型的焦点。

（二）数据说明

假设，每一身体状态的概率、可能性程度和每一身体状态上每一方案提供的满意度水平 $u(x_i, a_1)$ 和 $u(x_i, a_2)$ 列于表 8-3 中（参见：Pei-jun Guo. One-Shot Decision Theory. Ieee Transactions on Systems. Man. and Cybernetics，part A：Systems and Humans，2011，5：917-926.）。

表 8-3　概率、可能性程度和满意度水平

	x_1	x_2	x_3	x_4	x_5
$p(x_i)$	0.09	0.21	0.24	0.30	0.18
$u(x_i, a_1)$	0.90	1.00	0.50	0.65	0.90
$u(x_i, a_2)$	0.60	0.75	0.60	0.55	1.00

（三）R 软件包安装

♯ 使用 R 基础包即可，无须调用其他包.

（四）R 软件代码

```
1   p = c(0.09, 0.21, 0.24, 0.30, 0.18)
2   u_a1 = c(0.90, 1.00, 0.50, 0.65, 0.90)
3   u_a2 = c(0.60, 0.75, 0.60, 0.55, 1.00)
4   data <- as.data.frame(rbind(p, u_a1, u_a2))
5   names(data) <- c('x1', 'x2', 'x3', 'x4', 'x5')
6
7   a <- 0.75
8   b <- 0.70
9   pai <- p / max(p)
10
11  which(pai >= a)
12  which(pai < a)
13  which(u_a1 >= b)
14  which(u_a1 < b)
15  which(u_a2 >= b)
16  which(u_a2 < b)
17  arg_mm <- function(m1, m2){
      min_max <- min(max(m1[1], m2[1]), max(m1[2], m2[2]), max(m1[3], m2[3]), max(m1[4],
    m2[4]), max(m1[5], m2[5]))
      max_min <- max(min(m1[1], m2[1]), min(m1[2], m2[2]), min(m1[3], m2[3]), min(m1[4],
    m2[4]), min(m1[5], m2[5]))
      return(c(min_max = min_max, max_min = max_min))}
18  min_max <- function(m1, m2){
      m <- matrix(c(m1, m2), 2, 5, byrow = TRUE)
      locate <- which(m == arg_mm(m1, m2)[1], arr.ind = T)[, 2]
      return(locate)}
19  max_min <- function(m1, m2){
      m <- matrix(c(m1, m2), 2, 5, byrow = TRUE)
      locate <- which(m == arg_mm(m1, m2)[2], arr.ind = T)[, 2]
      return(locate)}
20
21  f_a1_c1 <- paste('x', which(u_a1 == max(u_a1[which(pai >= a)])), sep = '')
22  f_a1_c2 <- paste('x', which(u_a1 == min(u_a1[which(pai >= a)])), sep = '')
23  f_a1_c3 <- paste('x', which(u_a1 == max(u_a1[which(pai < a)])), sep = '')
24  f_a1_c4 <- paste('x', intersect(which(u_a1 == min(u_a1[which(pai < a)])), which(pai
    < a)), collapse = ', ', sep = '')
25  f_a1_c5 <- paste('x', which(pai == max(pai[which(u_a1 >= b)])), sep = '')
26  f_a1_c6 <- paste('x', which(pai == min(pai[which(u_a1 >= b)])), sep = '')
27  f_a1_c7 <- paste('x', which(pai == max(pai[which(u_a1 < b)])), sep = '')
28  f_a1_c8 <- paste('x', which(pai == min(pai[which(u_a1 < b)])), sep = '')
29  f_a1_c9 <- paste('x', max_min(pai, u_a1), sep = '')
30  f_a1_c10 <- paste('x', min_max(pai, u_a1), sep = '')
31  f_a1_c11 <- paste('x', min_max(1 - pai, u_a1), sep = '')
32  f_a1_c12 <- paste('x', min_max(pai, 1 - u_a1), sep = '')
33
34  f_a2_c1 <- paste('x', intersect(which(u_a2 == max(u_a2[which(pai >= a)])),
    which(pai >= a)), sep = '')
35  f_a2_c2 <- paste('x', which(u_a2 == min(u_a2[which(pai >= a)])), sep = '')
36  f_a2_c3 <- paste('x', which(u_a2 == max(u_a2[which(pai < a)])), sep = '')
37  f_a2_c4 <- paste('x', intersect(which(u_a2 == min(u_a2[which(pai < a)])), which(pai
    < a)), sep = '')
38  f_a2_c5 <- paste('x', which(pai == max(pai[which(u_a2 >= b)])), sep = '')
39  f_a2_c6 <- paste('x', which(pai == min(pai[which(u_a2 >= b)])), sep = '')
```

```
40  f_a2_c7 <- paste('x', which(pai == max(pai[which(u_a2 < b)])), sep = '')
41  f_a2_c8 <- paste('x', which(pai == min(pai[which(u_a2 < b)])), sep = '')
42  f_a2_c9 <- paste('x', max_min(pai, u_a2), sep = '')
43  f_a2_c10 <- paste('x', intersect(min_max(pai, u_a2), intersect(which(pai < a),
    which(u_a2 < b))), sep = '')
44  f_a2_c11 <- paste('x', min_max(1 - pai, u_a2), sep = '')
45  f_a2_c12 <- paste('x', which(pai == min(c(pai[min_max(pai, 1 - u_a2)[1]],
    pai[min_max(pai, 1 - u_a2)[2]]))), sep = '')
46
47  rlt <- as.data.frame(rbind(
    a1 = c(f_a1_c1, f_a1_c2, f_a1_c3, f_a1_c4, f_a1_c5, f_a1_c6, f_a1_c7, f_a1_c8,
    f_a1_c9, f_a1_c10, f_a1_c11, f_a1_c12),
    a2 = c(f_a2_c1, f_a2_c2, f_a2_c3, f_a2_c4, f_a2_c5, f_a2_c6, f_a2_c7, f_a2_c8,
    f_a2_c9, f_a2_c10, f_a2_c11, f_a2_c12)))
48  names(rlt) <- c('I', 'II', 'III', 'IV', 'V', 'VI', 'VII', 'VIII', 'IX', 'X', 'XI',
    'XII')
49
50  c1_select <- paste('a', which.max(c(
    u_a1[which(u_a1 == max(u_a1[which(pai >= a)]))],
    u_a2[intersect(which(u_a2 == max(u_a2[which(pai >= a)])), which(pai >= a))])),
    collapse = ', ', sep = '')
51  c2_select <- paste('a', which.max(c(
    u_a1[which(u_a1 == min(u_a1[which(pai >= a)]))],
    u_a2[which(u_a2 == min(u_a2[which(pai >= a)]))])), collapse = ', ', sep = '')
52  if(u_a1[which(u_a1 == max(u_a1[which(pai < a)]))] == u_a2[which(u_a2 ==
    max(u_a2[which(pai < a)]))]){
    c3_select <- paste('a', c(1, 2), collapse = ', ', sep = '')}
53  c4_select <- paste('a', which.max(c(
    u_a1[intersect(which(u_a1 == min(u_a1[which(pai < a)])), which(pai < a))],
    u_a2[intersect(which(u_a2 == min(u_a2[which(pai < a)])), which(pai < a))])),
    collapse = ', ', sep = '')
54  c5_select <- paste('a', which.max(c(
    u_a1[which(pai == max(pai[which(u_a1 >= b)]))],
    u_a2[which(pai == max(pai[which(u_a2 >= b)]))])), collapse = ', ', sep = '')
55  c6_select <- paste('a', which.max(c(
    u_a1[which(pai == min(pai[which(u_a1 >= b)]))],
    u_a2[which(pai == min(pai[which(u_a2 >= b)]))])), collapse = ', ', sep = '')
56  c7_select <- paste('a', which.max(c(
    u_a1[which(pai == max(pai[which(u_a1 < b)]))],
    u_a2[which(pai == max(pai[which(u_a2 < b)]))])), collapse = ', ', sep = '')
57  c8_select <- paste('a', which.max(c(
    u_a1[which(pai == min(pai[which(u_a1 < b)]))],
    u_a2[which(pai == min(pai[which(u_a2 < b)]))])), collapse = ', ', sep = '')
58  c9_select <- paste('a', which.max(c(
    u_a1[max_min(pai, u_a2)],
    u_a2[max_min(pai, u_a2)])), collapse = ', ', sep = '')
59  c10_select <- paste('a', which.max(c(
    u_a1[min_max(pai, u_a1)],
    u_a2[intersect(min_max(pai, u_a2), intersect(which(pai < a), which(u_a2 < b)))])),
    collapse = ', ', sep = '')
60  c11_select <- paste('a', which.max(c(
    u_a1[min_max(1 - pai, u_a1)],
    u_a2[min_max(1 - pai, u_a2)])), collapse = ', ', sep = '')
61  c12_select <- paste('a', which.max(c(
    u_a1[min_max(pai, 1 - u_a1)],
```

```
        u_a2[which(pai == min(c(pai[min_max(pai, 1 - u_a2)[1]], pai[min_max(pai, 1 -
62   u_a2)[2]]))))])), collapse = ', ', sep = '')

63   rlt_1 <- rbind(rlt, rlt = c(c1_select, c2_select, c3_select, c4_select, c5_select,
     c6_select, c7_select, c8_select, c9_select, c10_select, c11_select, c12_select))
```

第四节　文献导读

文献一

TI：Possibility Distribution-Based Approach for MAGDM with Hesitant Fuzzy Linguistic Information.

AU：Wu Z，Xu J.

SO：IEEE Trans Cybern. 2016 Mar；46（3）：694-705. doi：10.1109/TCYB. 2015.2413894. Epub 2015 Mar 30.

简述：在定性的群体决策（group decision making，GDM）过程中，犹豫模糊语言术语集（hesitant fuzzy linguistic term set）可用于表示专家的不同偏好。本文提出一种新的框架模型来处理具有犹豫模糊语言信息的多属性 GDM（multiple attribute GDM，MAGDM）。文章作者来自四川大学商学院。

文献二

TI：Fuzzy Reasoning of Accident Provenance in Pervasive Healthcare Monitoring Systems.

AU：Wang Y，Hu X.

SO：IEEE J Biomed Health Inform. 2013 Nov；17（6）：1015-22. doi：10.1109/JBHI.2013.2274518.

简述：在医疗监控环境中，数据溯源（data provenance）作为一种元数据可以帮助人们分析由复杂事件导致的医疗事故的原因。本文探讨医疗监控系统中事故起源的模糊推理，提出了一种具有源语义和反向模糊时间推理网（backward fuzzy time reasoning net，BFTRN）的反向推导模型，用于解决时间不精确、推理不可复原的问题。在此模型的基础上，作者还设计了一种基于时间自动化理论的逆向推理算法。文章作者来自南京科技大学和美国德雷塞尔大学信息科学技术学院（College of Information Science and Technology，Drexel University，USA）。

文献三

TI：Fuzzy Temporal Constraint Networks for Clinical Information.

AU：Lai AM，Parsons S，Hripcsak G.

SO：AMIA Annu Symp Proc. 2008 Nov 6：374-8.

简述：时间推理系统 TimeText 可用于临床文本中时间信息的表示、抽取和推理。本文将三级（不可能、低可能和高可能）、阶梯可能性分布函数与模糊时间约束网络（fuzzy temporal constraint networks）的早期求解方法结合在一起，对 TimeText 进行了扩展，增加了模糊时间约束的功能，提高了处理时间关系中不确定性的能力。文章作者来自美国哥伦比亚大学生物医学信息学系（Department of Biomedical Informatics，Columbia University，USA）。

文献四

TI：GrCount：Counting Method for Uncertain Data.

AU：Mencar C，Pedrycz W.

SO：MethodsX. 2019 Oct 17；6：2455-2459. doi：10.1016/j. mex. 2019.10.001. eCollection 2019.

简述：作者根据可能性理论（possibility theory）建立了一种不确定数据（即不能与参照物精确关联的观测数据）的计算方法，对该方法进行了逐步描述，介绍了 Python 实现方法，还给出了一个生物信息学方面的用例。文章作者来自意大利巴里奥尔多·莫罗大学大学信息学系（Department of Informatics，University of Bari "A. Moro"，Italy）、加拿大阿尔伯塔大学电气与计算机工程系（Department of Electrical and Computer Engineering，University of Alberta，Canada）和波兰科学院系统研究所（Systems Research Institute，Polish Academy of Sciences，Poland）。

（李　毅　张豫夫　于　娜　苏鹤轩）

第九章 基于粗糙集理论的三支决策

卓有成效的决策者会问最后一个问题：决策真的必要吗？决策的反面就是不做任何决策。

There is one final question the effective decision-maker asks: Is a decision really necessary? One alternative is always the alternative of doing nothing.

彼得·德鲁克（Peter F. Drucker）

提要

本章主要讲解三支决策的概念、关键要素、形式化描述和基于粗糙集理论的三支决策分析方法。

要求掌握三支决策的概念及其关键要素、粗糙集理论中的基本概念和案例分析中的 R 软件实现方法。

要求熟悉基于粗糙集理论的属性约简、属性值约简和三支决策分析方法。

要求了解贝叶斯理论、D-S 理论、模糊集理论、可能性理论和粗糙集理论在决策过程中各自的优点和局限性。

第一节 三支决策的基本理论

一、概念

三支决策（three-way decision，TWD）是由接受、拒绝和不承诺三种决策组成的决策，是在二支决策的基础上发展起来的决策理论。

二支决策只考虑接受和拒绝两种决策方式，是用"非黑即白"的理念对一个事物进行判定的策略。但在实际决策过程中，人们面临的决策问题往往具有不确定性、不完备性以及不精确性，所以常常无法立即做出接受或者拒绝的二支决策。

三支决策在信息获取不充分时采取不承诺措施，这种措施有可能将决策损失降到最低。例如，在临床诊断中，对于具有典型症状或病情轻微的患者，医生能够快速准确地做出诊断；而对于一些疑难杂症或慢性疾病，通常不能做出快速诊断，需要进行更多的观察、检查和检验才能给出相对明确的诊断。

三支决策是一种基于符合人类认知的决策模式。它认为人们在实际决策过程中，对于具有充分把握接受或拒绝的事物能够立即做出快速的判断，即当机立断；对于那些不能立即做出决策的事物，人们往往会推迟对事件的判断，即：延迟决策。延迟决策体现了三支决策的思想，即：将不确定的事物放进"待定区"，而不是立即做出决定，待得到更多的可靠依据和信息支持后再进行判断，从而避免直接接受或拒绝带来的风险。

造成延迟决策的原因很多，比如：所掌握的信息不够充分、对风险的评估不够全面、对事件的认知不够彻底等。当人们对信息、风险、认知的掌握程度达到一定的水平时，才会做出接受或拒绝的最终判断。从这个角度说，三支决策是最终实现二支决策的一个中间步骤。

二、关键要素

（一）正域、边界域和负域

在粗糙集理论中，假定论域为 U，某一不精确的概念 C 上、下近似集将 U 划分成了正域 POS（C）、边界域 BND（C）和负域 NEG（C）。在实际情景中，POS（C）、BND（C）和 NEG（C）分别代表接受决策、延迟决策和拒绝决策，统称为三支决策。

（二）状态和行动

根据贝叶斯决策过程，决策粗糙集模型由两类状态和三种行动组成。

两类状态分别是待分类对象 x 属于 C 和不属于 C。

三种行动分别为：将 x 判为属于 C，表现为接受决策；暂时不对 x 进行判别，表现为延迟决策；将 x 判为不属于 C，表现为拒绝决策。

（三）损失函数

在不同状态下采取不同行动对应不同的损失函数矩阵。

如果 x 属于 C，那么将 x 判入 POS（C）中所带来的损失要小于将其判入 BND（C）中，同时两者的损失又都小于将其判入 NEG（C）中所带来的损失。

同理，如果 x 不属于 C，将其判入 NEG（C）中所带来的损失要小于将其判入 BND（C）中的，同时两者的损失都小于将其判入 POS（C）中所带来的损失。

三、粗糙集理论和三支决策的提出和发展

（一）经典粗糙集理论的形成

1982 年，波兰数学家帕夫拉克提出了粗糙集概念，被称为经典粗糙集或 Pawlak 粗糙集，标志着粗糙集理论的形成。为了描述粗糙集，帕夫拉克引进两个精确集：上近似集合（upper approximation set）、下近似集（lower approximation set）。

粗糙集理论已经发展成为处理带有噪声、不精确或不完整信息的分类问题的一种有效的数学工具。虽然是针对模糊和不确定知识的，但粗糙集理论本身具有严密逻辑基础，是精确的，是采用精确的数学方法分析不精确系统的一种理想方法。与贝叶斯理论、D-S 证据理论相比，其最大的特点是不需要任何先验知识，依赖数据内部的知识，在信息系统的分类能力不变的前提下，通过知识约简方法，利用上近似算子和下近似算子，导出问题的决策或分类规则。

（二）决策粗糙集的提出

加拿大里贾纳大学的姚一豫（Yiyu Yao）教授于 1989 年提出了决策理论粗糙集（decision-theoretic rough sets）。

姚一豫教授于 2009—2010 年在决策理论粗糙集的基础上提出了三支决策理论，并指出三支决策的概念最初是因为解释概率粗糙集的三个区域的需要而引入的。三支决策是概率粗糙集语义的自然扩展，它的提出为粗糙集理论和决策理论的融合，以及粗糙集理论在实际决策问题中的应用建立起一座桥梁[55]。

2010—2013 年，国内先后出版了《决策粗糙集理论及其研究进展》（李华雄. 北京：科学出版社，2011）、《三支决策理论与应用》（贾修一，商琳，周献中，梁吉业，苗夺谦，王国胤，李天瑞，张燕平. 南京：南京大学出版社，2012）和《三支决策与粒计算》（刘盾. 北京：科学出版社，2013）三本专著介绍三支决策的理论方法和实际应用。

目前，三支决策的思想已经在多个领域中得到了广泛应用，包括医学、社会学、统计学和管理学等。

（三）粗糙集理论的发展

1. 经典粗糙集理论

经典粗糙集理论在声学、商业和金融、化学、计算机工程、决策分析和系统、经济学、电子工程、环境研究、信息学、医学、生物信息学、分子生物学、音乐学、神经学、机器人学、社会科学、软件工程、空间可视化、气象学、语音识别、工程设计、网络工程和网络挖掘等领域得到了广泛的应用，是人工智能理论及其应用领域研究热点之一。

2. 决策粗糙集理论

当前，决策粗糙集理论与思想逐渐引起数据挖掘与决策分析领域更多学者的关注。主要研究内容包括：基于决策风险最小化的属性约简理论、基于决策粗糙集模型的文本分类研究、基于决策粗糙集的自动聚类、决策粗糙集中的博弈风险分析、多智能体（agent）决策粗糙集模型等。

决策粗糙集使用条件概率作为评价函数，能够将评价和各种度量函数相联系。关于条件概率的相关研究，有学者寻找估算条件概率的新方法，也有将条件概率作为一重要研究参数求取最佳阈值或其他对象值。

决策粗糙集模型的关键问题是确定损失函数的损失值，而损失函数矩阵的设置总是和决策者相关联的。损失函数可以确定决策粗糙集模型的阈值参数，其重要性吸引了大量学者对其进行研究。关于损失函数的研究较多，大体有：研究损失函数特性优化模型；考虑损失函数为各类不确定性评估从而拓展决策粗糙集模型应用范围；引入各类理论求解损失函数得到最佳阈值；拓展损失函数得到新的三支决策模型等。

国内外学者已从多种角度补充和拓展三支决策模型（决策粗糙集模型）：一是尝试对三支决策语义做更合理的解释；二是研究属性约简、群体决策、最优阈值算法等；三是探索基于三支决策理论及思想在诸多领域的应用。

（四）粗糙集理论需要解决的问题

粗糙集理论还处在发展阶段，尚存一些问题需要解决，如过分依赖自身的数据库，要

⑤　刘盾，李天瑞，李华雄. 粗糙集理论：基于三支决策视角 [J]. 南京大学学报（自然科学）. 2013，49（5）：574-581.

求所处理的数据是精确的，且对数据噪声非常敏感；处理形式比较单一、计算效率较低；用于不精确推理的粗糙逻辑方法有待完善；粗糙集理论与其他方法如神经网络、遗传算法、模糊数学、决策树等相结合可以进一步发挥各自的优势，大大增强数据挖掘的效率等。

（五）三支决策未来的研究方向

三支决策未来的研究方向主要是三支决策理论模型扩展、基于决策粗糙集理论模型的属性约简探索、三支决策的阈值设置、决策规则的获取、动态数据环境中三支决策模型的建立、三支决策应用领域的进一步拓展等。

第二节　三支决策的分析方法

一、粗糙集理论的描述

（一）粗糙集理论的代数观描述

1. 知识表达系统

粗糙集理论主要研究由对象集和属性集构成的信息表。信息表中的数据以关系表形式表示。关系表的行对应问题研究的对象或实例，列对应对象的属性或特征。对象的信息则是通过制订对象的各个属性值来表达。带有决策属性的信息表称为决策表。信息表和决策表构成了粗糙集理论的知识表达系统。

在由五元组 $S=<U，C，D，V，f>$ 构成的知识表示系统中，U 为非空有限集合论域全域（universe），是对象集合；C 为条件属性，D 为决策属性；$A=C\cup D$，是论域中对象的全部属性，称为属性集；V 是属性值组成的集合，即属性值域，$V=\underset{a\in A}{\cup}a$，$V_a$ 表示属性在 A 的范围；f 是信息函数，$f：U\rightarrow V_a$，它指定 U 中每一个对象 x 的属性值，使 U 中任一元素取属性 a 在 V_a 中的某一唯一值。f 为信息函数 $f=U\times(C\cup D)\rightarrow V$，是一种映射，将对象属性映射到它的值域，反映了对象、属性、属性值的关系。

2. 不可分辨关系

在粗糙集理论中，知识被认为是一种能根据属性集将对象集进行分类的能力。知识划分即分类。分类过程中，相差不大的对象不能被区分开而被归于同一类，它们的关系就是不可分辨关系（indiscernibility relation）。

设 R 为 U 上的等价关系（equivalence relation），即关于 U 的知识，则二元组 $K=(U，R)$ 称为一个近似空间（approximation space），也称为知识库，知识表示为 U/R，不可分辨关系用 IND 表示。等价关系是相等关系的一种拓展。它可以把一个集合划分成多个互不相交的子集（等价类），同一子集内的元素具有共同的性质。等价关系的定义为：设 R 为 U 上的二元关系，若 R 是自反的、对称的、传递的，则称 R 是 U 上的等价关系。

如果 R 满足 $IND(R)=\{(x，y)|(x，y)\in U，\forall r\in R(r(x)=r(y))\}$，则称 R 是不可分辨关系，或称 x 和 y 在属性集（知识）R 上是不可区分的。不可分辨关系就是 U 上的等价关系。

对于任何一个属性集合 $P(P\subseteq R)$，在属性集合 P 上的不可分辨关系记为 $IND(P)$，

简记为 P。

根据子集所确定的不可分辨关系，可以将论域 U 分为多个划分，记作 $U/IND(P)$，简记为 U/P。

取不同的属性组合，可得到不同的不可分辨关系。

3. 粗糙集

设 x 为 U 中的一个对象，X 为 U 的一个子集，$R(x)$ 表示所有不可分辨的对象所组成的集合，即 $R(x)$ 中的每个对象都具有相同的特征属性（attribute）。

当 X 能用 R 的属性确切地描述时，X 是 R 可定义的，称 X 为 R 的精确集；当 X 不能用 R 的属性确切地描述时，X 是 R 不可定义的，称 X 为 R 的非精确集或 R 的粗糙集（rough set，RS）。

4. 集合的上近似、下近似和边界区

设 E 为条件属性上的等价类，设 Y 为决策属性上的等价类，则 E 和 Y 存在三种情况：Y 包含 E，称为下近似（lower approximation）；Y 与 E 的交非空，称为上近似（upper approximation）；Y 与 E 的交为空，称为无关。对下近似建立确定性规则，对上近似建立不确定规则（含可信度），对无关情况则不存在规则[⑩]。

设 I 为 U 中的不可分辨关系。

集合 X 关于 I 的下近似是由那些根据现有知识判断肯定属于 X 的对象所组成的最大集合，有时也称为 X 的正域（positive region），记为 $POS_I(X)$，表示为：

$$I_*(X)=\{x\in U: I(x)\in X\}$$

集合 X 关于 I 的上近似是由所有与 X 相交非空的等价类 $I(x)$ 的并集，是那些可能属于 X 的对象组成的最小集合，表示为：

$$I^*(X)=\{x\in U: I(x)\cap X\neq\varnothing\}$$

上下近似的差称为边界域（boundary region），记为 $BND_I(X)$，表示为：

$$BND_I(X)=I^*(X)-I_*(X)$$

上近似以外的区域称为负域（negative region），记为 $NEG_I(X)$。于是，

$$I^*(X)+NEG_I(X)=U$$

例如，在表 9-1 中，论域 $U=\{x_1, x_2, x_3, x_4, x_5\}$ 表示五名患者，$C=\{c_1, c_2, c_3\}$ 表示三种症状，$D=\{d\}$ 表示诊断分类。

表 9-1　粗糙集的域和上下近似

U	c_1	c_2	c_3	d
x_1	0	0	1	0
x_2	1	0	2	1
x_3	1	1	1	0
x_4	0	2	1	1
x_5	1	2	1	0

⑩　Z Pawlak. Rough Sets. Theoretical Aspects of Reasoning about Data. Kluwer Academic Publishing，Dordrecht. 1991.

设 $P=\{c_1,\ c_3\}$，$X=\{x_1,\ x_3,\ x_4\}$：

因为：$IND(P)=IND(c_1,\ c_3)=\{\{x_1,\ x_4\},\ \{x_2\},\ \{x_3,\ x_5\}\}$

则：$P_*(X)=\{x_1,\ x_4\}$；$P^*(X)=\{x_1,\ x_3,\ x_4,\ x_5\}$

X 关于 P 的正域：$POS_P(X)=P_*(X)=\{x_1,\ x_4\}$

X 关于 P 的边界域：$BND_P(X)=P^*(X)-P_*(X)=\{x_3,\ x_5\}$

X 关于 P 的负域：$NEG_P(X)=U-P^*(X)=\{x_2\}$。

5. 粗糙度

正域、负域及边界域等刻画了一个边界含糊集合的逼近特性，粗糙度（vague）按下面公式计算，用来描述集合，表示集合边界不清楚的程度。

$$\mu_I(X)=\frac{|I_*(X)|}{|I^*(X)|}$$

其中 $|E|$ 表示集合的基数或势，对有限集合表示集合中所包含的元素个数。

显然，$0\leqslant\mu_I(X)\leqslant1$，如果 $\mu_I(X)=1$，则称集合 X 相对于 I 是清晰分明（crisp）的，如果 $\mu_I(X)<1$，则称集合 X 相对于 I 是粗糙的。$\mu_I(X)$ 可认为是在等价关系下逼近集合 X 的精度。在上例中，$\mu_I(X)=\dfrac{|I_*(X)|}{|I^*(X)|}=\dfrac{\{x_1,\ x_4\}}{\{x_1,\ x_3,\ x_4,\ x_5\}}=\dfrac{2}{4}=\dfrac{1}{2}$。

6. 粗糙隶属函数

含糊集合没有清晰的边界，即，根据论域中现有知识无法判定某些元素是否属于该集合。在粗糙集中，不确定这个概念是针对元素隶属于集合的程度而言，用来描述元素，指某个元素是否属于某集合是不确定的。

通过使用不可分辨关系，定义元素 x 对集合 X 的粗糙隶属函数如下：

$$\mu_X^I(x)=\frac{|X\cap I(x)|}{|I(x)|}$$

显然 $0\leqslant\mu_X^I\leqslant1$，粗糙隶属函数也可以用来定义集合 X 的逼近和边界区：

$$I_*(X)=\{x\in U:\mu_X^I(x)=1\}$$
$$I^*(X)=\{x\in U:\mu_X^I(x)>0\}$$
$$BND_I(X)=\{x\in U:0<\mu_X^I(x)<1\}$$

（二）粗糙集理论的信息观描述

针对完备的信息表或一致决策表而言，粗糙集理论的信息观描述与代数观描述是等价的。由于信息熵具有很好的解释性，粗糙集理论的信息观描述能使人们更容易理解知识的本质。

设 P 和 Q 为论域 U 上的 2 个等价关系族（即知识），$U/IND(P)=\{X_1,\ X_2,\ \cdots,\ X_n\}$，$U/IND(Q)=\{Y_1,\ Y_2,\ \cdots,\ Y_m\}$，则 P、Q 在 U 上的子集的概率分布定义如下：

$$[X;\ p]=\begin{bmatrix} x_1 & x_2 & \cdots & x_n \\ p(x_1) & p(x_2) & \cdots & p(x_n) \end{bmatrix}$$

$$[Y;\ p]=\begin{bmatrix} y_1 & y_2 & \cdots & y_m \\ p(y_1) & p(y_2) & \cdots & p(y_m) \end{bmatrix}$$

其中，$p(x_i)=\dfrac{|x_i|}{|U|}$，$i=1,\ 2,\ \cdots,\ n$；$p(y_j)=\dfrac{|y_j|}{|U|}$，$j=1,\ 2,\ \cdots,\ m$；符号 $|E|$ 表示集合 E 的基数。

有了知识概率分布的定义以后，根据信息论，知识 P 的信息熵 $H(P)$ 为：

$$H(P) = -\sum_{i=1}^{n} p(x_i)\log p(x_i)$$

知识 P 相对于知识 Q 的条件熵 $H(Q|P)$ 为：

$$H(Q|P) = -\sum_{i=1}^{n} p(x_i)\sum_{j=1}^{m} p(y_j|x_i)\log p(y_j|x_i)$$

知识 P 与 Q 的互信息 $I(P；Q)$ 为：

$$I(P；Q) = H(Q) - H(Q|P)$$

熵度量了事件的不确定性，即信源提供的平均信息量的大小；条件熵 $H(Q|P)$ 度量了在事件 P 发生的前提下，事件 Q 仍存在的不确定性；互信息 $I(P；Q)$ 代表了包含在事件 P 中关于事件 Q 的信息，即互信息度量了一个信源从另一个信源获取的信息量的大小。

二、三支决策的形式化描述

（一）广义三支决策

1. 域的划分

广义三支决策[57][58]分别从不同的模型中诠释三支决策概念内涵和外延，包括基于区间集的三支决策模型、基于模糊集的三支决策模型、基于粗糙集的三支决策模型、基于阴影集的三支决策模型和基于偏序集的三支决策模型[59][60]。

将论域分为三个区域：区域 1、区域 2 和区域 3，每个区域对应一种策略。对于区域 1 的事件执行策略 1；对于区域 2 的事件执行策略 2；对于区域 3 的事件执行策略 3。三种策略并不要求具有偏好关系，它们只要满足为三种不同的策略即可。

定义 1：假设 $U=\{x_1, x_2, \cdots, x_n\}$ 是有限非空的对象集。基于条件集 C，三支决策通过一个映射 f 将对象集 U 分为三个两两互不相交的 R_1-域、R_2-域、R_3-域，简记为：R_1、R_2、R_3。即：

$$f: U \rightarrow \{R_1, R_2, R_3\}$$

其中，R_1、R_2、$R_3 \subseteq U$，$U = R_1 \cup R_2 \cup R_3$；$R_1 \cap R_2 = \varnothing$，$R_2 \cap R_3 = \varnothing$，$R_1 \cap R_3 = \varnothing$。

对于三个区域，其补集的构造如下：

$$R_1^C = R_2 \cup R_3$$

$$R_2^C = R_1 \cup R_3$$

$$R_3^C = R_1 \cup R_2$$

特别地，R_1、R_2 和 R_3 可能为空集。若三个区域有且仅当一个区域为空集时，三支决

[57]　Yao Y. Y. Three-way decisions and cognitive computing [J]. Cognitive Computation. 2016，8（4）：543-554.

[58]　Yao Y. Y. An outline of a theory of three-way decisions [C]. Proceeding of 6th International Conference on Rough Sets and Knowledge Technology. 2012，1-16.

[59]　刘盾 梁德翠. 广义三支决策与狭义三支决策 [J]. 计算机科学与探索. 2017，11（3）：502-510.

[60]　刘盾，李天瑞，李华雄. 粗糙集理论：基于三支决策视角 [J]. 南京大学学报（自然科学）. 2013，49（5）：574-581.

策转化为二支决策问题。

2. 基于粗糙集的三支决策模型

定义 2：假设论域 U 是一个有限非空子集，E 是定义在 U 上一种等价关系。记 $apr=(U, E)$ 为近似空间，U 在等价关系 E 下的划分 $\dfrac{U}{E}=\{[x]_E \mid x \in U\}$，$[x]$ 是包含的等价类。对于 $\forall X \subseteq U$，其上下近似可定义为：

$$apr_*(X)=\{x \in U \mid [x] \subseteq X\}$$
$$apr^*(X)=\{x \in U \mid [x] \cap X \neq \varnothing\}=\{x \in U \mid \neg([x] \subseteq X^c)\}$$

上下近似将论域分为三个部分，正域 $POS_E(X)$，边界域 $BND_E(X)$ 和负域 $NEG_E(X)$，其定义分别为：

$$POS_E(X)=apr_*(X)=\{x \in U \mid [x] \subseteq X\}$$
$$BND_E(X)=apr^*(X)-apr_*(X)=\{x \in U \mid \neg([x] \subseteq X) \wedge \neg([x] \subseteq X^c)\}$$
$$NEG_E(X)=U-apr^*(X)=\{x \in U \mid [x] \subseteq X^c\}$$

由正域中元素导出的规则表示确定属于 X 的规则，由负域中元素导出的规则表示确定不属于 X 的规则，而由边界域导出的规则表示可能属于 X 的规则，这形成了三支决策在粗糙集中的语义解释。

（二）狭义三支决策

1. 域的划分

相对于广义三支决策问题，狭义三支决策着重探讨三支决策在实际决策过程中的语义问题，为广义三支决策中的区域 1、区域 2 和区域 3 赋予了具体的含义，如：粗糙集理论中的正域、边界域和负域；三种策略也赋予了实际的语义解释，如：接受、进一步观察和拒绝。

定义 3：假设论域 U 是一个有限非空子集，基于条件集 C，三支决策通过一个映射 f 将对象集 U 分为三个两两互不相交的 L-域、M-域和 R-域且 $L \prec M \prec R$，即：

$$f: U \to \{L, M, R\}$$

其中，L、M、$R \subseteq U$，$U=L \cup M \cup R$；$L \cap M=\varnothing$，$M \cap R=\varnothing$，$L \cap R_3=\varnothing$。

对于三个区域，其补集的构造如下：

$$L^c=M \cup R$$
$$M^c=L \cup R$$
$$R^c=L \cup M$$

在这里，L-域、M-域和 R-域有一定的偏好关系。比如，在粗糙集中，L-域表示负域，M-域表示边界域，R 域表示正域。特别地，若 M 为空集，则粗糙集转化为经典集，三支决策也转化为二支决策。

2. 基于决策粗糙集的三支决策模型

作为狭义三支决策的典型代表，决策粗糙集将贝叶斯决策引入粗糙集理论，提出一种基于贝叶斯最小风险下的三支决策语义模型。在该模型中，两个阈值的选取与决策风险（损失函数）有关，而不是人为给定。

三支决策是建立在实际处理问题的情景下，对决策粗糙集的语义解释。它的思想本身就是从决策粗糙集理论一步步演化而来的。从决策粗糙集正域中获取的正规则用来接受某事物；从负域中获取的负规则用来拒绝某事物；从边界域获取的规则表示需要进一步观察，即延迟决策。

设 $\Omega=\{w_1, w_2, \cdots, w_m\}$ 表示有限 m 个状态的集合，$A=\{a_1, a_2, \cdots, a_n\}$ 表示有限 n 个可能的决策行动。$P(w_i|x)$ 表示对象 x 在 w_i 状态的条件概率。$\lambda(a_j|w_i)$ 表示在 w_i 状态的情况下采取 a_j 行动的损失或者成本。对于对象 x 而言，如果 $Pr(w_i|x)$ 表示给定的对象 x 在真实状态 w_i 下的概率，那么采取行动 a_j 的期望效用可表示为：

$$R(a_i|w_i) = \sum_{i=1}^{m} \lambda(a_j|w_i) Pr(w_i|x)$$

通常来说，一个决策规则 $\tau(x)$ 可以看作是对象 x 所采取的行动。因此，决策规则的总体风险计算如下：

$$R = \sum_{x \in U} R(\tau(x)|x) Pr(x)$$

由此，对于每一个对象 x，可以计算其条件风险 $R(a_i|x)$，从中选出条件风险最小的行动。

决策粗糙集选用 2 个状态集 $\Omega=\{X，\neg X\}$ 和 3 个行动集 $A=\{a_P, a_B, a_N\}$ 来描述决策问题。$X，\neg X$ 表示事件的两种不同的状态，如：好和坏，健康和疾病；a_P、a_B 和 a_N 表示三种不同的行动，如：接受某事件、延迟决策和拒绝某事件。

考虑到采取不同行动会产生不同的损失，记 λ_{PP}、λ_{BP} 和 λ_{NP} 分别表示当 x 属于 X 时，采取行动 a_P、a_B 和 a_N 下的损失；同样，记 λ_{PN}、λ_{BN} 和 λ_{NN} 分别表示当 x 不属于 X 时，采取行动 a_P、a_B 和 a_N 下的损失。

采取三种行动下的期望损失可分别表示为：

$$R(a_P|[x]) = \lambda_{PP} Pr(X|[x]) + \lambda_{PN} Pr(\neg X|[x])$$
$$R(a_B|[x]) = \lambda_{BP} Pr(X|[x]) + \lambda_{BN} Pr(\neg X|[x])$$
$$R(a_N|[x]) = \lambda_{NP} Pr(X|[x]) + \lambda_{NN} Pr(\neg X|[x])$$

根据贝叶斯决策规则，需要选择期望损失最小的行动集作为最佳行动方案，于是可得到如下三条决策规则：

P：若 $R(a_P|[x]) \leq R(a_B|[x])$ 和 $R(a_P|[x]) \leq R(a_N|[x])$ 同时成立，则 $x \in POS_E(X)$。

B：若 $R(a_B|[x]) \leq R(a_P|[x])$ 和 $R(a_B|[x]) \leq R(a_N|[x])$ 同时成立，则 $x \in BND_E(X)$。

N：若 $R(a_N|[x]) \leq R(a_P|[x])$ 和 $R(a_N|[x]) \leq R(a_B|[x])$ 同时成立，则 $x \in NEG_E(X)$。

由于 $Pr(X|[x]) + Pr(\neg X|[x]) = 1$，上述规则只与概率 $Pr(X|[x])$ 和损失函数 λ 有关。此外，考虑到接受正确事物的损失不大于延迟接受正确事物的损失，且这两者都小于拒绝正确事物的损失；同样，拒绝错误事物的损失不大于延迟拒绝错误事物的损失，且这两者都小于接受错误事物的损失，可以得到：

$$\lambda_{PP} \leq \lambda_{BP} < \lambda_{NP}$$
$$\lambda_{NN} \leq \lambda_{BN} < \lambda_{PN}$$

从而得到：

P1：若 $Pr(X|[x]) \geq \dfrac{(\lambda_{PN}-\lambda_{BN})}{(\lambda_{PN}-\lambda_{BN})+(\lambda_{BP}-\lambda_{PP})}$ 和 $Pr(X|[x]) \geq \dfrac{(\lambda_{PN}-\lambda_{NN})}{(\lambda_{PN}-\lambda_{NN})+(\lambda_{NP}-\lambda_{PP})}$ 同时成立，则 $x \in POS_E(X)$。

B1：若 $Pr(X|[x]) \geq \dfrac{(\lambda_{PN}-\lambda_{BN})}{(\lambda_{PN}-\lambda_{BN})+(\lambda_{BP}-\lambda_{PP})}$ 和 $Pr(X|[x]) \geq \dfrac{(\lambda_{BN}-\lambda_{NN})}{(\lambda_{BN}-\lambda_{NN})+(\lambda_{NP}-\lambda_{BP})}$ 同时成

立，则 $x \in BND_E(X)$。

$N1$：若 $Pr(X|[x]) \geqslant \dfrac{(\lambda_{PN}-\lambda_{NN})}{(\lambda_{PN}-\lambda_{NN})+(\lambda_{NP}-\lambda_{PP})}$ 和 $Pr(X|[x]) \geqslant \dfrac{(\lambda_{BN}-\lambda_{NN})}{(\lambda_{BN}-\lambda_{NN})+(\lambda_{NP}-\lambda_{BP})}$ 同时成立，则 $x \in NEG_E(X)$。

由规则 $B1$，可得 $\dfrac{\lambda_{BP}-\lambda_{PP}}{\lambda_{PN}-\lambda_{BN}} < \dfrac{\lambda_{NP}-\lambda_{BP}}{\lambda_{BN}-\lambda_{NN}}$。对于任意正实数 a，b，c，$d > 0$，根据不等式法则：$\dfrac{b}{a} > \dfrac{d}{c} \Rightarrow \dfrac{b}{a} > \dfrac{b+d}{a+c} > \dfrac{d}{c}$，有：

$$\frac{(\lambda_{PN}-\lambda_{BN})}{(\lambda_{PN}-\lambda_{BN})+(\lambda_{BP}-\lambda_{PP})} > \frac{(\lambda_{PN}-\lambda_{NN})}{(\lambda_{PN}-\lambda_{NN})+(\lambda_{NP}-\lambda_{PP})} > \frac{(\lambda_{BN}-\lambda_{NN})}{(\lambda_{PN}-\lambda_{NN})+(\lambda_{NP}-\lambda_{BP})}$$

令：

$$\alpha = \frac{(\lambda_{PN}-\lambda_{BN})}{(\lambda_{PN}-\lambda_{BN})+(\lambda_{BP}-\lambda_{PP})}$$

$$\beta = \frac{(\lambda_{BN}-\lambda_{NN})}{(\lambda_{PN}-\lambda_{NN})+(\lambda_{NP}-\lambda_{BP})}$$

$$\gamma = \frac{(\lambda_{PN}-\lambda_{NN})}{(\lambda_{PN}-\lambda_{NN})+(\lambda_{NP}-\lambda_{PP})}$$

因此，规则 $P1$、$B1$ 和 $N1$ 可重写为：

$P2$：若 $Pr(X|[x]) \geqslant \alpha$，则 $x \in POS_E(X)$。

$B2$：若 $\beta < Pr(X|[x]) < \alpha$，则 $x \in BND_E(X)$。

$N2$：若 $Pr(X|[x]) \leqslant \beta$，则 $x \in NEG_E(X)$。

规则 $P2$、$B2$ 和 $N2$ 描述了基于决策粗糙集的三支决策模型。

决策粗糙集对于三支决策理论的最大贡献在于它首次利用实际语义（基于贝叶斯最小风险）对三支决策做出了科学解释。

三、属性约简和属性值约简

（一）属性约简

在粗糙集理论中，属性约简是指在保持决策表的分类能力（或决策能力）不变的前提下，消除无关和冗余的条件属性，找到决策表中最小条件属性集[61]。属性约简是粗糙集理论中的核心问题，其目的是剔除冗余属性以找到具有较好泛化能力的属性子集。在医学诊断和临床决策过程中，可以利用粗糙集的属性约简方法来消除冗余的症状数据，这对疾病的辅助诊断具有重要意义。

从代数观下属性约简的定义来看，粗糙集认为只要保持了正域的大小也就保持了原始决策表的分类或决策能力。从信息观下属性约简的定义来看，粗糙集认为只要保持了条件信息熵的大小也就保持了原始决策表的分类或决策能力。

设论域 U 和属性集 A。对于属性集 A 的约简，要求利用最少属性的属性集能提供与

㉛　Jensen R.，Shen Q. Semamtics-Preserving Dimensionality Reduction：Rough and Fuzzy-Rough-Based Approaches［J］. IEEE Transactions on Knowledge and Data Engineering. 2004，16（12）：1457－1471. https://doi.org/10.1109/TKDE.2004.96.

原属性集 A 同样多的信息。

对于决策表 $T=(U, A=C \cup D)$ 来说，约简的不是针对整个属性集 A 进行的，约简的只是条件属性集。

如果 $P \subseteq C$，满足 P 是关于决策属性集 D 独立的，并且 $POS_P(D)=POS_C(D)$，则 P 是 C 的 D 约简。C 中所有相对于 D 必要的属性组成的集合，称为 C 相对于 D 的核（简称核），记为 $CORE_D(C)$。

核属性是绝对必要的条件属性，去掉其中任何一个核属性，都会改变决策表的分类能力。

假设给定决策表（表 9-2），其中，U 为论域，表示七名患者；$A=\{a, b, c, d\}$ 条件属性集，表示四种临床症状；$D=\{e\}$ 决策属性集，表示三种疾病诊断。

表 9-2　决策表约简

$U \backslash A$	a	b	c	d	e
1	1	0	0	1	1
2	1	0	0	0	1
3	0	0	0	0	0
4	1	1	0	1	0
5	1	1	0	2	2
6	2	2	0	2	2
7	2	2	2	2	2

从决策表中，将属性 A 中的属性逐个移去，每移去一个属性立刻检查其决策表，如果决策表中的所有决策规则均一致，则该属性可以被约去，否则，不能被约去，称这种方法为属性约简的数据分析法。

决策表显示：

$$U/D=\{\{1, 2\}, \{3, 4\}, \{5, 6, 7\}\}$$
$$U/a=\{\{1, 2, 4, 5\}, \{3\}, \{6, 7\}\}$$
$$U/b=\{\{1, 2, 3\}, \{4, 5\}, \{6, 7\}\}$$
$$U/c=\{\{1, 2, 3, 4, 5, 6\}, \{7\}\}$$
$$U/d=\{\{1, 4\}, \{2, 3\}, \{5, 6, 7\}\}$$

则：$U/C=\{\{1\}, \{2\}, \{3\}, \{4\}, \{5\}, \{6\}, \{7\}\}$，故 $POS_C(D)=\{1, 2, 3, 4, 5, 6, 7\}$。

由 $U/(C-\{a\})=\{\{1\}, \{2, 3\}, \{4\}, \{5\}, \{6\}, \{7\}\}$ 可得，$POS_{C-\{a\}}(D)=\{1, 4, 5, 6, 7\} \neq POS_C(D)$，所以 a 不可约。

由 $U/(C-\{b\})=\{\{1, 4\}, \{2\}, \{3\}, \{5\}, \{6\}, \{7\}\}$ 可得，$POS_{C-\{b\}}(D)=\{2, 3, 5, 6, 7\} \neq POS_C(D)$，所以 b 不可约。

由 $U/(C-\{c\})=\{\{1\}, \{2\}, \{3\}, \{4\}, \{5\}, \{6, 7\}\}$ 可得，$POS_{C-\{c\}}(D)=\{1, 2, 3, 4, 5, 6, 7\} = POS_C(D)$，所以 c 可约，即：c 是 C 上 D 可约去的。

由 $U/(C-\{d\})=\{\{1, 2\}, \{3\}, \{4, 5\}, \{6\}, \{7\}\}$ 可得，$POS_{C-\{d\}}(D)=\{1, 2,$

3，6，7} ≠$POS_C(D)$，所以 d 不可约。

因 $\{a, b, d\}$ 中每一个属性都是 C 上 D 不可约去的，故 $\{a, b, d\}$ 是 C 的 D 核，也是唯一的 C 的 D 约简。

（二）属性值约简

设 $T=(U, C \cup D)$ 是一致性决策表，$P \subseteq C$ 是 C 的 D 约简。值约简是针对相对约简 P 而言的，或者说属性值约简是对决策表上每一条决策规则来说的。在决策表中，一条决策规则的条件属性值可以被约去，当且仅当约去该属性值后，仍然保持该条规则的一致性，即不出现与该条规则不一致的规则。在医学决策知识表示的决策表中，最重要的是医学决策规则的产生。

将表 9-2 中的 c 列去掉得到属性集被约简的表，再去掉重复的第七行，得到一个 C 的 D 约简决策表 9-3。

表 9-3　属性值约简

$U \setminus A$	a	b	d	e
1	1	0	1	1
2	1	0	0	1
3	0	0	0	0
4	1	1	1	0
5	1	1	2	2
6	2	2	2	2

表中的每一行表示一个决策规则，由此得决策规则为：

规则 1：$a_1 b_0 d_1 \rightarrow e_1$；

规则 2：$a_1 b_0 d_0 \rightarrow e_1$；

规则 3：$a_0 b_0 d_0 \rightarrow e_0$；

规则 4：$a_1 b_1 d_1 \rightarrow e_0$；

规则 5：$a_1 b_1 d_2 \rightarrow e_2$；

规则 6：$a_2 b_2 d_2 \rightarrow e_2$。

对约简表实施属性值约简就是对每一条决策规则实施属性值约简，即刻观察是否出现与该条规则不一致的规则，最终求取最简小决策规则。

以下对 6 条决策规则逐一实行属性值约简：

对规则 1：去掉 a 值 [a，1]，规则 1 变为 $b_0 d_1 \rightarrow e_1$，其他各条规则均不与该条规则不一致，即条件属性值相同而决策属性值不同。因此，该规则仍然为真。所以值 [a，1] 是可约去的属性值，或者说 [a，1] 不是规则 1 的核值。去掉 [b，0]，则规则 1 化简为 $a_1 d_1 \rightarrow e_1$ 与规则 4：$a_1 d_1 \rightarrow e_0$ 不一致，所以，值 [b，0] 不能约去，即 b_0 是规则 1 的核值；去掉 d_1 值，规则 1 化为 $a_1 b_0 \rightarrow e_1$，不出现新的不一致，故值 d_1 可约去，不是核值。

对规则 2，3，4，5，6 重复上述步骤，求出每一条规则的核值，得到核值表 9-4。

表 9-4　核值表

$U \backslash A$	a	b	d	e
1	—	0	—	1
2	1	—	—	1
3	0	—	—	0
4	—	1	1	0
5	—	—	2	2
6	—	—	—	2

核值表 9-4 清楚地表明了每一条决策规则中哪一个属性值是可以约去的，哪一条是不能约去的。但是，仅有核值尚不一定能构成约简决策规则。例如，第一条决策规则中，只说明 b_0 不能约去，而 a_1，d_1 都是可以约去的，但两个都约去却不一定构成与决策规则 1 等价的规则，还要看分类能力是否改变，需要进一步找出所有决策规则的约简并消除所有过剩规则。

四、基于决策粗糙集的三支决策分析方法

（一）建立隶属度矩阵

给定一个决策信息表 $S=(U，A=C \cup D，V，f)$，$U/C=\{X_1，X_2，\cdots，X_n\}$，$U/D=\{D_1，D_2，\cdots，D_m\}$ 表示 m 个状态集合，隶属度矩阵 $P_C=(\mathrm{Pr}(D_j|X_i))_{n \times m}$，是一个 $n \times m$ 的矩阵，其中，$Pr(D_j|X_i)=\dfrac{|D_j \cap X_i|}{|X_i|}$。记为：

$$P_C=\begin{bmatrix} Pr(D_1|X_1) & \cdots & Pr(D_m|X_1) \\ \vdots & & \vdots \\ Pr(D_1|X_n) & \cdots & Pr(D_m|X_n) \end{bmatrix}$$

（二）建立误分类损失矩阵

一个研究对象可以划分到任一决策类 $D_k (k=1，2，\cdots，m)$。给定行动集 $A=\{a_{P_j}，a_{B_j}，a_{N_j}\}$，其中 a_{P_j}、a_{B_j}、a_{N_j} 分别表示将对象分类到 $POS(D_j)$、$BND(D_j)$、$NEG(D_j)$ 的三种行为。$\lambda_{P_j D_k}$ 表示将一个属于 D_k 的对象分类到 D_j 正域 $POS(D_j)$ 的损失，$\lambda_{B_j D_k}$ 表示将一个属于 D_k 的对象分类到 D_j 边界域 $BND(D_j)$ 的损失，$\lambda_{N_j D_k}$ 表示将一个属于 D_k 的对象分类到 D_j 负域 $NEG(D_j)$ 的损失。

损失矩阵 M 是一个 $m \times 3m$ 矩阵，记为：

$$\begin{array}{cccc} & D_1 & D_2 & \cdots & D_m \end{array}$$
$$M=\begin{bmatrix} \lambda_{P_1 D_1} & \lambda_{B_1 D_1} & \lambda_{N_1 D_1} & \lambda_{P_2 D_1} & \lambda_{B_2 D_1} & \lambda_{N_2 D_1} & \cdots & \lambda_{P_m D_1} & \lambda_{B_m D_1} & \lambda_{N_m D_1} \\ \lambda_{P_1 D_2} & \lambda_{B_1 D_2} & \lambda_{N_1 D_2} & \lambda_{P_2 D_2} & \lambda_{B_2 D_2} & \lambda_{N_2 D_2} & \cdots & \lambda_{P_m D_2} & \lambda_{B_m D_2} & \lambda_{N_m D_2} \\ \vdots & \vdots & \vdots & \vdots & \vdots & \vdots & & \vdots & \vdots & \vdots \\ \lambda_{P_1 D_m} & \lambda_{B_1 D_m} & \lambda_{N_1 D_m} & \lambda_{P_2 D_m} & \lambda_{B_2 D_m} & \lambda_{N_2 D_m} & \cdots & \lambda_{P_m D_m} & \lambda_{B_m D_m} & \lambda_{N_m D_m} \end{bmatrix}$$

考虑到不同决策类的误分类代价是不同的，即具有代价敏感性，所以该损失矩阵的元

素具有下列特征：

$$\lambda_{P_iD_1} \neq \lambda_{P_iD_2} \neq \cdots \neq \lambda_{P_iD_m}$$
$$\lambda_{B_iD_1} \neq \lambda_{B_iD_2} \neq \cdots \neq \lambda_{B_iD_m}$$
$$\lambda_{N_iD_1} \neq \lambda_{N_iD_2} \neq \cdots \neq \lambda_{N_iD_m}$$

（三）建立决策风险矩阵

设 $Pr(D_j|x)$ 是 x 处于 D_j 状态下的条件概率，λ 表示 x 的状态为 D_j 时采取行动 a_i 的代价（损失），那么 x 采取行动 a_i 最终的期望代价是：

$$R(a_i|x) = \sum_{j=1}^{s} \lambda(a_i|D_j)(Pr(D_j|x))$$

决策风险矩阵 $R = P_C \times M$ 是一个 $m \times 3m$ 的矩阵，记为：

$$R = P_C \times M = \begin{array}{cccc} D_1 & \cdots & & D_m \\ \left[\begin{matrix} R(a_{P_1}|X_1) & R(a_{B_1}|X_1) & R(a_{N_1}|X_1) & \cdots & R(a_{P_m}|X_1) & R(a_{B_m}|X_1) & R(a_{N_m}|X_1) \\ R(a_{P_1}|X_2) & R(a_{B_1}|X_2) & R(a_{N_1}|X_2) & \cdots & R(a_{P_m}|X_2) & R(a_{B_m}|X_2) & R(a_{N_m}|X_2) \\ \vdots & \vdots & \vdots & & \vdots & \vdots & \vdots \\ R(a_{P_1}|X_m) & R(a_{B_1}|X_m) & R(a_{N_1}|X_m) & \cdots & R(a_{P_m}|X_m) & R(a_{B_m}|X_m) & R(a_{N_m}|X_m) \end{matrix}\right] \end{array}$$

在决策风险矩阵中，三种行为下的期望损失可以分别表示为：

$$R(a_{P_j}|X_i) = \sum_{k=1}^{m} \lambda_{P_jD_k} \mathrm{Pr}(D_k|X_i)$$

$$R(a_{B_j}|X_i) = \sum_{k=1}^{m} \lambda_{B_jD_k} \mathrm{Pr}(D_k|X_i)$$

$$R(a_{N_j}|X_i) = \sum_{k=1}^{m} \lambda_{N_jD_k} \mathrm{Pr}(D_k|X_i)$$

（四）建立决策规则

根据最小风险贝叶斯决策准则，可以得到如下形式的决策规则：

P：IF $R(a_{P_j}|X_i) \leqslant R(a_{B_j}|X_i)$ AND $R(a_{P_j}|X_i) \leqslant R(a_{N_j}|X_i)$ THEN $X_i \in POS(D_i)$
B：IF $R(a_{B_j}|X_i) \leqslant R(a_{P_j}|X_i)$ AND $R(a_{B_j}|X_i) \leqslant R(a_{N_j}|X_i)$ THEN $X_i \in BND(D_i)$
N：IF $R(a_{N_j}|X_i) \leqslant R(a_{P_j}|X_i)$ AND $R(a_{N_j}|X_i) \leqslant R(a_{B_j}|X_i)$ THEN $X_i \in NEG(D_i)$

通常正确接受的代价小于错误拒绝的代价，而延迟决策的代价介于正确接受的代价和错误拒绝的代价之间，反之亦然。

在多类分类模型中，最终决策结果可能会出现某个对象 $x_i \in BND(D_1)$，$x_i \in NEG(D_2)$，$x_i \in NEG(D_3)$，甚至会出现 $x_i \in POS(D_1)$，$x_i \in POS(D_2)$，$x_i \in BND(D_3)$。前者称为决策冗余，后者称为决策冲突。同时，任意一个对象 x_i 针对每个决策类 D_k 需要根据三种误分类代价（$\lambda_{P_kD_j}$，$\lambda_{N_kD_j}$，$\lambda_{B_kD_j}$）来计算三种决策代价，对应于该对象在某个决策类下的三种行动代价，从而判断该对象是接受、拒绝，还是延迟到某个决策类中，那么所需要的误分类代价参数为 $m \times 3m$ 个（m 表示决策类的个数）。可以考虑增加一个延迟决策类，然后从所有决策类 $D_k(k \in [1, m])$ 与延迟决策类中选择一个代价最小的决策类，对应的采取 x_i 到 D_k 类，或者延迟决策对象 x_i。此时所需要的误分类代价参数为 $m \times (m+1)$。这样做出的最终决策是一个划分，不会出现冗余，可以解决规则冲突的问题。同时，增加一个延迟决策的行为，可以减少误分类总代价，从而降低决策风险。此外，所需的误分类代价参数要少，使得模型在计算过程中变得简便[62]。

第三节　案例分析和软件实现

一、基于粗糙集理论的糖尿病检测决策表分析

（一）问题描述

请根据粗糙集理论，对糖尿病检测决策表进行分析。

（二）数据说明

1. 数据来源

R 软件包 RoughSets 提供了数据集 pima7（也可以从 http://www.keel.es/获取）。该数据集包含印第安人糖尿病检测数据。

2. 数据项含义

preg：孕次（number of times pregnant）；

plas：血糖浓度（plasma glucose concentration a 2 hours in an oral glucose tolerance test）；

pres：舒张压（diastolic blood pressure in mm Hg）；

skin：三头肌皮褶厚度（triceps skin fold thickness in mm）；

insu：血清胰岛素（2-hour serum insulin in mu U/ml）；

mass：体重指数（body mass index in kg/m^2）；

pedi：糖尿病谱系函数（diabetes pedigree function）；

age：年龄（age in years）；

class：分类（decision attribute）。

（三）R 软件包安装

```
# dplyr: A Grammar of data Manipulation
install.packages(pkgs = "dplyr")

# RoughSets: Data Analysis Using Rough Set and Fuzzy Rough Set Theories
install.packages(pkgs = "RoughSets")

# conflicted: An Alternative Conflict Resolusion Strategy
install.packages(pkgs = "conflicted")
```

（四）R 软件代码

```
1  library(dplyr)
2  library(RoughSets)
```

---

[62]　徐怡，魏贵莹. 基于三支决策的多类分类模型 ［J］. 计算机应用与软件. 2017，34（5）：141-146.

```
3   library(conflicted)
4
5   conflict_prefer("select", "dplyr")
6
7   data(RoughSetData)
8   decision.table <- RoughSetData$pima7.dt
9   decision.table_1 <- select(decision.table, 2, 5:9)
10  decision.table_1 <- mutate(decision.table_1, plas_g = 0, insu_g = 0, mass_g = 0,
    pedi_g = 0, age_g = 0)
11
12  decision.table_1$plas_g[which(decision.table_1$plas <= 150)] <- "L"
13  decision.table_1$plas_g[which(decision.table_1$plas > 150)] <- "H"
14
15  decision.table_1$insu_g[which(decision.table_1$insu <= 90)] <- "L"
16  decision.table_1$insu_g[which(decision.table_1$insu > 90 & decision.table_1$insu <=
    145)] <- "M"
17  decision.table_1$insu_g[which(decision.table_1$insu > 145)] <- "H"
18
19  decision.table_1$mass_g[which(decision.table_1$mass <= 23)] <- "L"
20  decision.table_1$mass_g[which(decision.table_1$mass > 23 & decision.table_1$mass <=
    27)] <- "M"
21  decision.table_1$mass_g[which(decision.table_1$mass > 27)] <- "H"
22
23  decision.table_1$pedi_g[which(decision.table_1$pedi < 0.16)] <- "L"
24  decision.table_1$pedi_g[which(decision.table_1$pedi >= 0.16 &
    decision.table_1$pedi < 0.7)] <- "M"
25  decision.table_1$pedi_g[which(decision.table_1$pedi >= 0.7)] <- "H"
26
27  decision.table_1$age_g[which(decision.table_1$age < 35)] <- "L"
28  decision.table_1$age_g[which(decision.table_1$age >= 35 & decision.table_1$age <
    52)] <- "M"
29  decision.table_1$age_g[which(decision.table_1$age >= 52)] <- "H"
30
31  decision.table_2 <- select(decision.table_1, 7:11, 6)
32  decision.table_2 <- SF.asDecisionTable(dataset = decision.table_2, decision.attr =
    6)
33  attr.P <- c(2, 4)
34
35  IND <- BC.IND.relation.RST(decision.table_2, feature.set = attr.P)
36  IND
37
38  roughset <- BC.LU.approximation.RST(decision.table_2, IND)
39  roughset
40
41  region.RST <- BC.positive.reg.RST(decision.table_2, roughset)
42  region.RST
43
44  disc.mat <- BC.discernibility.mat.RST(decision.table_2)
45  disc.mat
46
47  decision.table_2 <- RoughSetData$pima7.dt
48  conditional.attr <- c(1, 2)
49
50  control.ind <- list(type.aggregation = c("t.tnorm", "lukasiewicz"), type.relation
    = c("tolerance", "eq.1"))
51  control.ind
```

```
52
53  IND.condAttr <- BC.IND.relation.FRST(decision.table_2, attributes =
    conditional.attr, control = control.ind)
54  IND.condAttr
55
56  decision.attr <- c(9)
57
58  control.dec <- list(type.aggregation = c("crisp"), type.relation = "crisp")
59  control.dec
60
61  IND.decAttr <- BC.IND.relation.FRST(decision.table_2, attributes = decision.attr,
    control = control.dec)
62  IND.decAttr
63
64  control <- list(t.implicator = "lukasiewicz", t.tnorm = "lukasiewicz")
65
66  FRST.LU <- BC.LU.approximation.FRST(decision.table_2, IND.condAttr, IND.decAttr,
    type.LU = "implicator.tnorm", control = control)
67  FRST.LU
68
69  fuzzy.region <- BC.positive.reg.FRST(decision.table_2, FRST.LU)
70  fuzzy.region
```

二、疾病诊断三支决策分析

（一）问题描述

利用三支决策多类分类模型对疾病诊断数据和误分类代价信息进行分析，计算接受、延迟、拒绝三种不同行动的决策代价。

（二）数据说明

参见：徐怡，魏贵莹. 基于三支决策的多类分类模型 [J]. 计算机应用与软件. 2017，34（5）：141-146.

（三）R 软件包安装

```
# stringr: Simple, Consistent Wrappers for Common String Operations
install.packages(pkgs = "stringr")
```

（四）R 软件代码

```
1  library(stringr)
2
3  data <- data.frame(U = c('x1', 'x2', 'x3', 'x4', 'x5', 'x6', 'x7', 'x8',
                            'x9', 'x10', 'x11', 'x12', 'x13', 'x14', 'x15', 'x16'),
                   a1 = c(0, 1, 0, 0, 0, 0, 0, 0, 1, 1, 1, 0, 1, 0, 0, 0),
                   a2 = c(0, 0, 0, 0, 0, 0, 0, 0, 0, 0, 0, 0, 0, 0, 0, 0),
                   a3 = c(0, 1, 1, 1, 1, 1, 0, 1, 1, 1, 1, 1, 1, 1, 1, 1),
                   a4 = c(0, 1, 0, 0, 1, 0, 0, 0, 1, 1, 1, 1, 1, 1, 0, 1),
                   d = c(0, 1, 1, 1, 1, 1, 1, 1, 2, 2, 2, 2, 2, 2, 2, 2))
4
```

```
5   type_X1 <- as.character(data$U[which(data$a1 == 0 & data$a2 == 0 & data$a3 == 0 &
    data$a4 == 0)])
6   type_X2 <- as.character(data$U[which(data$a1 == 0 & data$a2 == 0 & data$a3 == 0 &
    data$a4 == 1)])
7   type_X3 <- as.character(data$U[which(data$a1 == 0 & data$a2 == 0 & data$a3 == 1 &
    data$a4 == 0)])
8   type_X4 <- as.character(data$U[which(data$a1 == 0 & data$a2 == 0 & data$a3 == 1 &
    data$a4 == 1)])
9   type_X5 <- as.character(data$U[which(data$a1 == 0 & data$a2 == 1 & data$a3 == 0 &
    data$a4 == 0)])
10  type_X6 <- as.character(data$U[which(data$a1 == 0 & data$a2 == 1 & data$a3 == 0 &
    data$a4 == 1)])
11  type_X7 <- as.character(data$U[which(data$a1 == 0 & data$a2 == 1 & data$a3 == 1 &
    data$a4 == 0)])
12  type_X8 <- as.character(data$U[which(data$a1 == 0 & data$a2 == 1 & data$a3 == 1 &
    data$a4 == 1)])
13  type_X9 <- as.character(data$U[which(data$a1 == 1 & data$a2 == 0 & data$a3 == 0 &
    data$a4 == 0)])
14  type_X10 <- as.character(data$U[which(data$a1 == 1 & data$a2 == 0 & data$a3 == 0 &
    data$a4 == 1)])
15  type_X11 <- as.character(data$U[which(data$a1 == 1 & data$a2 == 0 & data$a3 == 1 &
    data$a4 == 0)])
16  type_X12 <- as.character(data$U[which(data$a1 == 1 & data$a2 == 0 & data$a3 == 1 &
    data$a4 == 1)])
17  type_X13 <- as.character(data$U[which(data$a1 == 1 & data$a2 == 1 & data$a3 == 0 &
    data$a4 == 0)])
18  type_X14 <- as.character(data$U[which(data$a1 == 1 & data$a2 == 1 & data$a3 == 0 &
    data$a4 == 1)])
19  type_X15 <- as.character(data$U[which(data$a1 == 1 & data$a2 == 1 & data$a3 == 1 &
    data$a4 == 0)])
20  type_X16 <- as.character(data$U[which(data$a1 == 1 & data$a2 == 1 & data$a3 == 1 &
    data$a4 == 1)])
21
22  type <- data.frame(type = 1:16, length = c(length(type_X1), length(type_X2),
    length(type_X3), length(type_X4), length(type_X5), length(type_X6),
    length(type_X7), length(type_X8), length(type_X9), length(type_X10),
    length(type_X11), length(type_X12), length(type_X13), length(type_X14),
    length(type_X15), length(type_X16)))
23
24  X1 <- get(str_c('type_X', type$type[which(type$length > 0)[1]]))
25  X2 <- get(str_c('type_X', type$type[which(type$length > 0)[2]]))
26  X3 <- get(str_c('type_X', type$type[which(type$length > 0)[3]]))
27  X4 <- get(str_c('type_X', type$type[which(type$length > 0)[4]]))
28
29  D1 <- as.character(data$U[which(data$d == 0)])
30  D2 <- as.character(data$U[which(data$d == 1)])
31  D3 <- as.character(data$U[which(data$d == 2)])
32
33  p11 <- length(intersect(D1, X1)) / length(X1)
34  p12 <- length(intersect(D2, X1)) / length(X1)
35  p13 <- length(intersect(D3, X1)) / length(X1)
36
37  p21 <- length(intersect(D1, X2)) / length(X2)
38  p22 <- length(intersect(D2, X2)) / length(X2)
39  p23 <- length(intersect(D3, X2)) / length(X2)
40
```

```
41  p31 <- length(intersect(D1, X3)) / length(X3)
42  p32 <- length(intersect(D2, X3)) / length(X3)
43  p33 <- length(intersect(D3, X3)) / length(X3)
44
45  p41 <- length(intersect(D1, X4)) / length(X4)
46  p42 <- length(intersect(D2, X4)) / length(X4)
47  p43 <- length(intersect(D3, X4)) / length(X4)
48
49  p <- matrix(c(p11, p12, p13,
                  p21, p22, p23,
                  p31, p32, p33,
                  p41, p42, p43),
                nrow = 4, ncol = 3, byrow = TRUE)
50
51  m <- matrix(c( 0, 5, 10, 10,  4,  0, 20,  2,  0,
                   9, 4,  0,  0,  7, 15, 24, 11,  0,
                  10, 2,  0, 20, 10,  0,  0,  2, 20),
                nrow = 3, ncol = 9, byrow = TRUE)
52
53  p %*% m
```

第四节　文献导读

文献一

TI：Rough Sets：Past，Present，and Future.

AU：Skowron A，Dutta S.

SO：Nat Comput. 2018；17（4）：855-876. doi：10. 1007/s11047-018-9700-3. Epub 2018 Jul 25.

简述：本文综述了粗糙集理论三十五年来的发展状况。作者有选择地对粗糙集领域的一些研究方向进行了分析，特别强调了搜索策略对于相关近似空间（relevant approximation spaces）的重要性，还讨论了应用智能系统（intelligent systems，IS）或复杂自适应系统（complex adaptive systems，CAS）解决问题所面临的新挑战。文章作者来自波兰华沙大学数学、信息学和力学学院（Faculty of Mathematics，Informatics and Mechanics，University of Warsaw，Poland），波兰科学院系统研究所（Systems Research Institute，Polish Academy of Sciences，Poland），波兰维斯图拉大学（Vistula University，Poland）以及波兰沃米亚和马祖里大学数学和计算机科学系（Department of Mathematics and Computer Science，University of Warmia and Mazury，Poland）。

文献二

TI：Perspectives on Knowledge Discovery Algorithms Recently Introduced in Chemoinformatics：Rough Set Theory，Association Rule Mining，Emerging Patterns，and Formal Concept Analysis.

AU：Gardiner EJ，Gillet VJ.

SO：J Chem Inf Model. 2015 Sep 28；55（9）：1781-803. doi：10.1021/acs. jcim. 5b00198. Epub 2015 Aug 19.

简述：本文介绍了粗糙集理论（rough set theory，RST）、关联规则挖掘（association rule mining，ARM）、显露模式（emerging patterns，EP）和形式化概念分析（formal concept analysis，FCA）等四种知识发现算法在化学信息学中的应用。文章作者来自英国谢菲尔德大学信息学院（Information School，University of Sheffield ，United Kingdom）。

文献三

TI：Machine-learned Models Using Hematological Inflammation Markers in the Prediction of Short-term Acute Coronary Syndrome Outcomes.

AU：Pieszko K，Hiczkiewicz J，Budzianowski P，Rzeźniczak J，Budzianowski J，Błaszczyński J，Słowiński R，Burchardt P.

SO：J Transl Med. 2018 Dec 3；16（1）：334. doi：10.1186/s12967-018-1702-5.

简述：本文应用血液学炎症标记物构建了预测短期急性冠状动脉综合征（acute coronary syndrome，ACS）结局的机器学习模型。研究结果表明，基于优势关系的粗糙集方法（dominance-based rough set approach，DRSA）、实验室检测数据全集和临床特征构建的模型对于住院死亡率的预测性能表现最好。文章作者来自波兰齐洛纳哥拉大学医学与健康科学学院（Faculty of Medicine and Health Sciences，University of Zielona Gora，Poland），波兰诺瓦索尔多学科医院心内科（Department of Cardiology，Nowa Sol Multidisciplinary Hospital，Poland），英国剑桥大学工程系（Department of Engineering，University of Cambridge，UK），波兰波兹南约瑟夫·斯特鲁斯医院心内科（Department of Cardiology，J Strus Hospital，Poland），波兰波兹南理工大学智能决策支持系统实验室（Laboratory of Intelligent Decision Support Systems，Poznań University of Technology，Poland），波兰波兹南医科大学脂质紊乱生物学系（Biology of Lipid Disorders Department，Poznan University of Medical Sciences，Poland）。

文献四

TI：Optimization of Pellets Manufacturing Process Using Rough Set Theory.

AU：Pałkowski Ł，Karolak M，Kubiak B，Błaszczyński J，Słowiński R，Thommes M，Kleinebudde P，Krysiński J.

SO：Eur J Pharm Sci. 2018 Nov 1；124：295-303. doi：10.1016/j. ejps. 2018.08. 027. Epub 2018 Aug 26.

简述：为了优化药品颗粒生产过程，作者将基于优势关系的粗糙集方法（dominance-based rough set approach，DRSA）作为一种知识发现的方法，对药品颗粒生产过程中的重要参数进行了评估。条件属性集包括药物活性成分（active pharmaceutical ingredient，API）的量、辅料种类和用量以及旋转速度、滚圆时间和温度等工艺参数；决策属性是由长短径之比（aspect ratio，APR）确定的颗粒质量。作者认为，通过 DRSA 分析可以归纳出包含工艺参数信息的决策规则。这些工艺参数对所制颗粒的质量有重大影响，这些规则可用于优化颗粒生产工艺。文章作者来自波兰尼古拉斯哥白尼大学医学院制药技术系（Nicolaus Copernicus University，Collegium Medicum，Department of Pharmaceutical Technology，Poland）、波兰艾达迈德集团（Adamed Group，Poland）、波兰波兹南理工大学计算科学研究所（Poznań University of Technology，Institute of Computing Science，Poland）、波兰科学院系统研究所（Systems Research Institute，Polish Academy of Sciences，Poland）、德国多特蒙德技术大学固体过程工程实验室（Laboratory of Solids Process Engineering，Technical University of Dortmund，Germany）、德国海因里希-海涅大学制药和生物制药研究所（Institute of Pharmaceutics and Biopharmaceutics，Heinrich-Heine-University，Germany）。

（李　毅　张豫夫　于　娜　苏鹤轩）

第十章 基于多目标或多属性的多准则决策

管理者的具体工作是将今天的资源用于创造未来。

It is the executive's specific job to commit today's resources to the future.

彼得·德鲁克（Peter F. Drucker）

提要

本章主要讲解多准则决策的基本理论和分析方法。

要求掌握多准则决策、多目标决策、多属性决策的概念，多准则决策问题的要素和案例分析中的 R 软件实现方法。

要求熟悉多准则决策分析方法中的常用分析方法。

要求了解多准则决策的历史发展、基本原理和机制特点。

第一节 多准则决策的基本理论

一、概念

（一）多准则决策

多准则决策（multiple criteria decision making，MCDM）又称多判据决策，是指在多个不能互相替代，又常常相互冲突或不可公度（non-commensurable）的有限或无限方案集中进行选择的决策。它是决策分析理论的重要内容之一。

决策中常常会出现两种矛盾。一种是目的系统和条件系统（由现有条件构成的系统）之间的矛盾，即由于条件限制而无法直接实现目的。另一种是目的与目的之间的矛盾，即多个决策目的之间相互牵制甚至相互对立，在一定条件下，各个目的不能同时达到最优化。

不可公度性，或称量纲的不一致性，即不同准则之间没有统一的衡量标准或计量单位，难以直接进行比较。有时不但没有统一的计量单位，甚至连应该如何衡量满足各准则的程度都难以确定。

多准则决策就是处理这些矛盾和不可公度性，从而找到最优策略的过程。

（二）准则

准则（criterion）是衡量、判断事物价值的标准，它度量事物对主体的有效性，是评价的基础。在实际决策问题中，准则有目标和属性两种表现形式。

（三）目标和属性

在决策科学中，目标（objective）被定义为：决策人希望决策结果所能达到的状态的表述。目标是指决策人所感觉到的比现状更佳的客观存在，用来表示决策人的愿望或决策人希望达到的、努力的方向，是决策者对研究对象的某种追求。

目标具有层次性，即可以将目标表示为一个不同的层次递阶结构，最高层的称总体目标，之下可有不同性质和不同类别的次目标、子目标、分目标等。下层的目标比上层的目标更加明确、具体，且便于计算。最下层每个目标要具有可测性，并反映特定目标达到目的的程度，每个目标都必须满足可理解性；目标具有模糊性，即对目标的度量常用"好""不好"和"差"等模糊概念来表达，这种表达更接近实践；目标还具有相对独立性，即虽然目标之间存在着种种联系，但决策时常常将它们独立地加以考虑。

属性（attribute）是备选方案固有的特征、品质或性能参数；目标是人为设定的，是可改变和可选择，而属性是固有的。

（四）目的或指标

量化的准则通常称为目的（goal），也叫指标（index），是预先设定的值或期望的程度在特定时间、空间状态下，决策人所期望的事情。目标给出预期方向，目的或指标则给出希望达到的水平或具体数值。

指标可以分为效益型指标、成本型指标；也可以分为固定型指标、区间型指标；还可以分为精确型指标、模糊型指标。指标具有导向性，正向指标越大越好，负向指标越小越好。

（五）多准则决策的解

1. 解
多准则决策的解指的是可行方案。

2. 劣解
在多准则决策中，有一部分方案经比较后可以淘汰，称为劣解。

3. 非劣解/有效解
非劣解是指在所给的可供选择的方案集中，已找不到使每一指标都能改进的解。在多准则决策中，一般很难找到使所有目标或属性都达到绝对最优解，因而必须引入具有更广泛意义的非劣解概念来阐述多目标或多属性决策问题。在多准则决策问题中没有最优解，但通常有一个以上的非劣解，或称有效解。一个可行解被称为有效解，如果没有任何其他可行解能够实现在所有的目标或属性水平上提供的结果都不比它差，且在至少一个目标或属性水平上提供的结果比它更好。

4. 满意解
在多准则决策中，一个可行解如果在所有的目标或属性上都能满足决策者的要求则为满意解。它是根据事前确定的评价标准，从一组非劣解中，通过"辨优"和"权衡"找出的一个令人满意的解，它也可能不是有效解。

5. 优先解

在多准则决策中，由于多个目标或属性之间的相互矛盾与制衡，一般不存在通常意义下的最优解。最能满足决策者所制订条件的一个有效解即为优先解。

6. 理想解

在多准则决策中，一个解如果在所有的目标或属性上都是该目标或属性可能具有的最好的结果则为理想解。它也许是一个可行解，也许是一个非可行解。虽然理想解实际上并不存在，但这一概念在多准则决策的理论和实践中都十分重要。

7. 负理想解

与理想解相反，负理想解的结果都是由最坏的目标或属性所构成。它也许是一个可行解，但也许是一个非可行解。与理想解一样，负理想解实际上也不存在，只是多准则决策的参考基准之一。

8. 折衷解

一个可行解如果与理想解的距离最近或与负理想解的距离最远则为折衷解。一般来说，以理想解为基准导出的折衷解与以负理想解为基准导出的折衷解并不相同。决策者可根据情况二选一，或二者结合。

二、分类

（一）多目标决策

多目标决策（multiple objective decision making，MODM）是指需要同时考虑两个或两个以上目标的决策，又可称多目标优化或多目标规划决策。只有使多个目标中相互联系和相互制约的因素都能得到最佳的协调、配合和满足，才是最优的决策。多目标决策是为了若干特定的（一般是相互矛盾的）目标在若干备选方案中确定一个一定意义下最优的，而备选方案集合由一些约束条件给定。多目标决策通常是以数学规划的形式呈现决策问题。在多目标决策问题中，决策变量连续且蕴含于约束条件所决定的区域内，目标是求极值（极大或者极小）的对象，即需要优化的函数式。

多目标决策可以分为一般多目标规划决策、分层多目标规划决策（在约束条件下，各个目标函数不是同等被优化，而是按不同的优先层次先后进行优化）和特殊多目标规划决策（不考虑对各个目标进行极小化或极大化，而是希望在约束条件的限制下，每一目标都尽可能接近于事先给定的各目标值，又称为多指标决策）。

多目标决策原则是在多目标决策实践中应遵循的行为准则，主要包括：

在满足决策需要的前提下，尽量减少目标个数。可采用剔除从属性目标，并把类似的目标合并为一个目标，或者把那些只要求达到基本标准而不要求达到最优的次要目标降为约束条件；以及通过同度量求和、求平均值或构成综合函数的方法，用综合指标来代替单项指标等办法达到目的。

目标需按照轻重缓急来决定取舍。为此需将目标按重要程度排序，并规定重要性系数，以便在选优决策时所遵循。对相互矛盾的目标，应以总目标为基准进行协调，力求对各目标全面考虑，统筹兼顾。

（二）多属性决策

多属性决策（multiple attribute decision making，MADM）是指在考虑多个属性的情况下，在有限个备选方案中选择最优方案或进行方案排序的决策。多属性决策是为了一个特定的目的在若干备选方案中确定一个最优的，或者对这些方案按照优劣进行排序，或者给出优劣程度的数量结果。方案的优劣由若干属性给以定量或定性的表述。

对于相同的备选方案组，如果不同的决策者在属性集合的选定、各个方案对同一属性偏好程度的确定、各属性间的权重分配，以及对以上这些信息的处理方法上有所差别的话，那么决策者得到的最佳方案，或者各方案的优劣排序就会不同。

（三）多目标决策和多属性决策的区别

广义上，多准则决策问题被分成多目标决策和多属性决策。在实际中，这种分类非常符合问题求解的两个方面：多目标决策用于设计，多属性决策用于选择（评价）[63]。齐默尔曼（H. J. Zimmermann）认为，两者最主要的区别在于，多目标决策集中于利用多个目标函数的数学规划解决连续决策空间（continuous decision spaces）问题；而多属性决策集中于解决离散决策空间（discrete decision spaces）问题[64]。

对于某些决策问题，可以先用多目标规划选出几个备选方案，然后用多属性决策方法做进一步的处理。

三、历史发展

多准则决策的起源可以追溯到 1896 年帕累托（Pareto）提出的 Pareto 最优概念；冯·诺依曼和奥斯卡·摩根斯特恩的预期效用理论（1944 年）以及佳林·库普曼斯（Tjalling C. Koopmans，1910—1985 年）有效点概念的引入（1951 年）为决策领域打下了基础；同年，库恩（Harold W. Kuhn）和塔克（Albert W. Tucker）又引入了向量优化的概念。多准则决策作为规范决策方法引入决策领域则是在 20 世纪 60 年代，以查恩斯（A. Charnes）和库伯（W. W. Cooper）在目标规划上的研究和罗伊（B. Roy）提出的 ELECTRE 方法为代表。科克伦（J. L. Cochrane）和泽伦尼（M. Zeleny）1972 年主持召开的多准则决策国际会议被普遍认为是多准则决策开始发展的标志[65]。

在多准则决策发展的早期，关于多目标、多指标、多属性、多准则问题的研究相继出现，但没有形成一个规范的定义。多准则决策由多目标决策和多属性决策两个重要部分组成，这个划分是 1981 年才由 Ching-Lai Hwang 和 Kwangsun Yoon[66] 确定下来。至此学术

㊳　刘树林. 多属性决策理论方法与应用研究 [D]. 北京航空航天大学博士学位论文，1997.

㊴　Zimmermann, H. J. Fuzzy Set Theory and Its Applications [M]. Kluwer Academic Publishers，Second Edition. Boston，MA，1991. https://pdfs. semanticscholar. org/a31d/fa5eb97fced9494dfa1d88578da6827bf78d. pdf.

㊵　方芳，梁旭，李灿，熊紫倩. 空间多准则决策研究概述 [J]. 测绘科学. 2014，39（7）：9-12，39.

㊶　C. L. Hwang, and K. Yoon. Multiple Attribute Decision Making-Methods and Applications A State-of-the-Art Survey [M]. Berlin：Springer-Verlag，Berlin，1981. DOI：https://dx-doi-org. proxy. cc. uic. edu/10. 4135/9781412985161. n1.

界对此基本达成了共识，并形成了规范。

多准则决策的研究及应用涉及确定多目标模糊决策、随机多目标决策、多指标模糊决策、多指标群决策等多种方法。

2014 年，国际药物经济学及结果研究学会（International Society for Pharmacoeconomics and Outcomes Research，ISPOR）[67] 建立了多准则决策分析新兴良好实践工作组（MCDA emerging good practices task force），并且在 2016 年发布的研究报告中详细论述了多准则决策分析（multiple criteria decision analysis，MCDA）在医疗决策领域中的应用[68-69]。

四、多准则决策问题的要素

（一）决策能动体

决策能动体包括主要决策者、决策参与者和决策信息系统。主要作用包括接受输入信息，通过分析使之成为系统的知识，建立决策规则，运用科学决策方法做出决策。

（二）目标集和目标准则体系结构

1. 目标集

目标集包括总目标和分目标。总目标是决策问题的原动力和最终目的，但过于笼统，不便运算。分目标是总目标的具体化，更便于操作和评价。

2. 目标准则体系结构

（1）树状结构：树状结构，即序列型多层次目标准则体系。每个子目标均可由相邻上层目标分解而成。各子目标可以按序列关系分属各类目标，不同类的目标准则之间则没有直接联系。

（2）网状结构：网状结构，即非序列型多层次目标准则体系。子目标一般不是由相邻上层目标分解而成。各子目标不可以按序列关系分属各类目标，不同类的目标准则之间则有直接联系。

（3）独立结构：独立结构，即单层目标准则体系。子目标一般不用分解就可以用单一准则给出定量评价。

———————————

⑥⑦　ISPOR—The Professional Society for Health Economics and Outcomes Research ［EB/OL］. https://www.ispor.org/about.

⑥⑧　Thokala P，Devlin N，Marsh K，Baltussen R，Boysen M，Kalo Z，Longrenn T，Mussen F，Peacock S，Watkins J，Ijzerman M. Multiple Criteria Decision Analysis for Health Care Decision Making—An Introduction：Report 1 of the ISPOR MCDA Emerging Good Practices Task Force ［J］. Value Health. 2016 Jan，19（1）：1-13. doi：10.1016/j. jval. 2015.12.003. Epub 2016 Jan 8.

⑥⑨　Marsh K，IJzerman M，Thokala P，Baltussen R，Boysen M，Kaló Z，Lönngren T，Mussen F，Peacock S，Watkins J，Devlin N；ISPOR Task Force. Multiple Criteria Decision Analysis for Health Care Decision Making—Emerging Good Practices：Report 2 of the ISPOR MCDA Emerging Good Practices Task Force ［J］. Value Health. 2016 Mar-Apr，19（2）：125-37. doi：10.1016/j. jval. 2015.12.016. Epub 2016 Mar 7.

（三）属性集和代用属性

目标可以运算是指有办法衡量这一目标所达到的程度，而属性就是对基本目标达到程度的直接度量，也就是说对每个最下层目标要用一个或几个属性来描述目标所达到的程度。

理想的状态是每个最下层目标都能用一个或几个属性直接度量该目标所达到的程度，但是往往有些最底层目标甚至无法找到属性来度量其达到程度。

当目标无法用属性值直接度量时，用以衡量目标达到程度的间接量称为代用属性（proxy attribute）。

在为目标指定一个或几个属性时，以下属性应得以满足：可理解性，即属性要能充分说明目标满足的程度；可测性，指给定方案的属性在实际上可以用附有一定单位的数值来表示。

对描述整个多目标决策问题的属性集的要求是：完全性，反映了决策问题的所有重要方面；可运算，能有效地用于进一步的分析；可分解，即属性集可以分成几部分，使下一步的分析评价简化；非冗余，即问题没有哪个方面被重复考虑；最小化，对同一多目标问题，找不到另一个完全的属性集比它有更少数目的元素。

虽然上述要求应该尽可能满足，但是由于实际决策问题的复杂性，通常不可能完全满足所有的要求。尤其是可运算性，往往有些目标找不到可运算的属性，只能用不可运算或难以运算的属性。有时属性集的非冗余性和最小化也难以保证，而且并不一定必要。

（四）决策形势

多准则决策问题的基础是决策形势（或称决策情况），它说明决策问题的结构和决策环境。为了说明决策形势，必须清楚地识别决策问题的边界和基本的组成，尤其是要详细说明决策问题所需的输入的类型和数量，以及其中哪些是可获得的；说明决策变量集合属性集以及它们的测量标度，决策变量之间、决策变量共属性之间的因果关系；详细说明方案集和决策环境的状态。

尽管决策形势的性质决定了可选用的适当的多准则决策方法，但是并没有有效的指导原则来为特定的决策问题选择适配的决策形势。决策形势的确定与决策问题的性质和所有相关人员，包括决策者和决策分析者的经验、创造力及判断力有关。

（五）决策规则

在做决策时决策者力图选择"最好的"可行性方案，这就需要根据所有属性值对方案排列优劣次序（或分档定级）。而对方案排序或分档定级的依据称作决策规则。在确定决策规则时，目的这一概念很重要，因为在多准则决策问题中，目的给出希望达到的水平或具体数值，给定目的也就基本上给定了决策规则。

决策规则可分为两大类。一类是最优化规则，它能把方案集中，所有备选方案排成完全序（任意两个做比较）；而根据决策规则所蕴含的某种规则，在完全序中总存在一个最好的方案。另一类是满意规则，它为了使分析简化、节省时间、降低费用而牺牲最优性，把方案集划分成容易处理的几个有序子集，比如可接受与不可接受两个子集或者好、可接受、不可接受三个子集；根据这种规则，不同子集里的两个方案的优劣是显而易见的，同一子集中的方案则无法或难以分辨优劣。

五、基本原理

（一）多目标规划理论

多目标规划（multi objective programming，MOP）是指在一定约束条件下，要求多个目标达到或尽可能接近于给定的目标对应值。多目标规划又称多目标优化（multi objective optimization）、向量优化（vector optimization），或帕累托优化（Pareto improvement）。它是运筹学中的一个重要分支，是在线性规划的基础上，为解决多目标决策问题而发展起来的一种科学管理的数学方法。多目标规划已经应用到科学的许多领域，在两个或更多冲突的目标之间存在取舍时，需要采取最优决策。

多目标规划的概念是 1961 年由美国运筹学家查恩斯和库柏首先提出的，基础思想是求尽可能接近某个目标值的解。1965 年，尤吉·艾吉里（Yuji Ijiri）在处理多目标问题、分析各类目标的重要性时，引入了赋予各目标一个优先因子及加权系数的概念，进一步完善了目标规划的数学模型。求解目标规划的方法则由杰斯基莱恩（Jashekilaineu）和桑·李（Sang Li）提出并加以改进。

与线性规划相比，多目标规划有以下特点：

线性规划只能处理一个目标，而现实问题往往要处理多个目标。多目标规划能统筹兼顾地处理多个目标的关系，求得更切合实际要求的解。

线性规划立足于寻求满足所有约束条件的最优解。而在实际问题中，可能存在相互矛盾的约束条件。多目标规划可以在相互矛盾的约束条件下找到满意解。多目标规划的最优解指的是尽可能地达到或接近一个或若干个已给定的指标值。

线性规划的约束条件是不分主次地同等对待，而多目标规划可根据实际的需要给予轻重缓急的考虑。

（二）冲突性的分解和理想点转移

大部分多目标决策问题存在着冲突，即如果采用某种方案去改进一个目标值，很可能会使另一个目标值变坏。这种冲突具有多样性，而且由于人类知识的局限性，完全避免冲突的发生是不可能的。但是，冲突的出现实际上反映了方案中存在着不合理的因素，从而可能促使方案的改进以避免类似冲突情况的发生，为决策的创新带来了可能性。

解决冲突的方法主要有实例法和规则法。实例法符合领域专家的思维方式，通过获取以往解决冲突方案的实例，最大限度地快速解决冲突。而规则法需要领域专家针对冲突发生的特点提出具有明确的指导性、切实的解决规则。

多目标规划问题要求决策者对每个目标设定一个目标值，给定各目标的优先级或权重，然后在备选方案集中选择其一，使其目标函数与目标值的组合偏差最小。

移动理想点的基本思想是在某种意义下使向量目标函数与所考虑问题的理想点的偏差为极小，从而求出多目标规划问题的有效解，使决策者更容易选择。

（三）多属性效用理论

多属性决策问题的实质是利用已有的决策信息通过一定的方式对一组（有限多个）备

选方案进行排序或择优。它主要由两部分组成：一是获取包括属性权重和属性值在内的决策信息；二是通过一定的方式对决策信息进行集结并对方案进行排序和择优。

对于两个候选决策方案 x_1 和 x_2（决策空间上的两个点），决策者会有以下认识之一：

x_1 优于 x_2，记为 $x_1 > x_2$；

x_2 优于 x_1，记为 $x_1 < x_2$；

x_1 和 x_2 无差别，即同等重要，记为 $x_1 \sim x_2$；

无法得出上面三种判断，或说无法比较，即 $x_1 ? x_2$。

一个决策者对决策空间 X 中任何两个候选决策方案具有确定认识，即">""<""～""?"，就确定产生了 X 上的一个偏爱。每个人有不同的偏爱，因而产生不同的选择。

属性赋权的方法大致可以分为客观赋权法、主观赋权法、组合赋权法与交互式赋权法四类。

依据多属性效用理论（multi attribute utility theory，MAUT），各个属性均由表示效用程度大小的效用函数表示。多属性决策的思路就是把各个属性的效用合并起来，形成总的效用，然后对方案进行排序。由于多属性间的不可公度性和矛盾性，效用显然不能直接简单相加。

通常，效用合并可采取距离规则、代换规则、加法规则、乘法规则和混合规则等不同的规则进行。

（四）需求的多重性和层次性理论

根据马斯洛需求层次理论，需求可以分成生理需求、安全需求、社交需求、尊重需求和自我实现需求五类，依次由较低层次到较高层次。马斯洛认为，每个人有五个层次的需要：生理需要，包括食物、水、栖身之地、性以及其他方面的身体需要；安全需要，保护自己免受身体和情感伤害，同时能保证生理需要得到持续满足的需要；社交需要，包括爱情、归属、接纳、友谊的需要；尊重需要，内部尊重因素包括自尊、自主和成就感等，外部尊重因素包括地位、认同和关注等；自我实现需要，包括成长和发展、发挥自身潜能、实现理想的需要。在动机方面，马斯洛指出，每个需要层次必须得到实质的满足后，才会激活下一个目标。同时，一旦某个层次的需要得到实质的满足，它就不再具有激励作用了。换句话说，当一种需要得到满足后，下一个层次就会成为主导需要。

在不同的需求层次上，决策者所选择的满意方案会是不一样的。需求层次越高，决策者得到满意决策方案的难度就越大。

第二节　多准则决策的分析方法

一、简单加权和法（SAW）

简单加权和法（simple additive weighting，SAW）是最简单也是最常用的一种方法。这种方法先根据实际情况，确定各个属性的比重，再对决策矩阵进行归一化处理，通过线性加权平均求出每一个方案的融合值，最后根据其融合值的大小排序或选择最佳方案。

由于思想和计算简单，简单加权法很容易被决策者使用和理解，这种方法被广泛地用于许多领域。该方法潜在的假设是各属性倾向于独立，一个属性的重要性不受另一个属性的影响。该方法的最大优点是简单易行。但在一些复杂的多属性决策问题中，由于属性间并不相互独立，此方法常常不被接受。

二、加权积法（WP）

加权积法（weighted product，WP）是与 SAW 方法类似的一种方法。不同的是，在计算方案的融合值时将各属性值相乘，权重变成了相应属性的指数。这种方法潜在的目的是对较差的属性值进行较重的惩罚，从而最偏爱方案和次偏爱方案间的距离比简单加权和法的要大。

此方法具有逻辑合理、计算简单等优点。

三、删除选择法（ELECTRE）

删除选择法（elimination et choice translation reality，ELECTRE）方法是 20 世纪 60 年代提出的，而后被应用在决策方面[⑩]。后来又相继出现了 ELECTRE-Ⅰ法、ELECTRE-Ⅱ法、ELECTRE-Ⅲ法、ELECTRE-Ⅳ法、ELECTRE-TRI 法等等。

这些方法容易被决策者理解，步骤虽多计算却并不复杂，且可以程序化。但这些方法的缺点是对决策矩阵提供的信息利用不够充分。

四、优先度方法（PROMETHEE）

优先度方法（preference ranking organization methods for enrichment evaluations，PROMETHEE）[⑪]克服了 ELECTRE 法的一些缺点，引入了优先函数来描述优先程度，即根据各方案属性值之间差距的大小来判断方案对之间的优劣程度。PROMETHEE 方法对每一个属性定义了一个函数，函数值从 0 到 1，函数值越小，表示方案间的差异越小，当函数值为 0 时，方案无差异；反之，当函数值为 1 时，一方案合格优于另一方案。

PROMETHEE 方法的优点是思路清晰明了，容易被决策者接受和理解，它在使用优先函数判别出各方案在某个属性值上优劣的同时，对该属性值进行了数据规范化，不需要对原始数据另行预处理，避免了数据预处理方法产生的误差。该方法的缺点是不满足无关方案独立性，增加或减少一个方案，对最终的结果也会有影响。因此，在制订决策方案时要注意方案对后果的影响。

⑩　Hwang CL，Masud A. Multiple Objective Decision Making Methods and Applictions［M］. New York：Springer Verlag，1979.

⑪　Brans JP，Vincke P，Mareschal B. How to select and how to rank project：The PROMETHEE method［J］. European Journal of Operational Research. 1986，24（2）：228-238.

五、优势劣势排序方法（SIR）

优势劣势排序方法（superiority and inferiority ranking，SIR）[72] 是 PROMETHEE 方法的扩展，适用于处理属性值及其权重均是精确数形式的多属性决策问题。

SIR 方法基于一般性准则构建优势矩阵和劣势矩阵，并通过适当的多属性信息综合处理方法求出各个方案的优势流和劣势流，据此确定所有方案的部分或全部排序。

六、近似理想解偏好排序法（TOPSIS）

近似理想解偏好排序法（technique for order preference by similarity to ideal solution，TOPSIS）又称逼近理想解排序法、理想解法。这种方法通过构造多属性问题的理想解和负理想解，以方案靠近理想解和远离负理想解两个基准作为方案排序的准则，来选择最满意方案。理想解是一个方案集中并不存在的、虚拟的最佳方案，而负理想解则是虚拟的最差方案。定义理想解和负理想解之后，求满意解有以下三种方式，一是取距理想解最近的方案为满意方案；二是取距负理想解最远的方案为满意方案；三是取距理想解最近且距负理想解最远的方案为满意方案。TOPSIS 的基本思想是：所选择的方案尽可能地接近正理想解，同时又尽可能地远离负理想解，或者在正理想解和负理想解中寻求比较满意的方案。TOPSIS 首先建立初始化决策矩阵并将矩阵进行归一化处理，接着找出方案集中的最优方案和最劣方案（即正、负理想解），然后计算各方案与正、负理想解的距离，进而得到各方案与正、负理想解的贴进度，并以此作为决策准则，对各方案进行排序。相对贴近度大者为优，相对贴近度小者为劣，排序最优的方案就是满意方案。

TOPSIS 具有分析原理直观、计算简便、样本数据量要求不大等特点，比较符合决策者的思维习惯，容易被决策者理解。但它需要定义一个测度去衡量方案离理想解和负理想解的距离。不同的测度定义可能得到不同的排序结果，而且由于常常产生的距离很小，TOPSIS 方法不能为决策者提供清晰的解。另外，不同的相对贴近度函数也可能使排序结果不一样。

七、层次分析法（AHP）

采用层次分析法（AHP）解决问题的基本思路是：先分解，后综合。该方法通过分析复杂决策问题所包含的因素及其相互关系，将问题分为不同的要素，并将这些要素归并为不同的层次，从而形成多层次结构，在每一层可按某一规定准则对该层要素逐对比较，建立判断矩阵。通过计算最大特征值及其相应的特征向量，得出该层要素对该层准则的权重，再以此计算出各层次要素对总体目标的组合权重，从而得到不同候选方案的权重。

AHP 的具体步骤：构造递阶层次结构、构建两两比较矩阵、根据比较结构对各因素层层排序、对排序结果进行分析。

一个递阶层次可以分为三层：目标层、准则层和方案层，分别对应于最高层、中间层

---

[72] Xu X. The SIR method: a superiority and inferiority ranking method for multiple criteria decision making [J]. European Journal of Operational Research, 2001, 131 (3): 587-602.

和最底层。最高层（目标层）：只有一个元素，表示决策的目的，要解决的问题，预定目标或理想结果；中间层（准则层）：包含了为实现目标而建立的一套判断准则，即所涉及的全部因素、决策的准则、子准则，可以仅有一个层次，也可有多个层次，当准则过多时（如超过九个）应进一步分解出准则层；最底层（方案层）：该层次包括了为实现可供选择的各种措施、决策方案等，即决策备选方案。

判断矩阵的赋值是 AHP 法关键的一环，赋值方法可见表 10-1。若赋值不合理，则计算出的权重亦不合理。AHP 法不追求每一组元素在两两比较判断中的一致性，而是尽量每个比较都能独立地进行，这样可以提供尽可能多的信息，降低个别判断失误的影响，从而尽可能提高最后结果的一致性。

表 10-1　成对比较矩阵赋值参照表

序号	重要性等级	标度 B_{ij}	含义
1	i 与 j 同等重要	1	两者对目标的贡献相同
2	i 比 j 略为重要	3	根据经验一个比另一个评价稍微有利
3	i 比 j 明显重要	5	根据经验一个比另一个评价更为有利
4	i 比 j 确实重要	7	一个比另一个评价更为有利，且已在实践中证明
5	i 比 j 绝对重要	9	重要程度十分明显
6	i 比 j 和上述两两相邻重要程度相反	1/3，1/5，1/7，1/9	稍不重要，明显不重要，确实不重要，绝对不重要
7	i 比 j 在上述两相邻程度之间	2，4，6，8	需要折中时采用

虽然 AHP 法在构造判断矩阵时并不要求判断具有一致性，但也不允许判断偏离一致性过大。

塞蒂（Saaty）将一致性指标定义为 CI：

$$CI = \frac{\lambda_{max} - n}{n - 1}$$

其中，n 为矩阵阶数，λ_{max} 表示带有偏差的最大特征值。

当置信水平为 90% 时，判断矩阵的一致性指标 CI 临界值如表 10-2。当 CI 值小于同阶 CI 临界值时，该判断矩阵即通过一致性检验。

表 10-2　判断矩阵的一致性指标 CI 临界值

矩阵阶数	3	4	5	6	7	8	9	10	11
CI 临界值	0.049	0.092	0.122	0.142	0.161	0.169	0.178	0.185	0.194

判断矩阵建立之后，可以求得在该准则下，各元素相对重要性的排序，这一过程称为单一准则下的排序或称层次单排序。

在单一准则下排序的基础上，还需要进行层次总排序。即根据递阶层次结构从最高层次开始自上而下逐层进行合成排序，直至最低层次。

对于层次总排序也需进行一致性检验。

AHP 作为一种决策过程提供了一种表示决策因素测度的基本方法。这种方法采用相对标度的形式，并充分利用了人的经验和判断力。在递阶层次结构下，它根据所规定的相对标度，依靠决策者的判断，对同一层次有关元素的相对重要性进行两两比较，并按层次从上到下合成方案对于决策目标的测度。

AHP 通过分析影响目标的一系列因素，比较其相对重要性，最后选出得分最高的方案即为最优方案。AHP 简单易用，其缜密的理论基础决定了它能够解决各种量化和非量化、理性与非理性的实际决策问题。AHP 模型使各决策层之间相互联系，并能推出跨层次之间的相互关系。

AHP 缺点在于，其融合过程将好的属性值对差的属性值进行补偿，这样可能丢失部分信息；并且其权值的确定比较困难，主观性比较大。

八、网络分析法（ANP）

网络分析法（analytic network process，ANP）也是由塞蒂教授提出的（1996 年）。ANP 是一种适应非独立递阶层次结构的决策方法，是在 AHP 的基础上发展而形成的一种新的实用决策方法。在许多实际问题中，各层次内部元素往往依赖低层元素，且对高层元素亦有支配作用，即存在反馈。此时系统的结构更类似于网络结构。网络分析法正是适应这种需要，由 AHP 延伸发展得到的系统决策方法。ANP 首先将系统元素划分为两大部分：第一部分称为控制因素层，包括问题目标及决策准则。所有的决策准则均被认为是彼此独立的，且只受目标元素支配。控制因素中可以没有决策准则，但至少有一个目标。控制层中每个准则的权重均可用 AHP 方法获得。第二部分为网络层，它是由所有受控制层支配的元素组成的，元素之间互相依存、互相支配，元素和层次间内部不独立，递阶层次结构中的每个准则支配的不是一个简单的内部独立的元素，而是一个互相依存，反馈的网络结构。控制层和网络层组成为典型 ANP 层次结构。

ANP 的特点是，在层次分析法的基础上，考虑到了各因素或相邻层次之间的相互影响，利用"超矩阵"对各相互作用、相互影响的因素进行综合分析得出混合权重。ANP 模型并不要求像 AHP 模型那样有严格的层次关系，各决策层或相同层次之间都存在相互作用，用双箭头表示层次间的相互作用关系。若是同一层中的相互作用就用双循环箭头表示。箭头所指向的因素影响着箭尾的决策因素。

九、决策与试验评价试验法（DEMATEL）

决策与试验评价试验法（decision-making trial and evaluation laboratory，DEMA-TEL）是 1971 年由美国巴特尔（Battelle）实验室的学者加比斯（A. Gabus）和丰特拉（E. Fontela）提出的。

DEMATEL 是系统科学的一种方法论，是一种运用图论和矩阵工具的系统分析的方法。DEMATEL 将决策矩阵中每个要素对其他要素的影响度（矩阵各行对应要素对所有其他要素的综合影响值）、被影响度（矩阵各列对应要素对所有其他要素的综合影响值）、原因度（影响度和被影响度相减）与中心度（影响度和被影响度相加）作为构造模型的依据，从而确定要素间的因果关系和每个要素在系统中的地位。

第三节　案例分析和软件实现

一、医院的消毒效果进行评价

（一）问题描述

医院消毒工作质量评价包括三个指标：灭菌后物品合格率、消毒器械合格率和消毒后物品合格率。灭菌后物品合格率包括灭菌柜合格率、无菌物品合格率；消毒器械合格率包括消毒剂合格率、紫外线灯合格率；消毒后物品合格率包括医护人员手合格率、物体表面合格率、院内空气合格率。请采用层次分析法对医院消毒效果进行评价。

（二）数据说明

参见：周怡. 卫生信息与决策支持（2 版）[M]. 北京：人民卫生出版社，2014：141. 例 7-4. 医院消毒效果评价。

数据项含义：

医院：A，B，C，D，E，F，G；

检查次数序号：1-210；

灭菌柜：0＝合格，1＝不合格；

无菌物品：0＝合格，1＝不合格；

消毒剂：0＝合格，1＝不合格；

紫外线灯：0＝合格，1＝不合格；

医护人员手：0＝合格，1＝不合格；

物体表面：0＝合格，1＝不合格；

院内空气：0＝合格，1＝不合格。

（三）R 软件包安装

```
# dplyr: A Grammar of Data Manipulation
install.packages(pkgs = "dplyr")

# stringr: Simple, Consistent Wrappers for Common String Operations
install.packages(pkgs = "stringr")

# Conflicted: An Alternative Conflict Resolution Strategy
install.packages(pkgs = "conflicted")
```

（四）R 软件代码

```
1  library(dplyr)
2  library(stringr)
3  library(conflicted)
4
5  conflict_prefer("select", "dplyr")
6
7  `医院` <- c(rep("A", 30), rep("B", 30), rep("C", 30), rep("D", 30), rep("E", 30),
   rep("F", 30), rep("G", 30))
```

```
8     `检查次数序号` <- c(1:210)
9     `灭菌柜` <- c(rep(0, 210))
10    `无菌物品` <- c(0, 0, 1, 0, 0, 0, 0, 0, 0, 0, 0, 0, 0, 0, 0, 0, 0, 1, 0, 0, 0, 0, 0,
      0, 0, 0, 0, 0, 0, 0, 0, 0, 0, 0, 0, 0, 0, 0, 0, 1, 0, 0, 0, 0, 0, 0, 1, 0, 0, 0, 0,
      0, 0, 0, 0, 0, 0, 0, 0, 0, 0, 0, 0, 0, 0, 0, 0, 0, 0, 0, 0, 0, 0, 1, 0, 0, 0,
      1, 1, 0, 1, 0, 0, 1, 0, 0, 0, 0, 1, 0, 0, 1, 0, 0, 1, 0, 0, 0, 0, 1, 1, 0, 0,
      0, 0, 1, 0, 0, 0, 0, 0, 1, 1, 0, 0, 1, 0, 0, 0, 1, 1, 0, 0, 0, 0, 0, 0, 0, 0,
      0, 1, 1, 1, 0, 1, 0, 1, 0, 0, 0, 1, 0, 1, 1, 1, 0, 1, 0, 0, 1, 1, 0, 1, 0, 0, 0,
      1, 1, 0, 0, 1, 1, 0, 1, 1, 1, 1, 1, 0, 1, 1, 1, 1, 0, 1, 1, 1, 0, 1, 1, 0, 0, 0,
      0, 0, 0, 0, 0, 0, 0, 0, 0, 0, 0, 0, 0, 0, 0, 0, 0, 1, 0, 0, 0, 0, 0, 0, 1, 0, 0)
11    `消毒剂` <- c(0, 0, 0, 0, 0, 0, 0, 0, 0, 0, 0, 0, 0, 0, 0, 0, 0, 0, 0, 0, 0, 0,
      0, 0, 0, 0, 0, 0, 0, 0, 0, 0, 0, 0, 0, 0, 0, 0, 0, 0, 0, 0, 0, 0, 0, 0, 0,
      0, 0, 0, 0, 0, 0, 0, 1, 0, 0, 0, 0, 0, 0, 0, 0, 1, 0, 0, 0,
      0, 0, 0, 0, 0, 0, 0, 0, 0, 0, 0, 0, 0, 0, 0, 0, 0, 0, 0, 0, 0, 0, 0,
      0, 0, 0, 0, 0, 0, 0, 0, 0, 0, 0, 0, 0, 1, 0, 0, 1, 0, 0, 0, 0, 1,
      1, 0, 0, 0, 0, 0, 0, 0, 0, 0, 0, 0, 0, 1, 0, 0, 0, 0, 0, 0, 0, 0, 0,
      0, 0, 0, 0, 0, 0, 0, 0, 0, 0, 0, 0, 0, 0, 0, 0, 0, 0, 0, 0, 0, 0, 0,
      0, 0, 0, 0, 0, 0, 0, 0, 0, 0, 0, 0, 0, 0, 0, 0, 0, 0, 0, 0, 0, 0, 0)
12    `紫外线灯` <- c(1, 0, 0, 1, 0, 1, 1, 0, 0, 0, 1, 0, 1, 1, 0, 0, 0, 0, 0,
      0, 0, 0, 0, 0, 0, 0, 1, 1, 0, 1, 1, 0, 0, 0, 1, 0, 1, 0, 0, 1, 1, 0, 0, 1, 1, 0,
      0, 1, 0, 0, 1, 1, 0, 1, 1, 0, 0, 1, 0, 0, 0, 0, 0, 0, 0, 1, 0, 0, 0, 1, 0,
      0, 0, 0, 0, 0, 0, 0, 0, 0, 0, 0, 0, 0, 0, 0, 0, 0, 0, 0, 0, 0, 0, 0, 0,
      0, 0, 0, 1, 0, 0, 0, 0, 0, 1, 0, 1, 0, 0, 0, 0, 0, 1, 1, 0, 1, 1, 1, 0, 1, 1, 1,
      0, 0, 0, 0, 0, 1, 1, 1, 0, 0, 0, 0, 0, 1, 1, 1, 0, 0, 1, 0, 0, 0, 0, 0, 0,
      0, 0, 0, 0, 0, 0, 0, 1, 0, 0, 0, 0, 1, 0, 0, 1, 0, 0, 0, 1, 0, 0, 0, 0, 1, 0, 0,
      0, 0, 0, 0, 0, 0, 0, 1, 0, 0, 0, 0, 1, 0, 0, 0, 1, 0, 0, 0, 0, 0, 0)
13    `医护人员手` <- c(0, 0, 0, 0, 0, 0, 0, 0, 0, 0, 0, 0, 0, 0, 0, 0, 0, 0, 0, 0,
      0, 0, 0, 0, 0, 0, 0, 0, 1, 0, 0, 0, 0, 0, 0, 0, 0, 0, 0, 0, 0, 1, 1, 0, 0, 0,
      1, 0, 0, 0, 1, 0, 0, 0, 0, 0, 1, 0, 0, 0, 0, 0, 0, 0, 1, 0, 1, 0, 0, 1,
      0, 0, 1, 0, 0, 1, 0, 1, 1, 0, 0, 0, 0, 0, 0, 0, 0, 0, 0, 0, 0, 0, 0, 0,
      0, 0, 0, 0, 0, 0, 0, 0, 0, 0, 0, 0, 0, 0, 0, 0, 0, 0, 0, 0, 0, 0, 0,
      0, 0, 0, 0, 0, 0, 0, 0, 0, 0, 0, 0, 0, 0, 0, 0, 0, 0, 0, 0, 0, 0, 0,
      0, 0, 1, 0, 0, 1, 1, 0, 1, 0, 1, 0, 0, 1, 0, 1, 0, 1, 1, 0, 0, 0, 0, 0)
14    `物体表面` <- c(1, 1, 0, 0, 1, 0, 1, 0, 0, 1, 0, 0, 1, 0, 0, 1, 1, 1, 1, 1, 1, 1,
      0, 0, 0, 0, 0, 0, 0, 1, 1, 0, 0, 0, 0, 0, 0, 0, 1, 0, 1, 1, 0, 0, 1, 1,
      1, 0, 0, 0, 1, 0, 1, 0, 0, 0, 1, 1, 0, 0, 1, 0, 0, 1, 0, 0, 0, 1, 0, 0, 1,
      0, 1, 0, 1, 0, 0, 1, 0, 1, 1, 1, 0, 1, 0, 1, 0, 0, 1, 0, 1, 0, 1, 1, 1, 0,
      0, 1, 0, 0, 0, 0, 1, 0, 1, 0, 0, 0, 0, 0, 1, 1, 0, 0, 0, 0, 0, 1, 0,
      1, 0, 1, 0, 0, 1, 1, 1, 1, 0, 1, 1, 0, 0, 0, 1, 1, 1, 0, 1, 0, 1, 0, 0, 1,
      1, 1, 0, 0, 1, 1, 1, 0, 1, 1, 0, 1, 1, 1, 1, 0, 1, 1, 1, 0, 1, 1, 0, 0,
      0, 0, 0, 0, 0, 0, 1, 0, 0, 0, 1, 1, 1, 0, 1, 1, 0, 1, 0, 1, 0, 0, 0)
15    `院内空气` <- c(0, 0, 0, 0, 0, 0, 0, 0, 0, 0, 0, 0, 0, 0, 0, 0, 0, 0, 0, 0,
      0, 0, 0, 0, 0, 0, 0, 0, 0, 0, 0, 0, 0, 0, 0, 0, 0, 0, 0, 0, 0, 0, 1, 0,
      1, 1, 0, 0, 0, 0, 1, 0, 0, 0, 0, 0, 0, 0, 0, 0, 0, 0, 0, 0, 1, 0, 0,
      0, 0, 0, 0, 0, 0, 0, 0, 0, 0, 0, 0, 1, 0, 0, 1, 0, 0, 0, 0, 0, 0, 0,
      1, 0, 0, 0, 1, 0, 0, 0, 1, 0, 0, 0, 0, 0, 0, 0, 1, 0, 0, 0, 0, 0, 0,
      1, 0, 1, 0, 0, 1, 0, 1, 1, 0, 0, 0, 0, 0, 0, 1, 0, 0, 0, 0, 0, 0, 0,
      1, 0, 1, 0, 0, 1, 0, 0, 0, 0, 0, 0, 0, 0, 0, 0, 0, 0, 0, 0, 0, 0, 0, 0)
16    data <- data.frame(`医院` = `医院`, `检查次数序号` = `检查次数序号`, `灭
      菌柜` = `灭菌柜`, `无菌物品` = `无菌物品`, `消毒剂` = `消毒剂`, `紫外线灯` = `紫外线灯`, `医护人
      员手` = `医护人员手`, `物体表面` = `物体表面`, `院内空气` = `院内空气`)
17
18    data_1 <- group_by(data, `医院`)
```

```r
19  sum_data_1 <- summarise(data_1,
                            `灭菌柜`   = sum(`灭菌柜`),
                            `无菌物品` = sum(`无菌物品`),
                            `消毒剂`   = sum(`消毒剂`),
                            `紫外线灯` = sum(`紫外线灯`),
                            `医护人员手` = sum(`医护人员手`),
                            `物体表面` = sum(`物体表面`),
                            `院内空气` = sum(`院内空气`),
                            count = n())
20
21  quality <- mutate(sum_data_1,
                      `灭菌柜合格率`   = 1 - `灭菌柜`   / count,
                      `无菌物品合格率` = 1 - `无菌物品` / count,
                      `消毒剂合格率`   = 1 - `消毒剂`   / count,
                      `紫外线灯合格率` = 1 - `紫外线灯` / count,
                      `医护人员手合格率` = 1 - `医护人员手` / count,
                      `物体表面合格率` = 1 - `物体表面` / count,
                      `院内空气合格率` = 1 - `院内空气` / count)
22  quality <- select(quality, 1, 10:16)
23
24  y <- data.frame(object = c('y1', 'y2', 'y3'),
                    y1 = c(1, 1/3, 1/5),
                    y2 = c(3,   1, 1/3),
                    y3 = c(5,   3,   1))
25  y
26
27  geo_mean <- c(exp(sum(log(y[1, 2:4])) / 3), exp(sum(log(y[2, 2:4])) / 3),
    exp(sum(log(y[3, 2:4])) / 3))
28  geo_mean
29
30  norm_weight <- geo_mean / sum(geo_mean)
31  norm_weight
32
33  sigma <- c(sum(y[1, 2] * norm_weight[1], y[1, 3] * norm_weight[2], y[1, 4] *
    norm_weight[3]), sum(y[2, 2] * norm_weight[1], y[2, 3] * norm_weight[2], y[2, 4]
    * norm_weight[3]), sum(y[3, 2] * norm_weight[1], y[3, 3] * norm_weight[2], y[3, 4]
    * norm_weight[3]))
34  sigma
35
36  lambda_max <- max(sigma / norm_weight)
37  lambda_max
38
39  CI <- (lambda_max - 3) / (3 - 1)
40  CI
41
42  x_1_2 <- data.frame(object = c('x1', 'x2'), x1 = c(1, 1/2), x2 = c(2, 1))
43  x_1_2
44
45  geo_mean_x_1_2 <- c(exp(sum(log(x_1_2[1, 2:3])) / 2), exp(sum(log(x_1_2[2, 2:3]))
    / 2))
46  geo_mean_x_1_2
47
48  norm_weight_x_1_2 <- geo_mean_x_1_2 / sum(geo_mean_x_1_2)
49  norm_weight_x_1_2
50
```

```r
51  sigma_x_1_2 <- c(sum(x_1_2[1, 2] * norm_weight_x_1_2[1], x_1_2[1, 3] *
    norm_weight_x_1_2[2]), sum(x_1_2[2, 2] * norm_weight_x_1_2[1], x_1_2[2, 3] *
    norm_weight_x_1_2[2]))
52  sigma_x_1_2
53
54  lambda_max_x_1_2 <- max(sigma_x_1_2 / norm_weight_x_1_2)
55  lambda_max_x_1_2
56
57  CI_x_1_2 <- (lambda_max_x_1_2 - 2) / (2 - 1)
58  CI_x_1_2
59
60  x_3_4 <- data.frame(object = c('x1', 'x2'), x1 = c(1, 1/2), x2 = c(2, 1))
61  x_3_4
62
63  geo_mean_x_3_4 <- c(exp(sum(log(x_3_4[1, 2:3])) / 2), exp(sum(log(x_3_4[2, 2:3]))
    / 2))
64  geo_mean_x_3_4
65
66  norm_weight_x_3_4 <- geo_mean_x_3_4 / sum(geo_mean_x_3_4)
67  norm_weight_x_3_4
68
69  sigma_x_3_4 <- c(sum(x_3_4[1, 2] * norm_weight_x_3_4[1], x_3_4[1, 3] *
    norm_weight_x_3_4[2]), sum(x_3_4[2, 2] * norm_weight_x_3_4[1], x_3_4[2, 3] *
    norm_weight_x_3_4[2]))
70  sigma_x_3_4
71
72  lambda_max_x_3_4 <- max(sigma_x_3_4 / norm_weight_x_3_4)
73  lambda_max_x_3_4
74
75  CI_x_3_4 <- (lambda_max_x_3_4 - 2) / (2 - 1)
76  CI_x_3_4
77
78  x_5_6_7 <- data.frame(object = c('x1', 'x2', 'x3'),
                          x1 = c(1, 1/2, 1/3),
                          x2 = c(2,  1,  1/2),
                          x3 = c(3,  2,   1))
79  x_5_6_7
80
81  geo_mean_x_5_6_7 <- c(exp(sum(log(x_5_6_7[1, 2:4])) / 3), exp(sum(log(x_5_6_7[2,
    2:4])) / 3), exp(sum(log(x_5_6_7[3, 2:4])) / 3))
82  geo_mean_x_5_6_7
83
84  norm_weight_x_5_6_7 <- geo_mean_x_5_6_7 / sum(geo_mean_x_5_6_7)
85  norm_weight_x_5_6_7
86
87  sigma_x_5_6_7 <- c(sum(x_5_6_7[1, 2] * norm_weight_x_5_6_7[1], x_5_6_7[1, 3] *
    norm_weight_x_5_6_7[2], x_5_6_7[1, 4] * norm_weight_x_5_6_7[3]), sum(x_5_6_7[2, 2]
    * norm_weight_x_5_6_7[1], x_5_6_7[2, 3] * norm_weight_x_5_6_7[2], x_5_6_7[2, 4] *
    norm_weight_x_5_6_7[3]), sum(x_5_6_7[3, 2] * norm_weight_x_5_6_7[1], x_5_6_7[3, 3]
    * norm_weight_x_5_6_7[2], x_5_6_7[3, 4] * norm_weight_x_5_6_7[3]))
88  sigma_x_5_6_7
89
90  lambda_max_x_5_6_7 <- max(sigma_x_5_6_7 / norm_weight_x_5_6_7)
91  lambda_max_x_5_6_7
92
```

```
93  CI_x_5_6_7 <- (lambda_max_x_5_6_7 - 3) / (3 - 1)
94  CI_x_5_6_7
95
96  df <- data.frame(H_y = c('y1', 'y1', 'y2', 'y2', 'y3', 'y3', 'y3'), Norm_weight_y
    = c(rep(norm_weight[1], 2), rep(norm_weight[2], 2), rep(norm_weight[3], 3)), H_x
    = c('x1', 'x2', 'x3', 'x4', 'x5', 'x6', 'x7'), Norm_weight_x = c(norm_weight_x_1_2,
    norm_weight_x_3_4, norm_weight_x_5_6_7))
97  df <- mutate(df, Combine_weight = Norm_weight_y * Norm_weight_x)
98
99  quality_1 <- data.frame(quality, row.names = 1)
100 quality_1 <- as.data.frame(t(quality_1))
101
102 GI_A <- sum(quality_1[, 1] * df$Combine_weight)
103 GI_B <- sum(quality_1[, 2] * df$Combine_weight)
104 GI_C <- sum(quality_1[, 3] * df$Combine_weight)
105 GI_D <- sum(quality_1[, 4] * df$Combine_weight)
106 GI_E <- sum(quality_1[, 5] * df$Combine_weight)
107 GI_F <- sum(quality_1[, 6] * df$Combine_weight)
108 GI_G <- sum(quality_1[, 7] * df$Combine_weight)
109
110 rank_h <- c(GI_A, GI_B, GI_C, GI_D, GI_E, GI_F, GI_G)
111 names(rank_h) <- c('hosp_A', 'hosp_B', 'hosp_C', 'hosp_D', 'hosp_E', 'hosp_F',
    'hosp_G')
112 names(rank_h[order(rank_h, decreasing = TRUE)[1:7]])
```

二、脑干出血治疗方案

（一）问题描述

某患者因脑干出血 30 ml 入院治疗。医生对该患者进行诊断后，确定了 4 种治疗方案。请从这 4 种治疗方案中选择一个最佳方案实施。

（二）数据说明

数据来源：周怡. 卫生信息与决策支持（第 2 版）［M］. 北京：人民卫生出版社，2014：121. 例 6-4. 脑出血治疗方案选择。

数据项含义具体见表 10-3。

表 10-3　脑出血治疗问题决策矩阵

治疗方案	治疗费用（元） f1	治疗时间（天） f2	患者痛苦 f3	预后 f4
中草药治疗 A1	5000	60	很小	差
药物治疗 A2	35 000	30	小	一般
手术治疗 A3	48 000	15	很大	好
综合康复治疗 A4	70 000	40	大	很好

（三）R 软件包安装

```
# MCDM: Multi-Criteria Decision Making Methods for Crisp Data
install.packages(pkgs = "MCDM")
```

（四）R 软件代码

```
1    library(MCDM)
2
3    data <- data.frame(X1 = c("A1", "A2", "A3", "A4"),
                        f1 = c(5000, 35000, 48000, 70000),
                        f2 = c(60, 30, 15, 40),
                        f3 = c(9, 7, 1, 3),
                        f4 = c(3, 5, 7, 9))
4
5    d <- as.matrix(data[1:4, 2:5])
6
7    d[, 1] <- (max(d[, 1]) - d[, 1]) / (max(d[, 1]) - min(d[, 1]))
8    d[, 2] <- (max(d[, 2]) - d[, 2]) / (max(d[, 2]) - min(d[, 2]))
9    d[, 3] <- (d[, 3] - min(d[, 3])) / (max(d[, 3]) - min(d[, 3]))
10   d[, 4] <- (d[, 4] - min(d[, 4])) / (max(d[, 4]) - min(d[, 4]))
11
12   w_matrix <- matrix(c(0.5, 0.7, 0.4, 0.2,
                          0.3, 0.5, 0.3, 0.1,
                          0.6, 0.7, 0.5, 0.3,
                          0.8, 0.9, 0.7, 0.5),
                        nrow = 4, ncol = 4)
13
14   w <- c(sum(w_matrix[1:4, 1]) / sum(w_matrix),
            sum(w_matrix[1:4, 2]) / sum(w_matrix),
            sum(w_matrix[1:4, 3]) / sum(w_matrix),
            sum(w_matrix[1:4, 4]) / sum(w_matrix))
15   w
16
17   d[1:4, 1] <- d[1:4, 1] * w[1]
18   d[1:4, 2] <- d[1:4, 2] * w[2]
19   d[1:4, 3] <- d[1:4, 3] * w[3]
20   d[1:4, 4] <- d[1:4, 4] * w[4]
21
22   d_1 <- d
23
24   p_s <- w
25   n_s <- numeric(4) # = c(0, 0, 0, 0)
26
27   distance_p_s <- c(crossprod(d_1[1, 1:4] - p_s[1:4]) ^ 0.5,
                       crossprod(d_1[2, 1:4] - p_s[1:4]) ^ 0.5,
                       crossprod(d_1[3, 1:4] - p_s[1:4]) ^ 0.5,
                       crossprod(d_1[4, 1:4] - p_s[1:4]) ^ 0.5)
28   distance_p_s
29
30   distance_n_s <- c(crossprod(d_1[1, 1:4] - n_s[1:4]) ^ 0.5,
                       crossprod(d_1[2, 1:4] - n_s[1:4]) ^ 0.5,
                       crossprod(d_1[3, 1:4] - n_s[1:4]) ^ 0.5,
                       crossprod(d_1[4, 1:4] - n_s[1:4]) ^ 0.5)
31   distance_n_s
32
33   r <- distance_n_s / (distance_p_s + distance_n_s)
34   r
35
36   cb <- c('min', 'min', 'max', 'max')
37   MMOORA(d, w, cb)
```

三、医院制剂选配方案

（一）问题描述

某医院制剂需要甲、乙两种成分配置。已知甲、乙的单价。如果对总花费，及甲、乙的总量都有所限制，应如何确定最佳的采购方案？

（二）数据说明

甲的单价为 4 元/千克，乙的单价为 2 元/千克。要求总花费不超过 40 元，甲、乙的总量不少于 10 千克，甲不少于 5 千克。

（三）R 软件包安装

```
# mco: Multiple Criteria Optimization Algorithms and Related Functions
install.packages(pkgs = "mco")
```

（四）R 软件代码

```
1  library(mco)
2
3  f <- function(x) {
     f <- numeric(3)
     f[1] <- 4 * x[1] - 2 * x[2]
     f[2] <- - x[1] - x[2]
     f[3] <- - x[1]
     return (f)
   }
4
5  g <- function(x) {
     c(40 - 4 * x[1] - 2 * x[2],
      - x[1] - x[2] + 10,
       x[1] - 5,
       x[1],
       x[2])
   }
6  res <- nsga2(fn = f,
               idim = 3,
               odim = 3,
               popsize = 100,
               generations = 100,
               lower.bounds = c(0, 0),
               upper.bounds = c(10, 10),
               constraints = g,
               cdim = 5
               )
7  plot(res$par, xlab = "x1", ylab = "x2", main = "Parameter space")
```

四、人员评价

（一）问题描述

请根据多层指标体系对人员综合能力进行评价。

（二）数据说明

数据来源：

R 软件包 DecisionAnalysis 提供了数据集 NFLcombine。该数据集包含运动员体格检查和能力测试数据（http：//www. nflsavant. com/about. php）。

数据项含义：

year：参选（year attended the NFL combine event）；

name：姓名（first and last name）；

firstname：名字（first name）；

lastname：姓氏（last name）；

position：候选人司职位置（position of the draft candidate）；

heightfeet：候选人的身高，英尺部分（candidate's height，only the feet portion）；

heightinches：候选人的身高，只有英寸部分（candidate's height，only the inches portion）；

heightinchestotal：候选人的总身高，英寸（candidate's total height in inches）；

weight：总重量（total weight in lbs）；

arms：臂长（candidate's arm length in inches）；

hands：手的大小（candidate's hand size in inches）；

fortyyd：跑 40 码的时间（time in seconds to run forty yards）；

twentyyd：跑 20 码的时间（time in seconds to run twenty yards）；

tenyd：跑 10 码的时间（time in seconds to run ten yards）；

twentyss：完成 20 码穿梭冲刺的秒数（time in seconds to complete the twenty yard shuttle sprint）；

threecone：三点折返跑（time in seconds to complete the three cone drill）；

vertical：纵跳（height candidate jumped vertically in inches）；

broad：跳远（distance traveled during broad jump in inches）；

bench：卧推（number of repetitions a candidate bench pressed 225lbs）；

round：轮次（the round the candidate was selected in the draft）；

college：就读的大学（college the candidate attended）；

pick：入选轮次中的号码加上总入选次数（the candidate's pick number in the round that they got drafted，followed by the candidate's overall pick number for that year's NFL draft）；

pickround：入选轮次中的号码（the candidate's pick number in the round that they got drafted）；

picktotal：总入选次数（the candidate's overall pick number for that year's NFL draft)；

wonderlic：温德利克智商测试（raw score received on the Wonderlic test）；

nflgrade：在 NFL. com 上的分数（the grade the candidate is given on NFL. com）。

（三）R 软件包安装

```
# DecisionAnalysis: Multi-Criteria Decision Making Methods for Crisp Data
install. packages(pkgs = "DecisionAnalysis")
```

（四）R 软件代码

```
1   library(DecisionAnalysis)
2
3   Level1 = rep("QB", 7)
4   Level2 = c("Elusiveness", "Elusiveness", "Size", "Size", "Intelligence", "Strength",
    "Strength")
5   Level3 = c("Speed", "Agility", "", "", "", "Explosiveness", "Power")
6   leaves = c("Forty", "Shuttle", "Height", "Weight", "Wonderlic", "Vertical", "Broad")
7   weights = c("0.092", "0.138", "0.096", "0.224", "0.07", "0.152", "0.228")
8   branches <- data.frame(Level1 = Level1, Level2 = Level2, Level3 = Level3, leaves =
    leaves, weights = weights)
9
10  qbdata <- NFLcombine[1:7, ]
11
12  Height <- SAVF_exp_score(qbdata$heightinchestotal, 68, 75.21, 82)
13  Weight <- SAVF_exp_score(qbdata$weight, 185, 224.34, 275)
14  Forty <- SAVF_exp_score(qbdata$fortyyd, 4.3, 4.81, 5.4, increasing = FALSE)
15  Shuttle <- SAVF_exp_score(qbdata$twentyss, 3.8, 4.3, 4.9, increasing = FALSE)
16  Vertical <- SAVF_exp_score(qbdata$vertical, 21, 32.04, 40)
17  Broad <- SAVF_exp_score(qbdata$broad, 90, 111.24, 130)
18  Wonderlic <- SAVF_exp_score(qbdata$wonderlic, 0, 27.08, 50)
19
20  SAVF_matrix <- cbind(Height, Weight, Forty, Shuttle, Vertical, Broad, Wonderlic)
21
22  weights <- c(as.numeric(branches$weights[which(branches$leaves == 'Height')]),
              as.numeric(branches$weights[which(branches$leaves == 'Weight')]),
              as.numeric(branches$weights[which(branches$leaves == 'Forty')]),
              as.numeric(branches$weights[which(branches$leaves == 'Shuttle')]),
              as.numeric(branches$weights[which(branches$leaves == 'Vertical')]),
              as.numeric(branches$weights[which(branches$leaves == 'Broad')]),
              as.numeric(branches$weights[which(branches$leaves == 'Wonderlic')]))
23
24  MAVF_Scores(SAVF_matrix, weights, qbdata$name)
25
26  MAVF_breakout(SAVF_matrix, weights, qbdata$name)
27
28  sensitivity_plot(SAVF_matrix, weights, qbdata$name, 4)
```

第四节 文献导读

文献一

TI：Multicriteria Decision Analysis Methods with 1000Minds for Developing Systemic Sclerosis Classification Criteria.

AU：Johnson SR，Naden RP，Fransen 3，van den Hoogen F，Pope JE，Baron M，Tyndall A，Matucci-Cerinic M，Denton CP，Distler O，Gabrielli A，van Laar JM，Mayes M，Steen V，Seibold JR，Clements P，Medsger TA Jr，Carreira PE，Riemekasten G，Chung L，Fessler BJ，Merkel PA，Silver R，Varga J，Allanore Y，Mueller-Ladner U，Vonk MC，Walker UA，Cappelli S，Khanna D.

SO：J Clin Epidemiol. 2014 Jun；67（6）：706-14. doi：10.1016/j. jclinepi. 2013.12.009. Epub 2014 Apr 8.

简述：系统性硬化症（systemic sclerosis，SSc），又称为硬皮病，是一种以局限性或弥漫性皮肤增厚和纤维化为特征的全身性自身免疫病。本文探讨了多准则决策分析（multicriteria decision analysis）方法在制定 SSc 分类准则中的应用。作者利用强制选择方法（forced-choice methods）把原有的 23 条准则减少到 14 条（数量降低 39%），并且对每一条准则赋予了相应的权重值，提高了病例被归类为 SSc 的专家一致性，类内相关系数（intraclass correlation coefficients，ICCs）从 0.73（95% CI：0.58，0.86）上升到 0.80（95% CI：0.68，0.90）。文章作者来自加拿大多伦多大学（University of Toronto, Canada）多伦多西部医院医学部风湿病科（Division of Rheumatology, Department of Medicine, Toronto Western Hospital）、西奈山医院医学部风湿病科（Division of Rheumatology, Department of Medicine, Mount Sinai Hospital）、卫生政策管理与评估研究所（Institute of Health Policy, Management and Evaluation），新西兰奥克兰市医院（Auckland City Hospital, New Zealand），荷兰雷德布大学尼梅根医学中心风湿病科（Department of Rheumatic Diseases, Radboud University Nijmegen Medical Centre, The Netherlands），荷兰尼梅根圣马丁斯克里克风湿病中心（Rheumatology Centre, Sint Maartenskliniek, Nijmegen, The Netherlands），加拿大安大略大学圣约瑟夫卫生保健医学部风湿病科（Division of Rheumatology, Department of Medicine, St Joseph Health Care, University of Western Ontario, Canada），加拿大麦吉尔大学犹太综合医院内科风湿病科（Division of Rheumatology, Department of Medicine, Jewish General Hospital, McGill University, Canada），瑞士巴塞尔大学风湿病学系（Rheumatology Department, University of Basel, Switzerland），意大利佛罗伦萨大学（University of Florence, Italy）佛罗伦萨分校风湿病学系（Department of Rheumatology AVC）、生物医学系（Department of BioMedicine）、医学与疾病中心风湿病学系（Division of Rheumatology AOUC, Department of Medicine & Denothecentre），英国伦敦皇家自由医院风湿病和结缔组织疾病中心（Centre for Rheumatology and Connective Tissue Diseases, Royal Free Hospital, UK），瑞士苏黎世大学医院风湿病科（Department of Rheumatology, University Hospital Zurich, Switzerland），

意大利德尔马奇理工大学临床医学院临床与分子科学系（Dipartimento di Scienze Cliniche e Molecolari，Clinica Medica，Università Politecnica delle Marche，Italy），英国纽卡斯尔大学细胞医学研究所肌肉骨骼研究组（Musculoskeletal Research Group，Institute of Cellular Medicine，Newcastle University，UK），美国德克萨斯大学休斯顿健康科学中心（The University of Texas Health Science Center at Houston，USA），美国乔治敦大学医学院医学部风湿病学、临床免疫学和过敏科（Division of Rheumatology，Clinical Immunology and Allergy，Department of Medicine，Georgetown University School of Medicine，USA），美国雅芳公司硬皮病研究咨询部（Scleroderma Research Consultants，Avon，USA），美国加州大学洛杉矶分校大卫格芬医学院医学系（Department of Medicine，David Geffen School of Medicine at UCLA，Los Angeles，USA），美国匹兹堡大学医学院医学部风湿病学与临床免疫学系（Division of Rheumatology and Clinical Immunology，Department of Medicine，University of Pittsburgh School of Medicine，Pittsburgh，USA），西班牙奥克伯尔大学 12 医院风湿病服务中心（Servicio de Reumatología，Hospital Universitario 12 de Octubre，Spain），德国柏林莱布尼茨研究所德国风湿病研究中心风湿病学系（Department of Rheumatology，German Rheumatology Research Center，Leibniz Institute，Germany），美国斯坦福大学（Stanford University，USA）医学部免疫学与风湿病学系（Division of Immunology and Rheumatology，Department of Medicine）、皮肤学系（Department of Dermatology），美国阿拉巴马大学伯明翰分校临床免疫学与风湿病学系（Division of Clinical Immunology and Rheumatology，The University of Alabama at Birmingham，USA），美国费城大学风湿病学系（Division of Rheumatology，The University of Pennsylvania，USA），美国南卡罗来纳州医科大学医学部风湿病与免疫学系（Division of Rheumatology & Immunology，Department of Medicine，Medical University of South Carolina，USA），美国西北大学范伯格医学院风湿学系（Division of Rheumatology，Northwestern University Feinberg School of Medicine，USA），法国巴黎笛卡尔大学科钦医院风湿病学 A 部（Rheumatology A Department，Paris Descartes University，Cochin Hospital，France），德国科克霍夫诊所吉森尤斯图斯-李比希大学风湿病学和临床免疫学系（Department of Rheumatology and Clinical Immunology，Justus-Liebig University Giessen，Kerckhoff Clinic，Germany），美国密歇根大学风湿病学系硬皮病项目（Scleroderma Program，Division of Rheumatology，University of Michigan，USA）。

文献二

TI：Decision Aids to Support Decision-making in Dementia Care：a Systematic Review.

AU：Davies N，Schiowitz B，Rait G，Vickerstaff V，Sampson EL.

SO：Int Psychogeriatr. 2019 Jul；26：1-17. doi：10.1017/S1041610219000826. ［Epub ahead of print］

简述：本文通过检索 CINAHL、The Cochrane Libra、EMBASE、MEDLINE 和 PsychINFO 数据库，系统评述了用于痴呆照护决策支持的"决策辅助工具"，其中包括视频、宣传册或基于网络的工具，认为这些决策辅助工具为痴呆治疗决策提供了一种很有前途的方法。文章作者来自英国伦敦大学学院初级保健和人口健康研究部老龄人口研究中心（Centre for Ageing Population Studies，Research Department of Primary Care and Population Health，University College London，UK.）、英国伦敦大学学院精神病学系玛丽·居里姑息护理研究中心（Centre for Dementia Palliative Care Research，Marie Curie Palliative Care Research Department，Division of Psychiatry，University College London，UK）、英国伦敦大学学院初级保健和人口健康研究部普锐特临床试验组（Priment Clinical Trials Unit，Research Department of Primary Care and Population Health，University College London，UK）、英国北米德尔塞克斯大学医院巴内特·恩菲尔德和哈林吉精神健康信托联络小组（Barnet Enfield and Haringey Mental Health Trust Liaison Team，North Middlesex University Hospital，UK）。

文献三

TI：Use of Multi-Attribute Decision-Making to Inform Prioritization of Cochrane Review Topics Relevant to Rehabilitation.

AU：Taylor WJ，Green SE.

SO：Eur J Phys Rehabil Med. 2019 Jun；55（3）：322-330. doi：10.23736/S1973-9087.19.05787-3. Epub 2019 Apr 3.

简述：本文论述了多属性决策在确定康复相关 Cochrane 评价主题优先级中的应用，并以澳大利亚人肌肉骨骼临床试验（Australasian musculoskeletal clinical trials，ANZ-MUSC）项目为实例进行了分析。文章作者来自新西兰奥塔戈大学医学系康复教学和研究室（Unit of Rehabilitation Teaching and Research，Department of Medicine，University of Otago，New Zealand）、澳大利亚莫纳什大学公共卫生和预防医学院（Cochrane Australia，School of Public Health and Preventive Medicine，Monash University，Australia）。

文献四

TI：Assessing the Importance of Treatment Goals in Patients with Psoriasis：Analytic Hierarchy Process vs. Likert Scales.

AU：Gutknecht M，Danner M，Schaarschmidt ML，Gross C，Augustin M.

SO：Patient. 2018 Aug；11（4）：425-437. doi：10.1007/s40271-018-0300-1.

简述：本文采用层次分析法（analytic hierarchy process，AHP）和李克特五级量表（Likert scales）对银屑病患者治疗目标的重要性进行了评估。结果显示，银屑病患者对健康维度和相关治疗目标的重视程度不同。采用 AHP 方法，重视程度排位最高的维度是"改善身体功能"，其次是"改善社会功能"，排在最后一位的"增强对治疗和可能治愈的信心"。采用李克特五级量表（患者需求问卷），"改善身体功能"排在第二位，"改善社会功能"排在第五位，排在第一位的是"增强对治疗和可能治愈的信心"。在两种方法中，"改善心理健康"和"减少因治疗引起的损伤"都是并列排在第三位和第四位。文章作者来自德国汉堡-埃彭多夫大学医学中心德国皮肤病健康服务研究中心皮肤病与护理健康服务研究所（Institute for Health Services Research in Dermatology and Nursing（IVDP），German Center for Health Services Research in Dermatology（CVderm），University Medical Center Hamburg-Eppendorf（UKE），Germany）、德国科隆大学医院健康经济与临床流行病学研究所（Institute for Health Economics and Clinical Epidemiology（IGKE），University Hospital of Cologne（AöR），Germany）、德国海德堡大学曼海姆医学中心皮肤科（Department of Dermatology，University Medical Center Mannheim，University of Heidelberg，Germany）、德国勒沃库森基础股份有限公司（Basics GmbH，Leverkusen，Germany）。

（张豫夫 李 毅 于 娜）

第十一章　基于时间序列的序贯决策

做出有效决策的管理者们知道，在开始搜集事实之前，要先有自己的见解。

Excutives who make effective decisions know that one does not start with facts. One start with opinions.

彼得・德鲁克（Peter F. Drucker）

提要

本章主要讲解序贯决策的基本理论和分析方法。

要求掌握序贯决策的概念、特点、类型、实施过程和案例分析中的 R 软件实现方法。

要求熟悉马尔可夫决策的基本原理和基于马尔可夫模型的决策树分析方法。

要求了解动态规划分析、临床试验序贯设计和分析方法。

第一节　序贯决策的基本理论

一、概念

有些决策问题，决策者仅作一次决策即可，这类决策方法称单阶段决策。而有些决策问题，决策者不仅需要进行单阶段决策，还需要进行多阶段决策，也就是在进行一次决策后，决策环境中产生了一些新情况，需要进行新的决策，接着又有一些新的情况，又需要进行新的决策。这样决策、新情况、新决策的不断生成，就构成一个序列，即序贯决策（sequential decision）。

序贯决策是指按时间顺序排列起来，以得到按顺序的各种决策，也就是在时间上有先后之别的多阶段决策方法，也称动态决策。当各个阶段的决策确定后，就组成了问题的决策序列或策略。这一系列的决策称为决策集合。

二、特点

（一）多阶段性

序贯决策具有在时间上有先后之别的多阶段性。决策者关心的是多阶段决策的总体结果，而不是各阶段的当即结果。决策者希望实现全程最优。序贯决策中决策过程的阶段有时并不明显，可能没有明确的开始时间，也没有明确的结束时间，其决策阶段数量的多少依赖于决策过程中出现的状况。

（二）动态性

序贯决策面对的决策环境是动态变化的，即决策所处的状态与时间有关，需要周期或连续地进行观察。

（三）无后效性

序贯决策过程中前一阶段的决策方案选择会直接影响到后一阶段决策方案选择，后一阶段决策方案的选择只是取决于前一阶段决策方案的结果。

（四）预测性

序贯决策需要对各种可行方案的前景加以预测，在预测的结果中会显示出下一阶段的最优可行方案。而每次做出决策后，下一步可能出现的状态是概率分布已知或概率分布不能确切预知。如果可能出现的状态的概率分布是已知的，可用客观概率的条件分布来描述。如果可能出现的状态的概率分布不可知，只能用主观概率的条件分布来描述。

（五）条件性

序贯决策是根据最优性原理求解，问题是所涉及的过程都要满足一定的条件，即马尔可夫性。也就是利用转移概率矩阵和相应的收益（或损失）矩阵对不同方案在做出预测的基础上进行决策。

（六）连续性

在序贯决策中，每个阶段所面临的状态，带有各自的不确定性，需要对每一个阶段作出决策，下一个阶段决策是在前一个阶段决策基础上再进行决策，这样连续进行，形成一系列方案。

三、类型

（一）确定性序贯决策和随机性序贯决策

1. 确定性序贯决策

如果序贯决策过程中，决策对象所处的状态是确定的，则称之为确定性序贯决策。

2. 随机性序贯决策

如果序贯决策过程中，决策对象所处的状态是不确定的，其概率分布也许是可知的，也许是不可知的，则称之为不确定性序贯决策。

（二）多阶段决策和序列决策

1. 多阶段决策

如果序贯决策过程可以按照时间划分为若干相互联系的时段或时点，在每一个阶段都需做出决策，一个阶段的决策确定以后，常常影响到下一个阶段的决策，则称之为多阶段决策（multistep decision）。

多阶段决策需要将过程分为若干个相互联系的阶段，分别对每阶段都做出决策，有助于根据决策环境的动态变化及时作出相应的调整，从而使整个过程达到最优；多阶段的选取不是任意决定的，而要依赖于过去的情况、当前面临的状态和对未来发展的预测；各阶段的决策结果前后相互衔接，彼此相互关联，前阶段决策结果影响后阶段决策目标，后阶段决策状态又依赖于前阶段状态设置；各个阶段决策形成一个完整的决策过程，决策者关心的是整个决策过程的总体效应，希望实现全程最优，而不仅仅是各阶段的决策结果。

多阶段决策的步骤包括：根据具体问题适当划分阶段；确定各阶段的状态变量，寻找多阶段之间的联系；由后到前用逆序归纳法（backward induction）进行决策分析。

2. 序列决策

如果序贯决策过程不能事先按照时间划分为若干相互联系的时段或时点，而要依赖于执行决策过程中所出现的状况，则称之为序列决策。

多阶段决策的阶段数是确定的，序列决策的阶段数是不确定的。与多阶段决策中阶段数确定相比，序列决策中决策过程阶段数并不明显，各个阶段之间也没有明确的结束阶段。序列决策需要确定序列终止的原则。

序列决策的步骤包括：确定序列终止原则；根据具体问题观察当前的状态，并从有限状态集里选择一个；进入下一个新的状态并观察，同时计算损益值；循环进行状态选择和损益评价；根据终止原则，结束序列决策过程。

（三） 基于客观状态转移概率的序贯决策和基于主观状态转移概率的序贯决策

1. 基于客观状态转移概率的序贯决策

基于客观状态转移概率的序贯决策是一种利用马尔可夫过程分析当前状态并预测未来状态的决策方法，又称为马尔可夫决策。

决策问题采取的行动确定后，将此行动付诸实践的过程可以分为多个时期。在不同的时期，决策对象可以处在不同的状态，而这些状态发生的概率可能受前面时期实际所处状态的影响。其中一种最简单、最基本的情形，是每一个时期状态参数的概率分布只与这一时期的前一时期实际所处的状态有关，而与更早的状态无关，具备这个性质的离散性随机过程，称为马尔可夫链。

描述决策系统状态转移的数学模型，称为马尔可夫决策过程（MDP）。系统假设状态是由马尔可夫过程决定的，但是无法直接观测潜在的状态，这类问题被称为部分可观察的马尔可夫决策过程（partially observable Markov decision process，POMDP）。

马尔可夫决策过程满足马尔可夫性，可以利用随机过程（stochastic process）的有关理论进行预测；马尔可夫决策过程中下一步可能出现的状态的概率分布是已知的；马尔可夫决策方法可以根据某些变量的现在状态及其变化趋向，来预测它在未来某一特定期间可能出现的状态，从而提供某种决策的依据；利用转移概率矩阵进行决策，其最后结果取决于转移矩阵的组成，而不取决于原始条件。

马尔可夫决策的步骤包括：确定决策问题；建立转移概率矩阵；利用转移概率矩阵的

平衡状态，即稳定状态；应用转移概率矩阵进行决策。

2. 基于主观概率的状态转移序贯决策

系统在每次做出决策后下一时刻可能出现的状态的概率分布不是已知，而是未知或不可知的，只能用主观概率的条件分布来描述，则称这种决策为基于主观概率的状态序贯决策。

主观概率与客观概率的主要区别是，主观概率无法用试验或统计的方法来检验其正确性。主观概率以概率估计人的个人信念为基础，具有很大的灵活性，决策者可以根据任何有效的证据并结合自己对情况的感觉对概率进行调整。

（四）现实情境序贯决策和模拟仿真序贯决策

1. 现实情境序贯决策

现实情境序贯决策是决策者在真实世界中面对实际决策环境中的自然状况进行的序贯决策。

2. 模拟仿真序贯决策

模拟仿真序贯决策是指在计算机模拟仿真环境支持下，根据当前状态，综合考虑决策者的经验、偏好以及决策的目标，所做出的序贯决策。

根据模拟仿真决策阶段数的确定性程度，可以把仿真序贯决策分为确定阶段仿真序贯决策和不确定阶段仿真序贯决策。确定阶段仿真序贯决策是指其决策阶段数能够由决策者预先给定，而不确定阶段仿真序贯决策是指其决策阶段数决策者无法预先给定，只有达到一定的指标，不确定阶段仿真序贯决策才能结束。

四、实施过程

序贯决策的过程是：从初始状态开始，每个时刻做出最优决策后，接着观察下一步实际出现的状态，即收集新的信息，然后再做出新的最优决策，反复进行直至最后。

序贯决策可以一次完成全部决策，然后分步骤执行。也可以先确定第一步怎样做，然后为第二步定出几个可能的方案，规定将来按第一步行动后果的不同而选用不同的第二步方案，以后的几步也采用这种"可变"的计划。有时还可以有这样的决策操作，即事先规定某个方案在执行中遇到预想情况发生变化时应当根据实际情况对决策方案进行变换。

五、应用

序贯决策方法简单而实用，广泛应用于工业、军事、科研等领域中的动态调度、应急资源配置。连续观察与择优决策是序贯决策过程的核心。

临床试验分析需要对样本量和统计效能进行评估，在多个期中评价后采取相应措施；临床序贯诊疗需要对患者下一步可能出现的状态进行评估，然后再连续观察并予以处置。这些是序贯决策的理论和方法在医学实践中的典型应用。

第二节　序贯决策的分析方法

一、动态规划

（一）动态规划的概念

动态规划（dynamic programming，DP）是运筹学的一个分支，是求解决策过程最优化的数学方法。20 世纪 50 年代初，美国数学家理查德·贝尔曼（Richard E. Bellman，1920—1984 年）等在研究多阶段决策过程的优化问题时，提出了著名的最优化原理（principle of optimality），把多阶段过程转化为一系列单阶段问题，利用各阶段之间的关系，逐个求解，创立了解决这类过程优化问题的新方法——动态规划。

动态规划问世以来，在经济管理、生产调度、工程技术和最优控制等方面得到了广泛的应用。例如最短路线、库存管理、资源分配、设备更新、排序、装载等问题，用动态规划方法比用其他方法求解更为方便。

虽然动态规划主要用于求解以时间划分阶段的动态过程的优化问题，但是一些与时间无关的静态规划（如线性规划、非线性规划），只要人为引进时间因素，把它视为多阶段决策过程，也可以用动态规划方法方便地求解。

由于各种问题的性质不同，确定最优解的条件也各不相同。因此，动态规划的设计方法对于不同的问题有各具特色的解题方法，而不存在一种万能的可以解决各类最优化问题的动态规划算法。

应特别指出的是，动态规划中的"动态"考虑了所有随时间推移而变化的决策制约因素，但它却忽视了客观存在的最为关键的因素——资金的时间价值。

（二）动态规划的基本要素

动态规划的三个基本要素：问题的阶段；每个阶段的状态；从前一个阶段转化到后一个阶段之间的递推关系。

（三）动态规划的分类

常见的动态规划问题一般可分为线性动态规划、区域动态规划、树形动态规划和背包问题动态规划等。

（四）动态规划的基本思路

动态规划算法通常用于求解具有某种最优性质的问题。在这类问题中，可能会有许多可行解。每一个解都对应于一个值，希望找到具有最优值的解。动态规划的基本思想是将待求解问题分解成若干个子问题，先求解子问题，然后从这些子问题的解得到原问题的解。与分治法不同的是，适合于用动态规划求解的问题，经分解得到子问题往往不是互相独立的。通常许多子问题非常相似，为此动态规划法试图仅仅解决每个子问题一次，从而避免大量的重复计算，节省时间。可以用一个表来记录所有已解的子问题的答案。不管该子问题以后是否被用到，只要它被计算过，就将其结果填入表中。这就是动态规划法的基本思路。

（五）动态规划的步骤

动态规划的步骤是：确定决策问题；划分决策阶段；建立决策模型；确定约束条件；判断是否满足最优性原理；建立状态转移方程；填写决策表；计算最优解。

（六）动态规划的适用条件

1. 最优化原理

最优化原理是指，不论过去状态和决策如何，对前面的决策所形成的状态而言，余下的诸决策必须构成最优策略。一个最优化策略的子策略总是最优的。一个问题满足最优化原理又称其具有最优子结构性质。

最优化原理是动态规划的基础，不满足最优化原理的问题不能用动态规划方法计算。

2. 无后效性

将各阶段按照一定的次序排列好之后，某阶段状态一旦确定，以后的过程只与当前状态有关而不受以前状态的影响。

3. 子问题的重叠性

动态规划中的子问题之间不是相互独立的，一个子问题在下一阶段决策中可能被多次使用到。子问题的重叠性并不是动态规划适用的必要条件，但是如果没有这条性质，动态规划算法同其他算法相比就不具备优势。

二、马尔可夫决策过程分析

（一）马尔可夫决策过程的概述

马尔可夫决策过程是指决策者基于马尔可夫过程理论，周期地或连续地观察具有马尔可夫性的随机动态系统，序贯地做出最优决策的过程。即根据每个时刻观察到的状态，从可用的行动集合中选用一个行动作出决策，系统下一步（未来）的状态是随机的，并且其状态转移概率具有马尔可夫性。

系统在时间步 t 处于哪个状态，仅与时间 $t-1$ 时系统所处的状态有关（一阶马尔可夫链，Markov chain），即

$$P(O_1O_2O_3\cdots O_n)=P(O_1)P(O_2|O_1)P(O_3|O_2)\cdots P(O_n|O_{n+1})$$

k 阶马尔可夫链是指时间步 t 的状态仅与时间 $t-1$，$t-2$，$\cdots t-k$ 有关。

马尔可夫决策过程是序贯决策的主要研究领域，是马尔可夫过程与确定性的动态规划相结合的产物，故又称马尔可夫型随机动态规划，属于运筹学中数学规划的一个分支。

（二）马尔可夫决策过程的发展概况

20 世纪 50 年代，在贝尔曼[73]研究动态规划和美国著名数学家、经济学家劳埃德·

---

[73]　Bellman，R. A Markovian decision process [J]. Journal of Mathematics and Mechanics. 1957，679-684.

斯托维尔·沙普利（Lloyd Stowell Shapley）研究随机对策时已出现马尔可夫决策过程的基本思想。20 世纪 60 年代初，美国学者霍华德（Ronald A. Howard）[74] 和美国数理统计学家布莱克韦尔（David Harold Blackwell，1919—2010 年）等的研究工作奠定了马尔可夫决策过程的理论基础。在此之后，马尔可夫决策过程理论发展迅速，应用领域不断扩大。

（三）马尔可夫决策过程的数学描述

马尔可夫决策过程模型是一个离散时间的随机过程模型，由六元组 $\{S, A, D, P, r, J\}$ 组成。六元组中：

S 为有限维的环境状态空间；

A 为有限维的动作空间；

D 为初始概率（initial probabilities），如果初始状态是确定的，D 在该初始状态下的概率为 1，当初始状态是以相等的概率从所有状态中选择时，D 可以忽略；

$P(s, a, s') \in [0, 1]$ 为状态转移概率（transition probabilities），表示在状态 s 下选择动作 a 后使环境被转移到 s' 的概率；

$r(s, a, s')$：$S \times A \times S' \rightarrow R$ 为学习系统从状态 s 执行动作 a 转移到 s' 得到的立即回报；

J 是决策优化目标函数，一般可以分为 3 个类型，即有限阶段回报总函数、无限折扣总回报目标和平均回报目标。

马尔可夫决策过程的特点是目前状态 s 向下一个状态 s' 转移的概率和回报仅仅与当前状态的 s 和选择的 a 有关，而与历史无关。因此马尔可夫决策过程的转移 P 和立即回报 r 也只取决于当前状态和选择的动作，与历史状态和动作无关。

若转移概率 $P(s, a, s')$ 和回报函数 $r(s, a, s')$ 与决策时间无关，那么马尔可夫决策过程可以称为平稳马尔可夫决策过程。

（四）马尔可夫决策过程的策略

策略是提供给决策者在各个时刻选取行动的规则，记作 $\pi = (\pi_0, \pi_1, \pi_2, \cdots, \pi_n, \pi_{n+1}, \cdots)$，其中 π_n 是时刻 n 选取行动的规则。从理论上来说，为了在大范围寻求最优策略 π_n，最好根据时刻 n 以前的历史，甚至是随机地选择最优策略。但为了便于应用，常采用既不依赖于历史、又不依赖于时间的策略，甚至可以采用确定性平稳策略。

三、序贯分析

（一）序贯分析的概念

在研究决策问题时，不是预先固定样本量（观察数目），而是逐次取样（观察），直到样本提供足够的信息，能恰当地做出决策为止。这样的统计决策过程称为序贯分析。

序贯分析的研究对象是所谓"序贯抽样方案"，及如何用这种抽样方案得到的样本去

---

[74]　Ronald A. Howard. Dynamic Programming and Markov Processes. Technology Press and Wiley. 1960.

作统计推断，即序贯抽样检验（sequential sampling inspection）。序贯抽样方案是指在抽样时，不事先规定总的抽样个数（观测或实验次数），而是先抽少量样本，根据其结果，再决定停止抽样或继续抽样、抽多少，这样下去，直至决定停止抽样为止，目的是检验后做出按某一确定规则接收该批产品或拒收该批或检验另一组产品的决定。反之，事先确定抽样个数的抽样方案被称为固定抽样方案。

序贯分析和序贯试验设计在提高效率、降低时间成本和费用成本方面具有重要作用。在医学领域，根据样本量和统计效能评估方法确定的序贯截尾时间及时终止临床试验研究，还有其伦理学方面的考虑。

（二）序贯分析的发展

序贯分析（sequential analysis）是数理统计学的一个分支，其名称源自于美国统计学家亚伯拉罕·瓦尔德（Abraham Wald，1902—1950 年）在 1947 年发表的一本同名著作。

美国统计学家道奇（H. F. Dodge）和罗米格（H. G. Romig）在 20 世纪 20 年代提出的二次抽样（two-stage sampling）方案是较早的一个序贯抽样方案。序贯设计自 1929 年正式应用以来，为提前终止试验、减小试验实际耗费样本量提供了可能性。序贯设计的方法在不断地发展，从重复的显著性检验和序贯边界值到预测区间法、随机缩减方法、重复可信区间法和贝叶斯方法。

1945 年，美国统计学家施坦（Charles Stein）[75] 针对方差未知时估计和检验正态分布的均值问题，也提出了一个二次抽样方案，据此序贯抽样方案既可节省抽样量，又可达到预定的推断可靠程度及精确程度。第二次世界大战时，为满足军需验收工作的需要，瓦尔德发展了一种一般性的序贯检验方法，叫做序贯概率比检验（sequential probability ratio test，SPRT），此法在他的 1947 年的著作中有系统的介绍。该方法可以满足带有破坏性和危及安全性的试验要求，而被应用于军火质量检验。瓦尔德的这种方法提供了根据各次观测得到的样本值接受原假设 H_0 或接受备择假设 H_1 的临界值的近似公式，也给出了这种检验法的平均抽样次数和功效函数，并在 1948 年与美国统计学家沃尔福维茨（Jacob Wolfowitz，1910—1981 年）一起，证明了在一切两种错误概率分别不超过 α 和 β 的检验类中，上述序贯概率比检验所需平均抽样次数最少。瓦尔德的上述开创性工作引起了许多统计学者对序贯方法的注意，并继续进行工作，从而使序贯分析成为数理统计学的一个分支。除了检验问题以外，序贯方法在其他方面也有不少应用，如在一般的统计决策、点估计、区间估计等方面都有不少工作。

20 世纪 50 年代开始，序贯方法的理念和原理逐渐被应用于医学研究的试验设计中。

1983 年，Lan 和 DeMets 提出在序贯设计的期中分析（interim analysis）中使用消耗函数花费部分的总 I 类错误，从而达到控制总 I 类错误的目的[76]。

（三）序贯分析的步骤

序贯分析一般包含如下步骤：首先决定是否需要取样（观察），若无须取样，做出一

---

[75] Stein，C. A two sample test for a linear hypothesis whose power is independent of the variance [J]. Ann. Math. Statist. 1945，16：243-258.

[76] Lan KKG，DeMets DL. Discrete sequential boundaries for clinical trials [J]. Biometrika. 1983，70：659-663.

个决策；继续取样（观察）；根据已有样本（观察），决定是停止取样还是继续取样；循环往复直到作出决策为止。

（四）临床试验序贯设计和临床试验序贯分析

1. 临床试验序贯设计

序贯设计可以应用在不同的临床试验中，条件是要能够保证试验时间足够长以进行周期性的期中分析。运用临床试验序贯设计的优越性在于，当试验进行中"区间和检验水准的连续调整"能增加结果的可信度以及合理性。

从伦理学的角度考虑，为了保护受试者免于暴露在不安全或劣效的治疗方法之中，应定期对累积数据进行期中分析。而在实际操作中，期中分析的次数和临床试验的样本量必须满足统计学要求，并在临床试验中予以说明。

采用 α 消耗函数（alpha spending function）方法让期中分析变得非常灵活。它是一个随时间不断变化的函数，需要在试验方案中预先指定，不能在临床试验过程中更改为其他消耗函数。1998 年，人用药品注册技术规范国际协调会（International Council for Harmonization，ICH）统计指导原则（E9 中文版）中更新了成组序贯的设计用于指导临床试验，包括试验监察、期中分析、提早终止原则、样本量大小矫正和独立的数据监察委员会[⑦]。

目前，很多的Ⅲ期临床试验都有正式的期中分析计划书，在独立的数据监察委员会的监督下，按照伦理的、有效的和精细的终止原则，允许申办者对累积数据进行期中分析。在期中分析时允许申办者根据期中分析的结果，按照终止原则提前结束试验。期中分析的另一个重要目的是重新计算样本量，重新计算样本量是一个简单基础的适应性设计方法，保证临床试验结束时有足够的检验效能达到统计显著性结果。

随着新药研发过程的经费和时间消耗越来越大，试验失败也就意味着投入的经费和时间成本都付之东流。一方面，在临床试验设计和分析方面应用模拟方法模拟临床试验设计、数据整理和分析过程可以提供令人信服的证据。另一方面，还要进行合理的序贯分析设计、动态评估，及时调整决策。

2. 临床试验序贯分析

荟萃分析作为用于计算合并效应量的统计学方法，是将两个或者两个以上的研究资料进行综合的过程，被广泛应用于治疗、诊断、病因、预后，甚至疾病的流行病学研究中。荟萃分析的主要目的在于通过增大样本量，以得出某项干预措置是否有效的确切结论。

然而，随着荟萃分析方法学的不断发展，也发现存在着一些易于疏忽的缺陷。当新的研究不断出现时，对同一个研究主题进行反复的假设检验是否会改变统计分析结果的稳定性，值得商榷。所以，需要一种统计学方法用于估算荟萃分析最终需要的总样本量以及决定何时停止更新荟萃分析，试验序贯分析（trial sequential analysis，TSA）就是这样一种应运而生的方法。

TSA 的先进性在于序贯设计的原理及方法的引入。其优势在于纳入研究的患者陆续就医，陆续试验，陆续分析，及时总结，无效试验立即停止，有效干预措施及时推广。此

---

⑦ Evans SR，Li L，Wei LJ. Data monitoring in clinical trials using prediction［J］. Drug Information Journal. 2007，41：733-742.

方法可以节省 30%～50% 的样本量。适时进行期中分析，在后一个患者尚未进入试验时，前一个患者的试验结果应已揭晓。

鉴于 TSA 存在诸多优点，同时也顺应赫尔辛基宣言"在任何以人作为受试者的生物医学研究中，受试者的利益必须始终高于科学的利益"，使得该方法较为广泛地应用于临床试验研究，尤其是在随机对照试验的设计中。1997 年，加拿大的研究人员贾尼斯·波格（Janice M Pogue）等首次提出了将序贯分析的方法引入荟萃分析，以期解决更新荟萃分析中反复进行"差异性检验"的问题，进而克服 I 类错误的发生。

作为新引入的统计学方法，TSA 的优越性在于其能够在不扩大 I 类错误的前提下，更早地得出确切的结论。更重要的是，相比于传统的荟萃分析，TSA 提供了接受无效假设（null hypothesis）的终止标准；进而克服了某一个研究的真实效应（true effect）确实不存在统计学差异时传统荟萃分析并不能及时建议终止无效试验的缺点，从而节约了医疗资源，更加符合伦理要求。然而，TSA 的确不适用于稀有事件的研究。控制 I 类错误（假阳性）的发生会以 II 类错误（假阴性）的发生率为代价，也就是说过分地控制 I 类错误，会增加犯 II 类错误的可能性。TSA 在已发表的研究中，仅仅运用于"有明显的统计学差异"的指标而并非所有的指标。

常见的临床试验序贯分析方法有两种，一种是重复的显著性检验法，另一种是序贯边界值[⑱]。

第三节　案例分析和软件实现

一、乳腺癌芳香酶抑制剂治疗数据分析

（一）问题描述

绝经后早期乳腺癌淋巴结阳性的患者开始接受芳香酶抑制剂（aromatase inhibitor，AI）治疗后，可能有两种状态，即：无疾病状态（no disease）和疾病复发状态（recurrence）。疾病复发状态又分为两种：局部区域性复发/新发（LR recurrence/new primary）状态和远处转移（distant metastases）状态。请利用马尔可夫决策分析方法，计算接受 AI 治疗的无疾病状态患者在一个五年的研究周期结束时仍处于无疾病状态的可能性？

（二）数据说明

参见：Punglia RS，Kuntz KM，Winer EP，Weeks JC，Burstein HJ. Optimizing adjuvant endocrine therapy in postmenopausal women with early-stage breast cancer：a decision analysis [J]. J Clin Oncol. 2005 Aug 1；23（22）：5178-87. Epub 2005 Jul 5.

（三）R 软件包安装

```
# markovchain: Easy Handling Discrete Time Markov Chains
install.packages(pkgs = "markovchain")
```

---

⑱　Jennison C，Turnbull BW. Group Sequential Methods with Applications to Clinical Trials [M]. New York：Chapman & Hall / CRC，2000.

```
# ggplot2: Create Elegant Data Visualisations Using the Grammar of Graphics
install.packages(pkgs = "ggplot2")
```

（四）R 软件代码

```
1    library(markovchain)
2    library(ggplot2)
3
4    S1 <- 'No disease'
5    S2 <- 'LRR or new primary'
6    S3 <- 'Distant metastases'
7
8    S1_S1 <- 1 - 0.82 * 0.00224
9    S1_S3 <- 0.82 * 0.00224 * (0.55 / (1 + 0.55))
10   S1_S2 <- 1 - S1_S1 -S1_S3
11
12   S2_S1 <- 0
13   S2_S3 <- 0.00186
14   S2_S2 <- 1 - S2_S1 - S2_S3
15
16   S3_S1 <- 0
17   S3_S2 <- 0
18   S3_S3 <- 1
19
20   statesNames <- c(S1, S2, S3)
21   A <- matrix(c(S1_S1, S1_S2, S1_S3,
                   S2_S1, S2_S2, S2_S3,
                   S3_S1, S3_S2, S3_S3),
               nrow = 3,
               ncol = 3,
               byrow = TRUE,
               dimnames = list(statesNames, statesNames))
22
23   p01 <- 1
24   p02 <- 0
25   p03 <- 0
26
27   T <- 60
28
29   p <- data.frame(order = c(0:T),
                     p1 = c(p01, rep(0, T)),
                     p2 = c(p02, rep(0, T)),
                     p3 = c(p03, rep(0, T)))
30   B <- data.frame(order = c(1:T),
                     B11 = rep(0, T), B12 = rep(0, T), B13 = rep(0, T),
                     B21 = rep(0, T), B22 = rep(0, T), B23 = rep(0, T),
                     B31 = rep(0, T), B32 = rep(0, T), B33 = rep(0, T))
31   for (i in 1:T){
       B$B11[i] <- (c(p$p1[i], p$p2[i], p$p3[i]) * A)[1, 1]
       B$B12[i] <- (c(p$p1[i], p$p2[i], p$p3[i]) * A)[1, 2]
       B$B13[i] <- (c(p$p1[i], p$p2[i], p$p3[i]) * A)[1, 3]

       B$B21[i] <- (c(p$p1[i], p$p2[i], p$p3[i]) * A)[2, 1]
       B$B22[i] <- (c(p$p1[i], p$p2[i], p$p3[i]) * A)[2, 2]
       B$B23[i] <- (c(p$p1[i], p$p2[i], p$p3[i]) * A)[2, 3]
```

```
    B$B31[i] <- (c(p$p1[i], p$p2[i], p$p3[i]) * A)[3, 1]
    B$B32[i] <- (c(p$p1[i], p$p2[i], p$p3[i]) * A)[3, 2]
    B$B33[i] <- (c(p$p1[i], p$p2[i], p$p3[i]) * A)[3, 3]

    p$p1[i + 1] <- B$B11[i] + B$B21[i] + B$B31[i]
    p$p2[i + 1] <- B$B12[i] + B$B22[i] + B$B32[i]
    p$p3[i + 1] <- B$B13[i] + B$B23[i] + B$B33[i]
  }
32
33  g <- ggplot(p)
34  g <- g + geom_point(aes(order, p1), colour = 'green')
35  g <- g + geom_point(aes(order, p2), colour = 'blue')
36  g <- g + geom_point(aes(order, p3), colour = 'red')
37  g
38  mcA <- new("markovchain",
             states = statesNames,
             transitionMatrix = A)
39  plot(mcA^T)
40  steadyStates(mcA)
41  absorbingStates(mcA)
42  markovchainSequence(n = T, markovchain = mcA, t0 = S1)
43  meanAbsorptionTime(mcA)
```

二、累积荟萃分析

（一）问题描述

请利用 meta 包完成累积荟萃分析。

（二）数据说明

数据来源：

meta 包中的数据集[79]：结局为二元变量的荟萃分析数据集 Fleiss93 和结局为连续变量的荟萃分析数据集 Fleiss93cont。

Fleiss93 数据项含义：

Fleiss93：心肌梗死后阿司匹林预防死亡荟萃分析数据集（meta-analysis on aspirin in preventing death after myocardial infarction）

Study：研究标签（study label）；

Year：出版年（year of publication）；

event.e：阿司匹林组死亡人数（number of deaths in aspirin group）；

n.e：阿司匹林组观察人数（number of observations in aspirin group）；

event.c：安慰剂组死亡人数（number of deaths in placebo group）；

n.c：安慰剂组观察人数（number of observations in placebo group）。

Fleiss93cont 数据项含义：

Fleiss93cont：心理健康治疗效果荟萃分析数据集（meta-analysis on the effect of men-

---

⑲ Fleiss JL. The statistical basis of meta-analysis [J]. Statistical Methods in Medical Research. 1993，2：121-145.

tal health treatment on medical afilisation)

  Study：研究标签（study label）；

  Year：出版年（year of publication）；

  n.e：心理治疗组观察人数（number of observations in psychotherapy group）；

  mean.e：心理治疗组估计平均值（estimated mean in psychotherapy group）；

  sd.e：心理治疗组标准差（standard deviation in psychotherapy group）；

  n.c：对照组观察人数（number of observations in control group）；

  mean.c：对照组估计平均值（estimated mean in control group）；

  sd.c：对照组标准差（standard deviation in control group）。

（三）R 软件包安装

```
# meta: General Package for Meta-Analysis
install.packages(pkgs = "meta")
```

（四）R 软件代码

```
1   library(meta)
2
3   data(Fleiss93)
4
5   m1 <- metabin(event.e, n.e, event.c, n.c, data = Fleiss93, studlab = study, sm =
    "RR", method = "I")
6   m1
7
8   metacum(m1)
9   metacum(m1, pooled = "random")
10  forest(metacum(m1))
11  forest(metacum(m1, pooled = "random"))
12  metacum(m1, sortvar = study)
13  metacum(m1, sortvar = 7:1)
14
15  m2 <- update(m1, title = "Fleiss93 meta-analysis", backtransf = FALSE)
16  metacum(m2)
17  forest(metacum(m2))
18  forest(metacum(m2, pooled = "random"))
19  data(Fleiss93cont)
20
21  m3 <- metacont(n.e, mean.e, sd.e, n.c, mean.c, sd.c, data = Fleiss93cont, sm = "SMD")
22  metacum(m3)
23  forest(metacum(m3))
24  forest(metacum(m3, pooled = "random"))
```

三、试验序贯分析中样本量大小的估计

（一）问题描述

  请利用 gsDesign 包完成试验序贯分析中的样本量估计并计算检验功效。

（二）数据说明

参见：

Meng XY，Liao，Liu XP，et al. Concurrent cisplatin-based chemoradiotherapy versus exclusive radiotherapy in high-risk cervical cancer：a meta-analysis [J]. Onco Targets Ther. 2016，（9）：1875-1888.

翁鸿，龚侃，刘小平，李旭东，彭建平，曾宪涛. 试验序贯分析在时间-事件数据中的应用 [J]. 中国循证医学杂志. 2017，17（2）：239-242.

Miladinovic B，Mhaskar R，Hozo I，et al. Optimal information size in trial sequential analysis of time-to-event outcomes reveals potentially inconclusive results because of the risk of random error [J]. J Clin Epidemiol. 2013，66（6）：654-659.

（三）R 软件包安装

```
# gsDesign: A Grammar of Data Manipulation
install.packages(pkgs = "gsDesign")
```

（四）R 软件代码

```
1   library(gsDesign)
2
3   ss <- nSurvival(lambda1 = 0.2, lambda2 = 0.1, eta = 0.1, Ts = 2, Tr = 0.5, sided
    = 1, alpha = 0.025)
4
5   x <- gsDesign(k = 5, test.type = 2, n.fix = ss$nEvents, nFixSurv = ss$n, delta1 =
    log(ss$lambda2 / ss$lambda1))
6   plot(x)
7   plot(x, plottype = "hr")
8
9   x$nSurv
10  x$n.I
11  x
12
13  cat(summary(x))
14
15  gsBoundSummary(x, deltaname = "HR", Nname = "Events", logdelta = TRUE)
16
17  nEvents(hr = c(0.5, 0.6), tbl = TRUE)
18  nEvents(hr = c(0.5, 0.6))
19  nEvents(hr = 0.6, n = c(50, 100), tbl = TRUE)
20  nEvents(hr = 0.6, n = c(50, 100))
21
22  zn2hr(n = 100, z = 2)
23  zn2hr(n = 100, z = 2, hr0 = 1.1)
24  zn2hr(n = 100, z = 2, hr0 = 0.9, hr1 = 1)
25
26  hrz2n(hr = 0.5, z = 2)
27  hrz2n(hr = 2, z = 2)
28
29  hrn2z(hr = 0.6, n = 75, ratio = 2)
30  hrn2z(hr = 1 / 0.6, n = 75, ratio = 2)
```

```
31
32    x <- gsDesign(k = 5, test.type = 2, n.fix = 100)
33    x
34
35    plot(x)
36    plot(x, plottype = 2)
37    plot(x, plottype = 3)
38    plot(x, plottype = 4)
39    plot(x, plottype = 5)
40    plot(x, plottype = 6)
41    plot(x, plottype = 7)
42    y <- gsProbability(k = 5, theta = seq(0, 0.5, 0.025), x$n.I, x$lower$bound,
      x$upper$bound)
43
44    plot(y)
```

第四节　文献导读

文献一

TI：Optimizing Adjuvant Endocrine Therapy in Postmenopausal Women with Early-stage Breast Cancer：a Decision Analysis.

AU：Punglia RS，Kuntz KM，Winer EP，Weeks JC，Burstein HJ.

SO：J Clin Oncol. 2005 Aug 1，23（22）：5178-87. Epub 2005 Jul 5.

简述：本文建立了马尔可夫模型，模拟了绝经后激素受体阳性乳腺癌患者 10 年无病生存情况，对绝经后早期乳腺癌辅助内分泌治疗的优化进行了决策分析，涉及的治疗方法包括：抗雌激素三苯氧胺（antiestrogen tamoxifen）疗法、芳香化酶抑制剂的雌激素剥夺（estrogen deprivation with aromatase inhibitors）疗法以及先用芳香化酶抑制剂再用他莫昔芬（tamoxifen）的序贯疗法。文章作者来自美国达纳-法伯癌症研究所医学肿瘤学系（Division of Medical Oncology，Dana-Farber Cancer Institute，USA）。

文献二

TI：A Bayesian Machine Learning Approach for Optimizing Dynamic Treatment Regimes.

AU：Murray TA，Yuan Y，Thall PF.

SO：J Am Stat Assoc. 2018；113（523）：1255-1267. doi：10.1080/01621459.2017.1340887. Epub 2018 Oct 8.

简述：医疗具有阶段性，医生需要根据患者的治疗史和临床结局来确定每一阶段的治疗方案。本文描述了一种用于优化动态治疗方案的贝叶斯机器学习方法。文章作者来自美国安德森癌症中心生物统计学系（Department of Biostatistics，MD Anderson Cancer Center，USA）。

文献三

TI：Sensitivity Analysis in Sequential Decision Models.

AU：Chen Q，Ayer T，Chhatwal J.

SO：Med Decis Making. 2017 Feb；37（2）：243-252. doi：10.1177/0272989X16670605. Epub 2016 Sep 29.

简述：序贯决策问题在医疗决策中是经常遇到的问题，一般采用马尔可夫决策过程方法来解决。本文论述了序贯决策模型的敏感性分析，提出了一种序贯决策模型结果中的不确定性和可信性估计方法。文章作者来自美国乔治亚理工学院米尔顿·斯图尔特工业与系统工程学院（H. Milton Stewart School of Industrial and Systems Engineering，Georgia Institute of Technology，USA）、美国麻省总医院技术评估研究所（Institute for Technology Assessment，Massachusetts General Hospital，USA）和美国哈佛医学院（Harvard Medical School，USA）。

文献四

TI：Trial Sequential Analysis in Systematic Reviews with Meta-analysis.

AU：Wetterslev J，Jakobsen JC，Gluud C.

SO：BMC Med Res Methodol. 2017 Mar 6；17（1）：39. doi：10.1186/s12874-017-0315-7.

简述：本文探讨了荟萃分析系统评价中的试验序贯分析。作者使用普遍接受的、有效的证据建立了一种解释荟萃分析结果的方法，这些证据说明了在未达到所需样本量的情况下应如何调整随机临床试验的显著性阈值。研究结果显示，与未调整置信区间的传统荟萃分析相比，试验序贯分析能够更好地控制 I 型和 II 型错误。文章作者来自丹麦哥本哈根大学医院临床干预研究中心（Centre for Clinial Intervention Research，Copenhagen University Hospital，Denmark）哥本哈根试验中心（Copenhagen Trial Unit）及其肝胆组（Hepato-Biliary Group），丹麦哥本哈根大学医院重症监护研究中心（Centre for Research in Intensive Care，Rigshospitalet，Copenhagen University Hospital，Denmark）和丹麦霍尔布克医院心内科（Department of Cardiology，Holbæk Hospital，Denmark）。

（张豫夫　李　毅　于　娜）

第十二章　基于群体理论的群体决策

能够满足大型组织机构需要的是，一群平凡的人成就一项不平凡的事业。

The needs of large-scale organization have to be satisfied by common people achieving uncommon performance.

彼得·德鲁克（Peter F. Drucker）

提要

本章主要讲解群体决策的基本理论和分析方法。

要求掌握群体决策的概念、框架、特点，群体决策的分析方法和案例分析中的 R 软件实现方法。

要求熟悉群体决策的种类、方式、规则，群体决策判断矩阵的一致性检验和调整方法。

要求了解群体理论、群体决策理论和医疗多学科团队（MDT）的运作模式。

第一节　群体决策的基本理论

一、相关概念

（一）群体决策

群体决策（group decision making）是为充分发挥集体的智慧，由多人共同参与决策分析并制订决策的整体过程，也称为群决策、多人决策、集体决策。当决策全过程的活动涉及两人或两人以上（无论这些人是一般性地参与决策还是真正地作出决策）时，该决策就是一种群体决策。

（二）群体和决策群体

1. 群体

群体是指为了实现某个特定的目标，两个或两个以上相互作用、相互依赖的个体的组合。群体中的每个人必须遵守群体的共同规范，具有群体意识和归属感。群体成员之间存在一定的社会、工作关系，并以共同的群体目标为其行为的导向。群体成员具有相关的活动意识，在行为和心理上都能够认识到他人的存在。属于同一群体的成员彼此有思想和感情上的交流。每个群体成员都能够在群体中找到一定的角色、地位，并在行为上能够达到与角色的认同。

根据群体规模的大小，可以将群体分为大型群体和小型群体。根据群体人数的性质，可以将群体分为奇数群体和偶数群体。根据构成群体的原则和方式，可以将群体分为正式群体和非正式群体。根据群体的开放程度的原则，可以将群体分为开放群体和封闭群体。

2. 决策群体

参与群体决策的决策者组成了决策群体。决策群体通过委员会、团队、任务小组或其他组织形式完成群体决策。

通常，决策群体的组成表现出决策个体知识结构上的互补以及性格、气质和决策风格上的互补。

二、框架

群体决策实际上是一个由成员集、对象集、方法集、方案集和协同集五元组构成的群体决策系统（group decision-making system，GDS），可以表示为 GDS=$\{M, O, W, S, C\}$。其中，M 表示成员集，是群体决策的主体；O 表示对象集，包括环境、问题、目标；W 表示方法集，指群体决策理论，采用的方法与手段；S 表示方案集，指所有可能选择的决策方案；C 表示协同集，表示决策过程中的控制机制与协调策略。

三、特点

（一）共存性

在群体决策中，决策群体在已知的共同条件下进行选择。

（二）复杂性

在复杂的大型决策中，决策问题本身和决策客观环境的不确定性、决策个体主观判断的局限性和决策目标的多重性，导致群体决策的复杂性。

（三）冲突性

在群体决策中，决策者之间知识、经验、能力、偏好等因素的差异性，导致群体决策的冲突性。

（四）一致性

广泛的信息采集和深度的信息分析、高效的人际沟通和组织协调有助于降低群体决策过程中的复杂性和冲突性，以促使决策群体最终达成决策默契或共识，从而形成一致（consistency or consensus）的精确判断，这就是群体决策的一致性。

（五）风险性

在群体决策中，决策群体可能会走向两个极端而产生群体极化（group polarization）现象或群体转移（group shift）现象。

（六）程序性

群体决策对于程序性有较高的要求。严格的程序有助于克服独断专行和小团体意识。

四、种类

（一）团队决策

如果决策群体中的个体属于同一个团队或组织，这样的决策群体完成的决策称为团队决策。

在医疗领域，已经形成了高效的多学科团队（multi disciplinary team，MDT）疾病管理模式。MDT 源于 20 世纪 90 年代，美国率先提出这个概念，即由来自两个以上的多个相关学科，组成固定的工作组，针对某一系统疾病，通过定期会议形式，提出适合患者的最佳治疗方案，继而由相关学科单独或多学科联合执行该治疗方案。2010 年 2 月，英国国家癌症行动小组出版了题为"有效的多学科团队的特点"的同行评议蓝本⑳，并提供有关成员、考勤、领导力、团队合作和文化、个人发展及训练的建议。

在老年病、肿瘤等特殊人群疾病管理中，针对特殊人群的病理、心理、社会环境等问题及影响因素，根据"生物-心理-社会-环境-工程"的整合医学模式，由专科医师、亚专科医师、非专科医师、康复师、护士、心理师、营养师、临床药师、个案管理者、社会工作者、护工、患者本人及其家属等组成的 MDT，对患者实施全面的医学检查和身心方面的功能评估，针对共同的问题达成一致性的解决方案，实施综合性的医疗、康复及护理服务。它体现的是一种以人为本的服务理念。

这种工作模式的优点在于，MDT 中各专科的医师均为亚专业研究的专家，对该疾病某一方向的研究能够跟踪国际上最新的进展，诊治水平处于同行中的最高层次。经过多学科会诊和讨论，根据大家共同接受的治疗原则和临床指南，MDT 可以做出适合具体患者的最佳治疗方案。通过具体病例会诊和讨论，MDT 进一步促进不同学科间的交流，增进对不同学科的了解，使不同专业医师或患者对病例相关知识有更为全面的认识，保障最佳治疗方案的实施。

（二）共享决策

如果决策群体中的个体彼此之间的关系是管理和被管理、服务和被服务的关系，这样的决策群体完成的决策称为共享决策。

医疗领域中的共享决策（shared decision-making in medicine，SDM）就是一种医患共同参与的群体决策。SDM 有助于加强医患之间的沟通、减少医患之间的信息不对称性，优于以医生为中心的家长式（paternalistic model）决策和以患者为中心的纯告知式（pure informed model）决策。

共享决策的推进，能更深刻地诠释"以患者为中心"的理念，同时对于医患双方也提

---

⑳　National Cancer Action Team. The characteristics of an effective MDT［M］. London：NCAT，2010.

出更高的要求。患者参与临床决策，通过医患之间的良好合作来管理医患共同体，打破了医务人员权威对医患共同体单向度（one-dimensionality）管理的运行模式，这是患者权利获得认可的过程。从现代医疗视角看，患者参与是实现医患关系和谐的重要维度，换言之，医患共同体的和谐有赖于医患双方的相互合作以及对彼此权威的自觉认同[31]。

（三）对抗型决策

如果决策群体中的个体之间是对抗关系，这样的决策群体完成的决策称为对抗型决策，或博弈决策。

构成对抗型决策的基本要素是：

局中人：在存在竞争对手的决策系统中，具有决策权的双方（或多方）人员。

策略：为战胜竞争对手的一套行动方案。

局势：从每一个局中人的策略集合中各取一个策略所形成的策略组。

零和对策（zero-sum game）：在任一"局势"中，决策者的"赢得"等于竞争对手的"损失"或者相反。

对抗型决策可按以下标志分类：按竞争对手多少分为两人对策与多人对策；按得失是否互补分为零和对策与非零和对策；按局中人是否合作分为合作对策与无合作对策；按支付函数形式分为离散对策与连续对策。

对抗型决策的基本思路是：以战胜对手为根本目标，从最坏处着想，尽量争取最好结果。寻求最优对策的准则是：从每一策略的最大损失值中找出损失值最小者，即"最大最小准则"。

对抗型决策在军事、政治、经济等领域中都有应用，医药市场药品、耗材、设备的投标过程中就会出现对抗型决策。

五、方式

（一）无反应决策

群体在决策过程中提出多种建议，却不作任何讨论。在最终采纳其中一项方案时，不加评价就自然放弃了其他建议。

（二）权威决策

通常由群体负责人为群体做出迅速的选择和决策，决策效果取决于决策者所拥有的信息和群体其他成员对决策的接受程度。

（三）少数人决策

群体中少数几个人控制决策过程，然后征求其他成员的意见。

[31] 陈化，刘俊荣. 从知情同意到共同决策：临床决策伦理的范式转移——从 Montgomery 案例切入[J]. 医学与哲学. 2017，38（10）：16-19.

（四）多数人决策

通过群体中多数人的投票或其他方式来做出选择和决策。

（五）共同意见决策

在群体决策中，力图取得多数人的一致意见，其他人给予支持。对于重要的决策，共同意见决策法可以提高决策的可接受性。共同意见决策的结果是多数人的意见是一致的；而多数人决策的结果只是超过一定比例的人意见一致，持其他意见或弃权不发表意见的人低于这一比例。

（六）一致意见决策

这是指所有群体成员完全同意所要选择的备选方案和行动计划。在群体决策时，这种理想状态往往难以达成，群体因而会转向多数人决策或共同意见决策法。

六、规则

（一）全体一致规则

全体一致规则，也称"一票否决制"。它有以下特征：决策成员能享有平等的决策权，决策方案只有获得全体决策成员的同意，才能够得以通过；个体选择对集体的决策结果有决定性的影响；决策结果充分照顾每一个决策者利益偏好和要求。

全体一致规则虽然是公平的，但由于为了取得共赢，就可能无休止地"讨价还价"，往往是议而不决。如果决策成员较多，实行这一规则较为困难。

（二）多数裁定规则

1. 简单多数规则

简单多数规则是指选择得票最多的决策方案，而不必要求该方案得票过半数。简单多数规则容易操作且可以迅速作出决策，常被人们所采用。

简单多数规则即少数服从多数，尽管少数并不满意此方案，但由于某种约束或者有其他受益，而愿意继续留在此集体内并认同方案的实施。

这种简单多数规则在运用中视具体环境而有不同形式。

2. 绝对多数规则

指在选择决策方案时，要求择定的方案得票数必须超过半数，有的规定要求赞成票的比例达到 2/3 或 3/4 等多数票。如果在第一轮未达到规定的数量，通常在两个得票最多的备选方案中进行第二轮投票，票数领先者为最终择定的决策方案。

这一规则的执行比较省事，决策成本较低，但也出现了"多数控制少数"的现象，忽略了少数人的利益。

七、群体决策理论研究的发展

1781 年，法国数学家让-查理·德·波达（Jean-Charles de Borda）在对选举方法进行系统化研究后针对方案排序提出的 Borda 规则被认为是关于群体决策最早的研究。随着西方国家福利经济学的发展，群体决策理论逐步发展起来。美国经济学家、诺贝尔经济学奖获得者肯尼斯·约瑟夫·阿罗（Kenneth J. Arrow，1921—2017 年）在各种社会选择方法的基础上，于 1963 年提出了著名的"不可能性定理"。围绕着阿罗的理论，产生了多种群体决策方法，如 Bowman-Colantoni 法，Good-man-Markowitz 法等。有观点认为，阿罗的"不可能性定理"忽视了对偏爱程度的考虑，于是建立了群体效用公理，引进了偏爱强度的概念，并在序数意义下的偏爱推广到基数意义下的偏爱②。

群体决策的研究在 20 世纪 70 年代后主要有两个不同的研究取向。研究取向一是社会心理学家透过实验室研究，观察分析群体相互作用对群体转移的影响；研究取向二是经济学家对个体偏好的数量集结模型的研究。在 20 世纪 80 年代以后，有关群体决策的理论、方法及群体决策的应用已经扩展到许多不同的领域：群体决策支持系统、专家评估分析、社会选择理论、量化因子集结、一般对策分析、模糊群体决策、群体决策效用理论以及经济均衡理论等。到 20 世纪 90 年代后，由于网络和计算机技术的发展，群体决策理论已经结合计算机研发出不同的决策支持系统③。

目前，群体决策的研究主要涉及基于优化计算的群体决策理论和应用研究、基于知识转移的群体决策理论与应用研究、群体决策过程中的随机过程研究、合作群体决策模型及其梯度解法研究复杂群体决策系统决策与协同优化研究和多智能群体决策的研究与应用等。

第二节　群体决策的分析方法

一、群体理论的基本内容

（一）群体理论的兴起

群体理论（group theory）始于 20 世纪 30 年代美国社会心理学家勒温（K. Lewin）及其追随者关于社会影响的实验和理论研究，是指社会科学中探索和解释群体过程或群体动态及相关问题的理论。群体理论的基础是美国心理学家乔治·埃尔顿·梅奥（George Eltom Mayo，1880—1949 年）20 世纪 20 年代创立的人际关系学说。

（二）群体理论研究的主要内容

1. 群体的属性

（1）群体的组成：组成群体的成员情况。

（2）群体的结构：群体的结构包括沟通结构、权力结构、倾向结构、情绪结构、人际关系结构等。如果把群体看作是从事共同活动的主体，那么在群体的结构中还要加上群体的活动结构。群体的活动结构中包括群体成员在共同活动中的职能分配情况。

---

② 叶帆，洪振杰. 关于群体偏比映射理性条件的探讨. 温州师范学院学报（自然科学版）［J］. 2005，26（2）：16-19.

③ 耿亚勤. 群体决策研究综述. 吉林省教育学院学报［J］. 2013，29（5）：143-144.

（3）**群体的过程**：群体中所发生的各种过程，也就是群体中人际关系的动态方面。

（4）**群体的价值和规范**：群体及其成员认为应当遵守的行为标准、准则；与此联系着的还有借以保证群体规范为其成员所一致遵守、履行的群体制裁体制。

（5）**群体的发展水平**：群体在促进社会经济、科技等方面发展发挥的作用。

2. 群体的特征

群体理论认为，人们之所以结合成为群体，是因为他们要在群体中从事某种或某些共同活动。这种共同活动指向于一定的社会目的，而群体则是这种共同活动的主体。群体行为是群体成员们的价值准则、群体结构等多种因素的相互作用、群体中的个体相互影响的结果。

由于群体成员从事着内容和形式一致的共同活动，于是产生了这样一些群体心理特征，如群体兴趣、群体需要、群体规范、群体价值、群体舆论、群体目的等等，也产生了群体成员间的亲近感、团结性等心理共同性。

由于群体所进行的共同活动是具有社会意义的活动，这就使群体成为构成现实社会的"细胞群"。它把社会和个人联系起来，社会则通过群体对其成员施加影响，个人也在社会的影响下得到发展，形成自己的心理品质。所以，共同活动是群体得以形成、整合以至发展的根本因素和主要特征。群体成员参加共同活动，是他们形成心理共同性的先决条件。

3. 群体的沟通

群体沟通是指组织中两个或两个以上相互作用、相互依赖的个体，为了达到基于各自目的的群体特定目标而组成的集合体，并在此集合体中进行信息交流和信息传递的过程。

群体沟通包含三个要素：信息源、信息内容和信息接受者。

良好的群体沟通具有信息交换功能、反馈功能、组织协调功能和情绪表达功能。

沟通的方式有：正式沟通和非正式沟通；上行沟通、下行沟通和横向沟通；单向沟通和双向沟通；语言沟通和非语言沟通；面对面沟通和远程沟通；直接沟通和间接沟通；实时沟通和非实时沟通等。

二、群体决策的基本过程

群体决策过程可描述如下：首先由各决策者针对共同的决策问题给出其意见，然后对意见的一致性进行分析，如果满足某种集结规则就进入意见的集结与方案的选择过程，否则就需要协调决策者重新给出决策意见[⊗]。

三、群体决策的分析方法

（一）群体决策的效用评价方法

1. 序数分析方法

序数分析方法取自序数效用论。序数效用论的基本观点是：效用作为一种心理现象无

[⊗]　肖四汉. 具有不同形式偏好信息的群决策理论与方法研究［J］. 东北大学博士学位论文，2001.

法计量，也不能加总求和，只能表示出满足程度的高低与顺序，因此，效用只能用序数（第一、第二、第三、……）来表示。

序数分析方法包括社会选择集结方法、社会福利集结方法、多维群决策法、辅助图形方法和算子集结方法等。

2. 基数分析方法

基数分析方法取自基数效用，实质是边际效用分析法。边际效用学说建立在效用可以直接计量的假设之上，因此也被称为"基数效用论"。

基数分析方法包括基数效用法、折中型方法、综合评价法、交互式方法和谈判与对策方法等。

（二）群体决策的层次分析方法

1. 特点

层次分析法简单实用，可以实现定性与定量的结合，将人们的主观判断用数量形式表达，并以层次结构和判断矩阵作为处理方式，以方案排序的方式将决策结果提供给决策者[⑤]。群体决策理论与层次分析法的结合，在处理复杂的定性与定量相结合的决策问题方面，充分显示出两者优势互补的效果。

2. 基本步骤

（1）确定问题的决策目标：根据实际问题确定群体决策的目标。

（2）构建相应的层次结构模型：该模型从上到下分为最高层（目标层）、若干中间层（即准则层、子准则层）和最低层（方案层）。每层的元素一般不超过 9 个。在群体决策中，可以将决策群体进行分层。同层次决策权重可以设为均等或不等；不同层次决策权重可以设为不等。

（3）构造两两比较的判断矩阵：通常采用 1-9 标度进行相对重要程度的赋值。标度 1、3、5、7、9 分别代表两元素同等重要，前者比后者略重要，前者比后者重要，前者比后者重要得多，前者比后者绝对重要；2、4、6、8 表示介于以上判断的中间值；若前后两个元素的评价顺序相反，则用相应的倒数来表示。

（4）层次排序及一致性检验：层次排序分为层次单排序和层次总排序。为了检验判断矩阵的一致性，引入一致性指标 CI 和平均随机一致性指标 RI。当判断矩阵具有完全一致性时，$CI=0$；判断矩阵的一致性越差，CI 的值越大。一致性指标 CI 与同价的平均随机一致性指标 RI 之比定义为判断矩阵的一致性比例，即 $CR=CI/RI$。通常定义 $CR<0.1$ 时，认为矩阵具有满意的一致性；当 $CR \geqslant 0.1$ 时，认为判断矩阵不具有基本满意一致性，需要决策者对判断矩阵进行修改。

（三）群体决策的偏好信息描述方法

1. 描述形式

（1）序关系值：设专家集为 $E=\{e_1, e_2, \cdots, e_m\}$，$m \geqslant 2$，有限备选方案集 $X=\{x_1, x_2, \cdots, x_n\}$（$n \geqslant 2$）。序关系是专家 e_k 对方案集 X 给出一个次序向量：$O^k = \{o_i^k | i=1, 2, \cdots,$

---

⑤ 薛居征. 基于层次分析法的群决策方法及应用研究 [D]. 哈尔滨工业大学工学硕士学位论文，2011.

$n\}$，$k=1$，2，$\cdots$，m。其中，O^k取 1 到 n 中的一个整数，表示方案x_i在方案集 X 中的位置次序，其值越小，表示方案x_i越优。

（2）效用值：效用值是专家e_k对方案集 X 给出一个效用值向量：$S^k=\{s_i^k\mid i=1$，2，$\cdots$，$n\}$，$k=1$，2，$\cdots$，m。其中，s_i^k是一个实数型数值，其值越大，表明方案x_i越优。

（3）互补判断矩阵：互补判断矩阵是专家e_k对方案集 X 中的方案进行两两比较而得到的一个互补矩阵：$P^k=(p_{ij}^k)_{n\times n}$，$p_{ij}^k\in[0,1]$，$i$，$j=1$，$2$，$\cdots$，$n$，$k=1$，$2$，$\cdots$，$m$。其中，$p_{ij}^k$表示方案$x_i$相对于$x_j$的优越程度，若$p_{ij}^k=0.5$表明方案$x_i$与$x_j$是平等的，若$p_{ij}^k=1$则表示方案$x_i$完全优于$x_j$，若$p_{ij}^k>0.5$则表示方案$x_i$优于$x_j$，若$p_{ij}^k<0.5$则表示方案$x_j$优于$x_i$，且满足：$p_{ij}^k\geqslant0$，$p_{ij}^k+p_{ji}^k=1$，$p_{ii}^k=0.5$。

（4）互反判断矩阵：互反判断矩阵是专家e_k对方案集 X 中的方案进行两两比较而得到的一个互反矩阵：$M^k=(m_{ij}^k)_{n\times n}$，$i$，$j=1$，$2$，$\cdots$，$n$，$k=1$，$2$，$\cdots$，$m$。其中，$m_{ij}^k$是一个比率值，通常根据 1-9 标度法给出，且满足：$m_{ij}^k\geqslant0$，$m_{ij}^k m_{ji}^k=1$，$m_{ii}^k=1$。

2. 描述形式的转换

在群体决策分析中，由于知识结构、判断水平和个人偏好等的差异性，决策者可能采用不同形式的偏好信息（preference information）表达自己的判断。如果群决策中决策群体给出不同形式的偏好信息，则需要将其转换为同一种形式，以便进行群的集结（aggregation）和方案优选。

四、群体决策判断矩阵的一致性检验和调整

（一）互补判断矩阵的一致性检验和调整

设有互补判断矩阵 $P=(p_{ij})_{n\times n}$，非负归一化向量 $W=(w_1,w_2,\cdots,w_n)^T$ 和正数 a，有：

$$w_i=\frac{1}{n}-\frac{1}{2a}+\frac{1}{na}\sum_{j=1}^{n}p_{ij}$$

其中，a 值小则表明决策者非常重视元素之间的差异，a 值大则表明决策者不是非常重视元素间重要程度的差异[⑱]。在实际应用中，认为应取 $a=\dfrac{(n-1)}{2}$。

P 一致的充分必要条件是$p_{ij}=a(w_i-w_j)+0.5$。

但是，在实际进行两两比较判断时，由于信息的不完备性以及人类思维的局限性，一般情况下 P 很难达成一致，即$p_{ij}\neq a(w_i-w_j)+0.5$。所以，有

$$\sum_{i=1}^{n}\sum_{j=1}^{n}(p_{ij}-(a(w_i-w_j)+0.5))^2\neq0$$

可以用$p_{ij}-(a(w_i-w_j)+0.5)$表示偏移的程度。

令：

$$FCI=\frac{1}{n(n-1)}\sum_{i\neq j}^{n}(p_{ij}-(a(w_i-w_j)+0.5))^2$$

有：

---

⑱　吕跃进. 基于模糊一致矩阵的模糊层次分析法的排序 [J]. 模糊系统与数学. 2002，16（2）：79-85.

$$FCI = \frac{2}{n(n-1)}\sum_{i=1}^{n-1}\sum_{j=i+1}^{n}(p_{ij}-(a(w_i-w_j)+0.5))^2$$

称 FCI 为模糊互补判断矩阵 P 的模糊一致性指标[⑦]。FCI 用来衡量模糊互补判断矩阵 P 与一致性矩阵的偏差程度，FCI 为 0 表示矩阵 P 与一致性矩阵没有偏差，FCI 越大表示 P 的一致性越差。若 FCI 的值在某一可接受的范围之内，认为矩阵 P 是满意一致的。

模糊一致性指标 FCI 与同价的平均随机模糊一致性指标 FRI 的比值，称为模糊一致性比率，记为：

$$FCR = \frac{FCI}{FRI}$$

用模糊一致性比率 FCR 检验矩阵的一致性，FCR 越小，矩阵的一致性越好。根据塞蒂的判断思想，决策者有意识构造的判断矩阵要比随机构造的判断矩阵至少优十倍，因此，一般认为，$FCR \leqslant 0.1$，模糊互补判断矩阵符合满意的一致性标准，得到的层次单排序的结果是可以接受的，否则需要修正判断矩阵。先修正偏移程度最大的元素 p_{ij}（同时修正 p_{ji}），然后重新进行一致性检验，再计算偏移程度，再修正，直到检验通过。

（二）非互补判断矩阵的一致性分析和调整

对于序关系和效用值，转换后的互补判断矩阵本身被证明具有完全一致性，无须调整。同互补判断矩阵一样，互反判断矩阵也需要进行一致性分析[⑧]。可以先将互反判断矩阵转换为互补判断矩阵，然后计算一致性指标。如果一致性指标没有达到规定的临界值，则对矩阵进行修正。

五、群体决策判断信息的集结方法

（一）判断信息集结方法的种类

群体决策中决策者判断信息的集结分为结构相同的集结和结构不同的集结。

（二）判断信息集结模型的种类

集结模型主要有：互反判断矩阵和互补判断矩阵的集结模型，基于信息联动角度的判断矩阵和决策矩阵的集结模型，二维混合决策矩阵及其信息集结模型，基于证据推理的不完全决策矩阵的信息集结模型等。

（三）有序加权平均算子

有序加权平均算子（ordered weighted averaging，OWA）[⑨]自美国学者罗纳德·雅格（Ronald R. Yager）提出以来已经广泛应用于决策分析、专家系统、人工神经网络、模糊

⑦ 杨燕华，吕跃进. 模糊判断矩阵的一致性检验 [J]. 统计与决策. 2018，4：79-80.

⑧ 熊才权，张玉. 群决策中多形式偏好信息的转换及一致性分析 [J]. 计算机工程. 2009，35（22）：188-190.

⑨ Yager R R. Applications and extensions of OWA aggregation [J]. International Journal of Man-Machine Studies. 1992，37（2）：103-132.

系统等方面。OWA 是介于最大与最小算子之间的一种多属性决策信息的集结方法，该算子的特点是：对属性值按从大到小的顺序重新进行排序，并通过属性值所在的位置进行加权再进行集结。由于该算子具有这些良好特性，因此被应用于群体决策中[⑩]。

（四）基于 OWA 算子的群决策方法步骤

1. 偏好信息一致化

对决策者 $d_1,d_2,\cdots,d_m$ 给出的各种形式的偏好信息分别进行一致化，可得 m 个层次分析判断矩阵，即：$A_1,A_2,\cdots,A_m$。

2. 计算 OWA 算子的权向量

计算 OWA 算子的权向量 $W=(w_1，w_2，\cdots，w_m)^T$，满足：

$$w_k \geqslant 0，\sum_{k=1}^{m} w_k = 1，其中 w_k = Q\left(\frac{k}{m}\right) - Q\left(\frac{k-1}{m}\right)，k \in m$$

$Q(r)$ 为模糊量化算子，它由下式确定：

$$Q(r) = \begin{cases} 0，r < a \\ \dfrac{r-a}{b-a}，a \leqslant r \leqslant b \\ 1，r > b \end{cases}$$

其中 $a，b，r \in [0，1]$，在"至少一半"的原则下，模糊量化算子 $Q(r)$ 对应的参数 $(a，b)=(0，0.5)$。

3. 集结偏好信息

利用 OWA 算子将各决策者的偏好信息 $A_1，A_2，A_3，A_m$ 集结成群体偏好信息 $A^* = (a_{ij}^*)_{n \times n}$，其中 a_{ij}^* 表示群体认为方案 x_i 对 x_j 的相对重要程度。计算公式为：

$$a_{ij}^* = \text{OWA}_W(a_{ij}^1，a_{ij}^2，\cdots，a_{ij}^m) = \sum_{k=1}^{m} w_k c_{ij}^k$$

其中 c_{ij}^k 为集合 $\{a_{ij}^1，a_{ij}^2，\cdots，a_{ij}^m\}$ 中按大小排在第 k 位的元素。

4. 计算方案优选对应的 OWA 算子权向量

计算方案优选对应的 OWA 算子的权向量 $W'=(w'_1，w'_2，\cdots，w'_n)$，满足 $w'_s \geqslant 0$，$\sum_{s=1}^{n} w'_s = 1$，其中：

$$w'_s = Q\left(\frac{s}{n}\right) - Q\left(\frac{s-1}{n}\right)，s \in n$$

在"多数"原则下，模糊量化算子 $Q(r)$ 对应的参数 $(a，b)=(0.3，0.8)$。

5. 计算方案优越程度

在模糊"多数"意义下，基于 OWA 算子，计算方案 x_i 优于其他所有方案的程度 dd_i，即：

$$dd_i = \text{OWA}_{W'}(a_{i1}^*，a_{i2}^*，\cdots，a_{in}^*) = \sum_{s=1}^{n} w'_s b_{is}^*$$

其中 b_{is}^* 为集合 $(a_{i1}^*，a_{i2}^*，\cdots，a_{in}^*)$ 按大小排在第 s 位的元素。

6. 方案优选

依据 dd_i 的大小对方案进行优选，最大的即为最优方案。

---

⑩ 王利华. OWA 算子及在群决策中的应用研究［D］. 河北大学硕士学位论文，2009.

第三节 案例分析和软件实现

一、根据专家评价对方案排序

（一）问题描述

六名专家对四个方案给出了评估分数。请问，如何根据专家意见对四个方案排序？

（二）数据说明

具体见表 12-1。

表 12-1 专家评分表

	专家 1	专家 2	专家 3	专家 4	专家 5	专家 6
A	100	70	80	60	90	50
B	50	40	60	70	80	40
C	30	40	50	30	20	30
D	10	20	30	10	30	10

（三）R 软件包安装

♯ 使用 R 基础包即可，无须调用其他包.

（四）R 软件代码

```
1   data <- data.frame(index = c('A', 'B', 'C', 'D'),
                    `专家1` = c(100, 50, 30, 10),
                    `专家2` = c( 70, 40, 40, 20),
                    `专家3` = c( 80, 60, 50, 30),
                    `专家4` = c( 60, 70, 30, 10),
                    `专家5` = c( 90, 80, 20, 30),
                    `专家6` = c( 50, 40, 30, 10))
2
3   n <- dim(data)[1]
4   m <- dim(data)[2] - 1
5
6   mean_a <- mean(c(data[1, 2], data[1, 3], data[1, 4], data[1, 5], data[1, 6], data[1,
        7]))
7   mean_b <- mean(c(data[2, 2], data[2, 3], data[2, 4], data[2, 5], data[2, 6], data[2,
        7]))
8   mean_c <- mean(c(data[3, 2], data[3, 3], data[3, 4], data[3, 5], data[3, 6], data[3,
        7]))
9   mean_d <- mean(c(data[4, 2], data[4, 3], data[4, 4], data[4, 5], data[4, 6], data[4,
        7]))
10
11  norm_a <- mean_a / sum(mean_a, mean_b, mean_c, mean_d)
12  norm_b <- mean_b / sum(mean_a, mean_b, mean_c, mean_d)
13  norm_c <- mean_c / sum(mean_a, mean_b, mean_c, mean_d)
```

```
14  norm_d <- mean_d / sum(mean_a, mean_b, mean_c, mean_d)
15
16  rank_1 <- rank(sort(data$`专家1`, decreasing = FALSE))
17  rank_2 <- rank(sort(data$`专家2`, decreasing = FALSE))
18  rank_3 <- rank(sort(data$`专家3`, decreasing = FALSE))
19  rank_4 <- rank(sort(data$`专家4`, decreasing = FALSE))
20  rank_5 <- rank(sort(data$`专家5`, decreasing = FALSE))
21  rank_6 <- rank(sort(data$`专家6`, decreasing = FALSE))
22
23  rank_1 <- n - rank(data$`专家1`) + 1
24  rank_2 <- n - rank(data$`专家2`) + 1
25  rank_3 <- n - rank(data$`专家3`) + 1
26  rank_4 <- n - rank(data$`专家4`) + 1
27  rank_5 <- n - rank(data$`专家5`) + 1
28  rank_6 <- n - rank(data$`专家6`) + 1
29
30  sum_rank_1 <- rank_1[1] + rank_2[1] + rank_3[1] + rank_4[1] + rank_5[1] + rank_6[1]
31  sum_rank_2 <- rank_1[2] + rank_2[2] + rank_3[2] + rank_4[2] + rank_5[2] + rank_6[2]
32  sum_rank_3 <- rank_1[3] + rank_2[3] + rank_3[3] + rank_4[3] + rank_5[3] + rank_6[3]
33  sum_rank_4 <- rank_1[4] + rank_2[4] + rank_3[4] + rank_4[4] + rank_5[4] + rank_6[4]
34  mean_ranks <- sum(sum_rank_1, sum_rank_2, sum_rank_3, sum_rank_4) / 4
35
36  if (length(which(duplicated(data$`专家1`) == TRUE |
                     duplicated(data$`专家2`) == TRUE |
                     duplicated(data$`专家3`) == TRUE |
                     duplicated(data$`专家4`) == TRUE |
                     duplicated(data$`专家5`) == TRUE |
                     duplicated(data$`专家6`) == TRUE)) > 0){
    weight <- 12 * ((sum_rank_1 - mean_ranks)^2 +
                    (sum_rank_2 - mean_ranks)^2 +
                    (sum_rank_3 - mean_ranks)^2 +
                    (sum_rank_4 - mean_ranks)^2) / (m^2 * (n ^3 - 4) - m * (2^3 - 2))
    weight
    }
37  if (length(which(duplicated(data$`专家1`) == TRUE |
                     duplicated(data$`专家2`) == TRUE |
                     duplicated(data$`专家3`) == TRUE |
                     duplicated(data$`专家4`) == TRUE |
                     duplicated(data$`专家5`) == TRUE |
                     duplicated(data$`专家6`) == TRUE)) == 0){
    weight <- 12 * ((sum_rank_1 - mean_ranks)^2 +
                    (sum_rank_2 - mean_ranks)^2 +
                    (sum_rank_3 - mean_ranks)^2 +
                    (sum_rank_4 - mean_ranks)^2) / (m^2 * (n^3 - n))
    weight
    }
38  weight > 0.75
```

二、对评价的信度进行评估

（一）问题描述

请根据戒酒中心 15 名患者对戒酒计划中 10 项指标的评分结果，对评价的信度进行评估。

（二）数据说明

参见：李洪兴，罗庆，张荣，陶勇. 肯德尔和谐系数 W 检验及程序实现［J］. 中国医院统计. 2013，20（3）：170-173. 表 1. 戒酒中心 15 名患者对戒酒计划中 10 项指标的评分结果。

（三）R 软件包安装

```
# irr: Various Coefficients of Interrater Reliability and Agreement
install.packages(pkgs = "irr")
```

（四）R 软件代码

```
1   library(irr)
2
3   x1 <- c(9, 10, 6, 1, 7, 8, 2, 4, 3, 5)
4   x2 <- c(10, 9, 7, 2, 6, 8, 3, 5, 4, 1)
5   x3 <- c(9, 8, 6, 1, 5, 10, 4, 3, 2, 7)
6   x4 <- c(4, 9, 6, 8, 10, 3, 7, 2, 5, 1)
7   x5 <- c(10, 9, 6, 1, 7, 8, 3, 5, 2, 4)
8
9   x6 <- c(9, 10, 6, 1, 7, 8, 3, 4, 2, 5)
10  x7 <- c(6, 7, 1, 4, 9, 2, 10, 5, 8, 3)
11  x8 <- c(10, 9, 7, 2, 5, 8, 3, 6, 4, 1)
12  x9 <- c(9, 10, 6, 1, 8, 7, 3, 5, 2, 4)
13  x10 <- c(8, 6, 2, 5, 10, 9, 7, 4, 3, 1)
14
15  x11 <- c(9, 8, 6, 1, 5, 10, 4, 3, 2, 7)
16  x12 <- c(9, 10, 6, 1, 7, 8, 4, 5, 3, 2)
17  x13 <- c(1, 6, 7, 10, 9, 8, 2, 4, 3, 5)
18  x14 <- c(9, 10, 6, 1, 8, 7, 3, 5, 2, 4)
19  x15 <- c(6, 3, 10, 8, 1, 2, 5, 4, 7, 9)
20
21  data <- sapply(paste('x', 1:15, sep = ''), get)
22
23  kendall(data, TRUE)
```

三、九级标度法群体决策层次分析

（一）问题描述

请利用 R 软件中的 pmr 包完成群体决策层次分析。

（二）数据说明

三位专家对五项方案进行评审，目标是选择最佳方案。三位专家的权威性不同。第一位专家对五项方案都给出了评价，第二位专家对方案 2、方案 3、方案 4 和方案 5 给出了评价，第三位专家对方案 1、方案 2、方案 3 和方案 4 给出了评价。

（三）R 软件包安装

```
# pmr: Probability Models for Ranking Data
install.packages(pkgs = "pmr")
```

（四）R 软件代码

```
1   library(pmr)
2
3   A <- matrix(c(1, 1/5, 1/3,
                  5,   1,   3,
                  3, 1/3,   1),
                nrow = 3, ncol = 3, byrow = TRUE)
4
5   lambda <- max(Re(eigen(A)$values))
6   CI <- (lambda - 3) / (3 - 1)
7
8   RI <- data.frame(n = 1:11, RI = c(0, 0, 0.58, 0.90, 1.12, 1.24, 1.32, 1.41, 1.45,
    1.49, 1.51))
9   CR <- CI / RI$RI[which(RI$n == 3)]
10  CR < 0.1
11  ahp(A)$Saaty
12  w_A <- ahp(A)$weighting
13
14  B1 <- matrix(c( 1,   3,   5,   4, 7,
                   1/3,  1,   3,   2, 5,
                   1/5, 1/3,  1, 1/2, 2,
                   1/4, 1/2,  2,   1, 3,
                   1/7, 1/5, 1/2, 1/3, 1),
                 nrow = 5, ncol = 5, byrow = TRUE)
15  w_B1 <- ahp(B1)$weighting
16
17  B2 <- matrix(c(1, 1/7, 1/3, 1/5,
                   7,   1,   5,   3,
                   3, 1/5,   1, 1/3,
                   5, 1/3,   3,   1),
                 nrow = 4, ncol = 4, byrow = TRUE)
18  w_B2 <- ahp(B2)$weighting
19  w_B2 <- c(0, w_B2)
20
21  B3 <- matrix(c( 1,   1, 3, 3,
                    1,   1, 3, 3,
                   1/3, 1/3, 1, 1,
                   1/3, 1/3, 1, 1),
                 nrow = 4, ncol = 4, byrow = TRUE)
22  w_B3 <- ahp(B3)$weighting
23  w_B3 <- c(w_B3, 0)
24  C_rank <- c((w_B1[1] * w_A[1] + w_B2[1] * w_A[2] + w_B3[1] * w_A[3]),
                (w_B1[2] * w_A[1] + w_B2[2] * w_A[2] + w_B3[2] * w_A[3]),
                (w_B1[3] * w_A[1] + w_B2[3] * w_A[2] + w_B3[3] * w_A[3]),
                (w_B1[4] * w_A[1] + w_B2[4] * w_A[2] + w_B3[4] * w_A[3]),
                (w_B1[5] * w_A[1] + w_B2[5] * w_A[2] + w_B3[5] * w_A[3]))
25  df <- data.frame(C_to_B = c('C1', 'C2', 'C3', 'C4', 'C5'), B1 = w_B1, B2 = w_B2,
    B3 = w_B3, C_rank = C_rank)
```

四、群体决策中的区间偏好信息转换

（一）问题描述

请根据群体决策中的偏好关系的集结方法，计算每个方案优于其他所有方案的程度，确定四个方案中的最优方案。

（二）数据说明

参见：涂振坤，段传庆. 群决策环境下一种三类偏好关系的集结方法［J］. 中国科学技术大学学报. 2018，48（2）：133-139.

（三）R 软件包安装

```
# 使用 R 基础包即可，无须调用其他包.
```

（四）R 软件代码

```
1   R_1 <- matrix(c('-', 0.5, 0.8, 0.4,
                    0.3, '-', 0.9, 0.3,
                    0.3, 0.2, '-', 0.4,
                    0.9, 0.8, 0.5, '-'),
                nrow = 4, ncol = 4, byrow = TRUE)
2
3   R_2 <- matrix(c('-',  'H',  'VH',  'M',
                    'L',  '-',  'H',  'VH',
                    'VL', 'N',  '-',  'VH',
                    'L',  'VL', 'N',  '-'),
                nrow = 4, ncol = 4, byrow = TRUE)
4
5   R_3 <- matrix(c(          '-', '[0.70, 0.80]', '[0.65, 0.70]', '[0.80, 0.90]',
                    '[0.30, 0.35]',          '-', '[0.60, 0.70]', '[0.80, 0.85]',
                    '[0.30, 0.35]', '[0.30, 0.40]',          '-', '[0.70, 0.90]',
                    '[0.10, 0.20]', '[0.20, 0.40]', '[0.10, 0.30]',          '-'),
                nrow = 4, ncol = 4, byrow = TRUE)
6   r_1 <- R_1
7   N <- c(0.000, 0.000, 0.077, 0.154) # s0 极差；
8   VL <- c(0.077, 0.154, 0.231, 0.308) # s1 很差；
9   L <- c(0.231, 0.308, 0.385, 0.462) # s2 差；
10  M <- c(0.385, 0.462, 0.538, 0.615) # s3 一般；
11  H <- c(0.538, 0.615, 0.692, 0.769) # s4 好；
12  VH <- c(0.692, 0.769, 0.846, 0.923) # s5 很好；
13  P <- c(0.846, 0.923, 1.000, 1.000) # s6 极好。
14
15  H1 <- ((1 / 6) * ((H[1] - 0) ^ 2 + 2 * (H[2] - 0) ^ 2 + 2 * (H[3]
    - 0) ^ 2 + (H[4] - 0) ^ 2)) ^ 0.5
16  H2 <- ((1 / 6) * ((H[1] - 1) ^ 2 + 2 * (H[2] - 1) ^ 2 + 2 * (H[3] - 1) ^ 2 + (H[4]
    - 1) ^ 2)) ^ 0.5
17
18  VH1 <- ((1 / 6) * ((VH[1] - 0) ^ 2 + 2 * (VH[2] - 0) ^ 2 + 2 * (VH[3] - 0) ^ 2 +
    (VH[4] - 0) ^ 2)) ^ 0.5
19  VH2 <- ((1 / 6) * ((VH[1] - 1) ^ 2 + 2 * (VH[2] - 1) ^ 2 + 2 * (VH[3] - 1) ^ 2 +
    (VH[4] - 1) ^ 2)) ^ 0.5
```

```
20
21   M1 <- ((1 / 6) * ((M[1] - 0) ^ 2 + 2 * (M[2] - 0) ^ 2 + 2 * (M[3] - 0) ^ 2 + (M[4]
     - 0) ^ 2)) ^ 0.5
22   M2 <- ((1 / 6) * ((M[1] - 1) ^ 2 + 2 * (M[2] - 1) ^ 2 + 2 * (M[3] - 1) ^ 2 + (M[4]
     - 1) ^ 2)) ^ 0.5
23
24   L1 <- ((1 / 6) * ((L[1] - 0) ^ 2 + 2 * (L[2] - 0) ^ 2 + 2 * (L[3] - 0) ^ 2 + (L[4]
     - 0) ^ 2)) ^ 0.5
25   L2 <- ((1 / 6) * ((L[1] - 1) ^ 2 + 2 * (L[2] - 1) ^ 2 + 2 * (L[3] - 1) ^ 2 + (L[4]
     - 1) ^ 2)) ^ 0.5
26
27   VL1 <- ((1 / 6) * ((VL[1] - 0) ^ 2 + 2 * (VL[2] - 0) ^ 2 + 2 * (VL[3] - 0) ^ 2 +
     (VL[4] - 0) ^ 2)) ^ 0.5
28   VL2 <- ((1 / 6) * ((VL[1] - 1) ^ 2 + 2 * (VL[2] - 1) ^ 2 + 2 * (VL[3] - 1) ^ 2 +
     (VL[4] - 1) ^ 2)) ^ 0.5
29
30   N1 <- ((1 / 6) * ((N[1] - 0) ^ 2 + 2 * (N[2] - 0) ^ 2 + 2 * (N[3] - 0) ^ 2 + (N[4]
     - 0) ^ 2)) ^ 0.5
31   N2 <- ((1 / 6) * ((N[1] - 1) ^ 2 + 2 * (N[2] - 1) ^ 2 + 2 * (N[3] - 1) ^ 2 + (N[4]
     - 1) ^ 2)) ^ 0.5
32
33   r_2 <- matrix(rep(0, 16), nrow = 4, ncol = 4, byrow = TRUE)
34   r_2[1, 1] <- '-'
35   r_2[1, 2] <- H1 / (H1 + H2)
36   r_2[1, 3] <- VH1 / (VH1 + VH2)
37   r_2[1, 4] <- M1 / (M1 + M2)
38
39   r_2[2, 1] <- L1 / (L1 + L2)
40   r_2[2, 2] <- '-'
41   r_2[2, 3] <- H1 / (H1 + H2)
42   r_2[2, 4] <- VH1 / (VH1 + VH2)
43
44   r_2[3, 1] <- VL1 / (VL1 + VL2)
45   r_2[3, 2] <- N1 / (N1 + N2)
46   r_2[3, 3] <- '-'
47   r_2[3, 4] <- VH1 / (VH1 + VH2)
48
49   r_2[4, 1] <- L1 / (L1 + L2)
50   r_2[4, 2] <- VL1 / (VL1 + VL2)
51   r_2[4, 3] <- N1 / (N1 + N2)
52   r_2[4, 4] <- '-'
53
54   r_3 <- matrix(rep(0, 16), nrow = 4, ncol = 4, byrow = TRUE)
55   r_3[1, 1] <- '-'
56   r_3[1, 2] <- ((0.70 ^ 2) + (0.80 ^ 2)) ^ 0.5 / (((0.70 ^ 2) + (0.80 ^ 2)) ^ 0.5
     + (((1 - 0.70) ^ 2) + ((1 - 0.80) ^ 2)) ^ 0.5)
57   r_3[1, 3] <- ((0.65 ^ 2) + (0.70 ^ 2)) ^ 0.5 / (((0.65 ^ 2) + (0.70 ^ 2)) ^ 0.5
     + (((1 - 0.65) ^ 2) + ((1 - 0.70) ^ 2)) ^ 0.5)
58   r_3[1, 4] <- ((0.80 ^ 2) + (0.90 ^ 2)) ^ 0.5 / (((0.80 ^ 2) + (0.90 ^ 2)) ^ 0.5
     + (((1 - 0.80) ^ 2) + ((1 - 0.90) ^ 2)) ^ 0.5)
59
60   r_3[2, 1] <- ((0.30 ^ 2) + (0.35 ^ 2)) ^ 0.5 / (((0.30 ^ 2) + (0.35 ^ 2)) ^ 0.5
     + (((1 - 0.30) ^ 2) + ((1 - 0.35) ^ 2)) ^ 0.5)
61   r_3[2, 2] <- '-'
62   r_3[2, 3] <- ((0.60 ^ 2) + (0.70 ^ 2)) ^ 0.5 / (((0.60 ^ 2) + (0.70 ^ 2)) ^ 0.5
     + (((1 - 0.60) ^ 2) + ((1 - 0.70) ^ 2)) ^ 0.5)
```

```
63  r_3[2, 4] <- ((0.80 ^ 2) + (0.85 ^ 2)) ^ 0.5 / (((0.80 ^ 2) + (0.85 ^ 2)) ^ 0.5
    + (((1 - 0.80) ^ 2) + ((1 - 0.85) ^ 2)) ^ 0.5)
64
65  r_3[3, 1] <- ((0.30 ^ 2) + (0.35 ^ 2)) ^ 0.5 / (((0.30 ^ 2) + (0.35 ^ 2)) ^ 0.5
    + (((1 - 0.30) ^ 2) + ((1 - 0.35) ^ 2)) ^ 0.5)
66  r_3[3, 2] <- ((0.30 ^ 2) + (0.40 ^ 2)) ^ 0.5 / (((0.30 ^ 2) + (0.40 ^ 2)) ^ 0.5
    + (((1 - 0.30) ^ 2) + ((1 - 0.40) ^ 2)) ^ 0.5)
67  r_3[3, 3] <- '-'
68  r_3[3, 4] <- ((0.70 ^ 2) + (0.90 ^ 2)) ^ 0.5 / (((0.70 ^ 2) + (0.90 ^ 2)) ^ 0.5
    + (((1 - 0.70) ^ 2) + ((1 - 0.90) ^ 2)) ^ 0.5)
69
70  r_3[4, 1] <- ((0.10 ^ 2) + (0.20 ^ 2)) ^ 0.5 / (((0.10 ^ 2) + (0.20 ^ 2)) ^ 0.5
    + (((1 - 0.10) ^ 2) + ((1 - 0.20) ^ 2)) ^ 0.5)
71  r_3[4, 2] <- ((0.20 ^ 2) + (0.40 ^ 2)) ^ 0.5 / (((0.20 ^ 2) + (0.40 ^ 2)) ^ 0.5
    + (((1 - 0.20) ^ 2) + ((1 - 0.40) ^ 2)) ^ 0.5)
72  r_3[4, 3] <- ((0.10 ^ 2) + (0.30 ^ 2)) ^ 0.5 / (((0.10 ^ 2) + (0.30 ^ 2)) ^ 0.5
    + (((1 - 0.10) ^ 2) + ((1 - 0.30) ^ 2)) ^ 0.5)
73  r_3[4, 4] <- '-'
74
75  p <- matrix(rep(0, 16), nrow = 4, ncol = 4, byrow = TRUE)
76
77  for (i in 1:4){
      for (j in 1:4){
        if (i != j){
          p[i, j] <- (1 / 3) * (as.numeric(r_1[i, j]) + as.numeric(r_2[i, j]) +
    as.numeric(r_3[i, j]))
        }
      }
    }
78
79  p[1, 1] <- '-'
80  p[2, 2] <- '-'
81  p[3, 3] <- '-'
82  p[4, 4] <- '-'
83
84  d <- c(0, 0, 0, 0)
85  for (i in 1:4){
      d[i] <- (1 / (4 - 1)) * sum(as.numeric(p[i, (c(1:4)[-i])]))
    }
86  d
```

第四节　文献导读

文献一

TI：Shared Decision Making in Neurocritical Care.

AU：Khan MW，Muehlschlegel S.

SO：Neurosurg Clin N Am. 2018 Apr；29（2）：315-321. doi：10.1016/j.nec.2017.11.009.

简述：共享决策（shared secision making，SDM）是医患之间的协作决策过程。在考虑患者的价值观、目标和偏好的同时，共享决策还考虑到可用的最佳科学证据。本文讨论了一般性的共享决策和重症监护的共享决策，对于建立和实施符合国际患者决策辅助标准（international patient decision aids standards，IPDAS）的重症监护室和神经重症监护室决策工具的推进过程和遇到的障碍进行了分析。文章作者来自美国马萨诸塞大学医学院（University of Massachusetts Medical School，USA）神经病学系（Department of Neurology）、外科学系（Department of Surgery）、麻醉学/重症监护系（Department of Anesthesiology/Critical Care）。

文献二

TI：Uncertainty of Physicians and Patients in Medical Decision Making.

AU：Dhawale T，Steuten LM，Deeg HJ.

SO：Biol Blood Marrow Transplant. 2017 Jun；23（6）：865-869. doi：10.1016/j. bbmt.2017.03.013. Epub 2017 Mar 14.

简述：现代医学发展过程中已经开发了大量的诊断和治疗工具，为临床诊疗提供了更多的选择，为许多患者的成功治疗提供了新的前景。然而，由于目前所有对于预后的判断都是基于统计学的，如何为患者制订个性化的最佳治疗策略仍然具有挑战性。在特定疾病条件下，无论是医生还是患者都面临着治疗能否成功以及治疗对整体预后产生哪些影响的不确定性。本文基于两个血液系统恶性肿瘤的临床场景，从多个方面论述了不确定性及其与医疗决策过程的相关性。文章作者来自美国西雅图华盛顿大学医学系（Department of Medicine，University of Washington，Seattle，USA）、美国弗雷德·哈钦森癌症研究中心（Fred Hutchinson Cancer Research Center，USA）公共卫生科学部（Public Health Sciences Division）和临床研究部（Clinical Research Division）。

文献三

TI：Do Multidisciplinary Cancer Care Teams Suffer Decision-making Fatigue：an Observational，Longitudinal Team Improvement Study.

AU：Soukup T，Gandamihardja TAK，McInerney S，Green JSA，Sevdalis N.

SO：BMJ Open. 2019 May 27；9（5）：e027303. doi：10.1136/bmjopen-2018-027303.

简述：本文报告了一项关于癌症治疗多学科团队（multidisciplinary team，MDT）是否遭受决策疲劳的观察性、纵向多阶段研究，旨在探讨大工作量和长时间会议对于 MDT 工作质量的影响和改进措施的有效性。文章作者来自英国伦敦国王学院科学促进、卫生服务和人口研究中心（Centre for Implementation Science，Health Services and Population Research Department，King's College London，UK）、英国布鲁姆菲尔德医院切姆斯福德乳腺中心（Chelmsford Breast Unit，Broomfield Hospital，UK）、英国帝国学院医疗保健国家医疗服务系统信托查令十字医院癌症科（Department of Cancer，Charing Cross Hospital，Imperial College Healthcare NHS Trust，UK），英国巴特斯健康国家医疗服务系统信托惠普斯十字大学医院泌尿科（Department of Urology，Whipps Cross University Hospital，Barts Health NHS Trust，UK）。

文献四

TI：Shared Decision-making in Multiple Sclerosis.

AU：Colligan E，Metzler A，Tiryaki E.

SO：Mult Scler. 2017 Feb；23（2）：185-190. doi：10.1177/1352458516671204. Epub 2016 Sep 28.

简述：多发性硬化是一种偏好敏感（preference-sensitive）的疾病，在治疗该病过程中的各个决策点上具有实施决策辅助的机会。本文对十年来与多发性硬化治疗共享决策相关的文献进行了综述。作者提出，尽管决策辅助还存在一些局限性，但有证据表明，决策辅助和共享决策可以作为多发性硬化患者临床治疗的重要工具。文章作者来自美国明尼苏达大学神经学系（Department of Neurology，University of Minnesota，USA）。

（李　毅　张豫夫　于　娜）

第十三章　基于深度学习的人工智能决策

良药苦口。良策苦心。

There is no inherent reason why medicines should taste horrible—but effective ones usually do. Similarly, there is no inherent reason why decisions should be distasteful—but most effective ones are.

彼得·德鲁克（Peter F. Drucker）

提要

本章主要讲解人工智能决策的基本概念和深度学习在临床决策支持中的应用。

要求掌握人工智能决策的基本概念、类别，人工智能技术和方法的种类以及案例分析中的 R 软件实现方法。

要求熟悉人工神经网络的基本原理和常用的深度学习模型。

要求了解人工智能的起源和发展趋势以及深度学习在医学领域中的应用状况。

第一节　人工智能决策的基本理论

一、概念

人工智能（artificial intelligence，AI）决策是指针对复杂决策问题，在具备快速感知和认知能力、具备自适应和自优化能力、具备自动识别和判断推理能力的决策系统支持下，基于知识图谱、自然语言处理和领域业务模型，融合大数据与多种人工智能技术和方法，进行精准、实时决策的过程。

二、类别

（一）弱 AI 决策和强 AI 决策

智能是知识和智力的总和。知识是智能的基础，智力是获取和运用知识求解的能力。根据美国心理学家霍华德·加德纳（Howard Gardner）的多元智能理论，人类的智能可以分成七个范畴：言语语言（verbal/linguistic）、逻辑数学（logical/mathematical）、视觉空间（visual/spatial）、肢体运作（bodily/kinesthetic）、音乐节律（musical/rhythmic）、人际社交（inter-personal/social）和个人内省（intra-personal/introspective）。

根据人脑智能的参与程度，可以将人工智能决策分为弱人工智能决策和强人工智能决策。

在弱人工智能（artificial narrow intelligence，ANI）决策中，电脑通过学习，按人脑事先设定的思维规则，代替人脑做出最终的决策，进而采取行动。人的作用是让电脑成为看起来会像人脑一样思考的电脑。

在强人工智能（artificial general intelligence，AGI）决策中，电脑按照自己的思维规则做出最终的决策，进而采取行动。人的作用是让电脑成为能够独立思考的电脑。

（二）基于规则推理的 AI 决策和基于案例推理的 AI 决策

规则，是运行、运作规律所遵循的法则，有明文的显规则、非明文的潜规则和强制性的元规则。案例，是人们对所经历的典型的富有多种意义的事件经有意截取之后所作的陈述或记述，具有真实性、代表性、启发性、多用性等特点。根据案例，可以对相关问题进行深入的研究分析，挖掘发现，从中寻找带有规律性、普遍性的成分。

根据推理决策方式的不同，可以将人工智能决策分为基于规则的人工智能决策和基于案例的人工智能决策。

基于规则推理（rule-based reasoning，RBR）的人工智能决策的主要方法有正向推理、反向推理和正反向混合推理。目前，国际上用于临床决策支持的医学知识规则模型主要有 Asbru、EON、GEM、GLARE、GLIF、GUIDE、PRODIGY、PROforma、SAGE 等[①]。

基于案例推理（case-based reasoning，CBR）的人工智能决策的主要方法有相似度计算方法、相似度权重的计算方法、案例相似度矩阵范数与层次聚类分析方法等。

（三）单一智能体 AI 决策和多智能体 AI 决策

信息技术领域的智能体（agent）概念是由美国麻省理工学院的著名计算机学家和人工智能学科创始人之一马文·明斯基（Marvin Lee Minsky，1927—2016 年）提出的。智能实体基金会（Foundation for Intelligent Physical Agents，FIPA）给出的智能体定义是：智能体是驻留于环境中的实体，它可以解释从环境中获得的反映环境中所发生事件的数据，并执行对环境产生影响的行动。在这个定义中，智能体被看作是一种在环境中"生存"的实体，它既可以是硬件（如机器人），也可以是软件。著名人工智能学者、美国斯坦福大学的巴尔巴拉·海斯-罗斯（Barbara Hayes-Roth）认为"智能体能够持续执行三项功能：感知环境中的动态条件；执行动作影响环境条件；进行推理以解释感知信息、求解问题、产生推断和决定动作"。智能体具有自治性（autonomy）、反应性（reactive）、主动性（proactive）、社会性（social）和进化性（evolvability）等基本特性。典型的智能体包括简单反射智能体、基于模型的反射智能体、基于目标的智能体、基于效用的智能体和学习智能体。

根据智能体部署的数量，可以将人工智能决策分为单一智能体 AI 决策和多智能体 AI 决策。

多智能体系统（multi-agent system，MAS）在表达实际系统时，通过各智能体间的通讯、合作、互解、协调、调度、管理及控制来表达系统的结构、功能及行为特性。采用

---

① 崔璨. 基于本体的开放式临床诊疗知识建模工具的研究与实现［D］. 西安电子科技大学硕士学位论文，2013.

MAS 解决实际应用问题,具有很强的鲁棒性和可靠性,并具有较高的问题求解效率。

多智能体技术打破了人工智能领域仅仅使用一个专家系统的限制。在 MAS 环境,各领域的不同专家可能协作求解某一个专家无法解决或无法很好解决的问题,提高了系统解决问题的能力。

在 MAS 中多个智能体之间的通信语言,最具影响力的是在美国国防部高级研究计划局(Advanced Research Projects Agency,ARPA)主持下研究而成的智能体通信语言(agent communication language,ACL)语言。ACL 由知识交换格式(knowledge interchange format,KIF)、知识查询和处理语言(knowledge query and manipulation language,KQML)等组成。

自万维网创始人提姆·伯纳-李(Tim Bemers-Lee)提出语义网(semantic web)的架构以来,本体(ontology)作为计算机理解信息的智能化基础,成为了研究重点。然而,由于网络的分散性、动态性和开放性,给语义网中的本体集成增加了很大的难度。智能体技术的发展和 MAS 的研究已经比较成熟,智能体 Agent 的动态、自主等特性极大地满足了在语义网中进行本体集成的需求,也为实现本体集成的智能化打下了基础。在 MAS 中,本体逐渐成为多智能体之间信息交换的基础。

三、人工智能的技术和方法

(一) 人工智能的概念

人工智能是研究人类智能活动的规律,构造具有一定智能的人工系统,用于模拟、延伸和扩展人类智能的理论、技术和方法的一门学科。

人工智能的研究涉及数学、统计学、计算机科学、心理学、哲学和语言学等几乎自然科学和社会科学中的所有学科。人工智能与思维科学的关系是实践和理论的关系,人工智能是处于思维科学的技术应用层次,是它的一个应用分支。从思维观点看,人工智能不能仅限于逻辑思维,要考虑形象思维、灵感思维才能促进人工智能的突破性的发展。

人工智能的研究内容包括问题求解(problem solving)、专家系统(expert system,ES)、模式识别(pattern recognition)、机器学习(machine learning)、自动定理证明(automated mechanical theory proving)、自然语言理解(natural language understanding,NLU)、自动程序设计(automatic programming)、智能机器人(intelligent robot)、智能决策系统(intelligent decision system)、人工神经网络(artificial neural network,ANN)等。目前主要集中于机器学习、计算机视觉(computational vision)、自然语言处理(natural language processing,NLP)、知识表示(knowledge representation)、自动推理(automated reasoning)和机器人(robot)等领域。

(二) 机器学习

1. 概念

机器学习(machine learning,ML)研究计算机怎样模拟或实现人类的学习行为,以获取新的知识或技能,重新组织已有的知识结构使之不断改善自身的性能,是一门多领域交叉学科,涉及概率论、统计学、逼近论、凸分析、算法复杂度理论等多门学科。它是人工智能的核心,是使计算机具有智能的根本途径。

机器学习中的代表性任务包括分类、回归、聚类、排名、密度估计和降维等。

机器学习的范式主要有：监督学习（supervised learning）、无监督学习（unsupervised learning）、半监督学习（semi-supervised learning）、强化学习（reinforcement learning，RL）、集成学习（ensemble learning）、迁移学习（transfer learning）、单模态学习（simple modal machine learning，SMML）和多模态机器学习（multiModal machine learning，MMML）等。

2. 监督学习、无监督学习、半监督学习

（1）监督学习：监督学习是从标记的训练数据来推断一个功能的机器学习任务。

在开始机器学习之前，要将输入的数据按照一定比例分成训练集（training set）、验证集（validation set）、测试集（test set）。每个数据集中都包括各类输入信息，称为特征（feature）或变量（variable）；同时还包括已知的、正确的输出信息，称为标签（label）或目标（target）。监督学习的过程就是找到能够匹配特征和标签的最优模型，之后用这个模型去预测新的数据。

监督学习可细分为分类（classification）和回归（regression）。分类是根据样本特征对样本进行类别判定的过程，分类的目标变量是离散型的。而回归是预测的过程，回归的目标变量是连续数值型的。

分类常见的算法包括逻辑回归（logistic regression）、支持向量机（support vector machine，SVM）、决策树（decision tree）等等。回归算法有线性回归（linear regression）、局部加权回归（locally weighted linear regression，LWLR）、岭回归（ridge regression）、套索回归（lasso regression）和逐步回归（step regression）等。

分类与回归树（classfication and regression tree，CART）既可用于分类也可用于回归。

（2）无监督学习：若每组数据仅包括各类输入信息，即特征，而没有已知的输出，则称为无监督学习。机器需要通过自己的学习去找出数据中的规律。最常见的算法是 K-Means。

（3）半监督学习：半监督学习是一种监督学习和无监督学习的混合模式。

3. 浅层学习和深度学习

（1）浅层学习：在 20 世纪 80 年代，利用 ANN 的反向传播（back propagation，BP）算法可以让一个人工神经网络模型从大量训练样本中学习出统计规律，从而对未知事件做出预测。这种基于统计的机器学习方法比起过去基于人工规则的系统，在很多方面显示出优越性。这时的 ANN 虽然也被称作多层感知机（multi-layer perceptron），但实际上是一种只含有一层隐层节点的浅层模型。

到了 20 世纪 90 年代，各种各样的浅层学习（shallow learning）模型相继被提出，例如 SVM、Boosting 和逻辑回归（logistic regression，LR）等。这些模型的结构基本上可以看成带有一层隐层节点（如 SVM、Boosting），或没有隐层节点（如 LR）。

（2）深度学习：神经网络（neural network）在输入和输出间存在多层（layer），因此称为深度神经网络。相应的机器学习称为深度神经网络学习，或简称为深度学习（deep learning）。它并不从训练集的特征直接学习，而是从上一层的输出来学习。

2006 年，加拿大多伦多大学教授、机器学习领域的泰斗杰弗里·欣顿（Geoffrey E. Hinton）在《科学》上发表的文章[②]开启了深度学习在学术界和工业界的浪潮。这篇文章

[②] Hinton，G. E. and Salakhutdinov，R. R. Reducing the dimensionality of data with neural networks [J]. Science. 2006，313（5786）：504-507.

提出两个主要观点：一是多隐层的人工神经网络具有优异的特征学习能力，学习得到的特征对数据有更本质的刻画，从而有利于可视化或分类；二是深度神经网络在训练上的难度，可以通过无监督学习的"逐层预训练"（layer-wise pre-training）来有效克服。

深度学习的实质是通过构建具有多隐层的机器学习模型和海量的训练数据，来学习更有用的特征，从而最终提升分类或预测的准确性。

区别于传统的浅层学习，深度学习的不同在于：强调了模型结构的深度，通常有 5 层、10 层，甚至更多层的隐层节点；明确突出了特征学习的重要性，即通过逐层特征变换，将样本在原空间的特征表示变换到一个新特征空间，从而使分类或预测更加容易。

与人工规则构造特征的方法相比，利用大数据来学习特征，更能够刻画数据的丰富内在信息。

4. 强化学习、集成学习和迁移学习

（1）强化学习：强化学习又称再励学习、评价学习或增强学习，用于描述和解决智能体在与环境的交互过程中通过学习策略以达成回报最大化或实现特定目标的问题。人工智能中称为强化学习，在控制论中被称为动态规划，两者在概念上是等价的。

强化学习的常见模型是标准的马尔可夫决策过程。按给定条件，强化学习可分为基于模式的强化学习（model-based RL）和无模式强化学习（model-free RL），及主动强化学习（active RL）和被动强化学习（passive RL）。强化学习的变体包括逆向强化学习、阶层强化学习和部分可观测系统的强化学习。深度学习模型可以在强化学习中得到使用，形成深度强化学习。

不同于监督学习和无监督学习，强化学习不要求预先给定任何数据，而是通过接收环境对动作的奖励（反馈）获得学习信息并更新模型参数。

在多智能体强化学习算法中，两个主要的技术指标为合理性与收敛性。合理性（rationality）是指在对手使用一个恒定策略的情况下，当前智能体能够学习并收敛到一个相对于对手策略的最优策略。收敛性（convergence）是指在其他智能体也使用学习算法时，当前智能体能够学习并收敛到一个稳定的策略。

多智能体强化学习算法有 MiniMax-Q、NashQ、FFQ、WoLF-PHC。

（2）集成学习：集成学习通过构建并结合多个学习器来完成学习任务，也被称为多分类器系统（multi-classifier system）、基于委员会的学习（committee-based learning）。集成学习的一般结构是：先产生一组"个体学习器"，再用某种策略将它们结合起来。结合策略主要有平均法、投票法和学习法等。

（3）迁移学习：迁移学习指的是一个预训练的模型被重新用在另一个任务中。在计算机视觉任务和自然语言处理任务中将预训练的模型作为新模型的起点是一种深度学习常用的方法，通常这些预训练的模型在开发神经网络的时候已经消耗了巨大的时间资源和计算资源，迁移学习可以将已习得的强大技能迁移到相关的问题上㉝。

5. 单模态学习和多模态学习

（1）单模态学习：每一种信息的来源或者形式，都可以称为一种模态（modality）。例如，人有触觉、听觉、视觉、嗅觉；信息的媒介有语音、视频、文字等；多种多样的传感器有雷达、红外、加速度计等。基于单模态的机器学习称为单模态学习。

㉝ 庄福振，罗平，何清，史忠植. 迁移学习研究进展［J］. 软件学报. 2015，26（1）：26-39.

（2）**多模态学习**：多模态机器学习是指通过机器学习的方法实现多源模态信息的处理和理解。目前比较热门的研究方向是图像、视频、音频、语义之间的多模态学习。

多模态学习从 20 世纪 70 年代起步，经历了几个发展阶段，在 2010 年后全面步入深度学习阶段。

多模态学习的研究方向主要有：多模态表示学习（multimodal representation）、模态转化（translation）、对齐（alignment）、多模态融合（multimodal fusion）和协同学习（co-learning）。

（三）计算机视觉

视觉是各个应用领域，如制造、检验、文档分析、医疗诊断和军事等领域中各种智能/自主系统中不可分割的一部分。

作为一门学科，计算机视觉研究相关的理论和技术，试图建立能够从图像或者多维数据中获取信息的人工智能系统，就是用各种成像系统代替视觉器官作为输入手段，由计算机来代替大脑完成处理和解释。具体任务包括图像处理、模式识别或图像识别、景物分析、图像理解等。

计算机视觉的最终研究目标就是使计算机能像人那样通过视觉观察和理解世界，具有自主适应环境的能力。

（四）自然语言处理

语言是人类区别其他动物的本质特性。在所有生物中，只有人类才具有语言能力。人类的多种智能都与语言有着密切的关系。人类的逻辑思维以语言为形式，人类的绝大部分知识也是以语言文字的形式记载和流传下来的。因而，它也是人工智能的一个重要，甚至核心的部分。

自然语言处理研究能实现人与计算机之间用自然语言进行有效通信的各种理论和方法，是一门融语言学、计算机科学、数学于一体的科学。自然语言处理包括自然语言生成和自然语言理解两个部分。自然语言处理的基本任务是：语音合成、语音识别、自动分词、词性标注、句法解析、命名实体识别、情感分析、机器翻译、文本分类、信息检索、信息抽取、文字校对、自动问答和自动摘要等。

（五）知识表示

1. 概念

知识表示（knowledge representation，KR）是知识组织的前提和基础，是把人类知识表示成机器能处理的数据结构和系统控制结构的策略。早在 20 世纪 70 年代，KR 就被引进人工智能领域[34]-[35]。

2. 知识表示方法

（1）**逻辑表示法**：逻辑表示法以谓词形式来表示动作的主体、客体，是一种叙述性知

---

[34]　McDermott, D. Assimilation of new information by a natural language understanding system. Technical Report AI TR-298；MIT Artificial Intelligence Laboratory：Cambridge，MA，USA，March 1974.

[35]　Bobrow，D. G.；Winograd，T. An overview of KRL, a Knowledge Representation Language [J]. Cognitive Sci. 1977，1：3-46.

识表示方法。利用逻辑公式，人们能描述对象、性质、状况和关系。它主要用于自动定理的证明。逻辑表示法主要分为命题逻辑和谓词逻辑。

（2）产生式表示法：产生式表示，又称规则表示，用 IF-THEN 形式表示条件-结果。IF 部分描述规则的先决条件，THEN 部分描述规则的结论。规则表示方法主要用于描述知识和陈述各种过程知识之间的控制，及其相互作用的机制。

（3）框架表示法：框架（frame）是把某一特殊事件或对象的所有知识储存在一起的一种复杂的数据结构。其主体是固定的，表示某个固定的概念、对象或事件，其下层由一些槽（slot）组成，表示主体每个方面的属性。框架是一种层次的数据结构，框架下层的槽可以看成一种子框架，子框架本身还可以进一步分层次为侧面。槽和侧面所具有的属性值分别称为槽值和侧面值。槽值可以是逻辑型或数字型的，具体的值可以是程序、条件、默认值或是一个子框架。相互关联的框架连接起来组成框架系统，或称框架网络。

（4）语义网络表示法：语义网络（semantic network）是通过概念及其语义关系来表达知识的一种网络图，是一个"带标识的有向图"。语义网络利用节点和带标记的边构成的有向图描述事件、概念、状况、动作及客体之间的关系。

（5）本体表示法：本体是语义网的核心，是明确的、可共享的、概念化的形式化说明。本体能够以一种显式的方式来表示语义，提高异构系统之间的互操作性，促进知识共享。用本体来表示知识的目的是统一应用领域的概念，并构建本体层级体系表示概念之间的语义关系，实现人类、计算机对知识的共享和重用。

IEEE1600.1⑯中已经提出了标准的上层本体（suggested upper ontology，SUO）。在众多的本体定义中，这是在人工智能领域得到最广泛理解的本体定义。标准的上层合并本体（suggested upper merged ontology，SUMO）和 Cyc 上层本体（openCyc）已经被提出来作为 SUO 的候选本体。

本体由类（classes/categories）、实例（individuals）、公理（axioms）、规则（rules）、属性（attributes）、关系（relationships）、限制（restrictions）等元素组成。

在生物本体门户网站上已发布了数百个生物医学本体⑰。有文献报道了基于本体构建的临床决策支持系统⑱、⑲、⑳、㉑。

（6）知识图谱：知识图谱（knowledge graph，KG）是一种基于图的数据结构，由节

⑯ Standard Upper Ontology [EB/OL]. http://suo.ieee.org/.

⑰ BioPortal. National Center for Biomedical Ontology（NCBO）[EB/OL]. http://bioportal.bioontology.org.

⑱ Dr. M.S. Anbarasi，Naveen. P，Selvaganapathi. S，et al. Ontology based medical diagnosis decision support system [J]. Int. J. Eng. Res. Technol. 2013，2（4）：758-765.

⑲ Ciolko，E.，et al. Intelligent clinical decision support systems based on SNOMED CT [C]. In：32nd Annual International Conference of the IEEE EMBS Buenos Aires，Argentina，31 August-4 September（2010）.

⑳ Lodh N.，Sil J.，Bhattacharya I.（2017）Graph Based Clinical Decision Support System Using Ontological Framework [C]. In：Mandal J.，Dutta P.，Mukhopadhyay S.（eds）Computational Intelligence，Communications，and Business Analytics. CICBA 2017. Communications in Computer and Information Science，vol 776. Springer，Singapore.

㉑ Galopin A，Bouaud J，Pereira S，et al. An Ontology-Based Clinical Decision Support System for the Management of Patients with Multiple Chronic Disorders [J]. Studies in health technology and informatics. 2015，216：275-279.

点（实体）和标注的边（实体间的关系）组成。三元组｛实体 1，关系，实体 2｝/｛概念，属性，属性值｝是知识图谱的一种通用表示形式。知识图谱架构可以分为模式层（本体层）和实例层（数据层）两个层次。

知识图谱旨在利用图形结构对知识进行建模，实现对事物与概念之间复杂关系的识别、发现和推理，是事物与概念之间关系的可计算模型。

知识图谱的概念于 2012 年 5 月由谷歌正式提出[102]，其最初目的是为了提高搜索引擎的能力，提高搜索结果并提升用户的搜索体验。2013 年之后，随着智能信息服务和应用的不断发展，知识图谱在智能搜索、智能问答、大数据风险监控、推荐系统等应用中发挥了重要的作用[103]，已广泛应用于电子政务、电子商务、医疗卫生、金融等领域。目前，知识图谱在疾病风险评估、智能辅助诊疗、医疗质量控制及医疗知识问答等智能医疗领域都有很好的发展前景[104]。

医学知识图谱将医学知识和知识图谱结合在一起，为临床决策支持提供了信息的研究方向，有助于进一步提高临床决策水平。

（六）自动推理

从一个或几个已知的判断（前提）逻辑地推论出一个新的判断（结论）的思维形式称为推理，这是事物的客观联系在意识中的反应。人们解决问题就是利用以往的知识，通过推理得出结论。自动推理的理论和技术是程序推导、程序正确性证明、专家系统、智能机器人等研究领域的重要基础。人工智能理论研究的一个很强的推动力就是要设法寻找更为一般的、统一的推理算法。

若按推理过程中推出的结论是否单调地增加，或者说推出的结论是否越来越接近最终目标来划分，推理又可以分为单调推理和非单调推理。

所谓单调推理是指在推理过程中随着推理的向前推进以及新知识的加入，推出的结论呈单调增加的趋势，并且越来越接近最终目标，在推理过程中不会出现反复的情况，即不会由于新知识的加入否定了前面推出的结论，从而使推理又退回到前面的某一步。

所谓非单调推理是指在推理过程中由于新知识的加入，不仅没有加强已推出的结论，反而要否定它，使得推理退回到前面的某一步，重新开始。非单调推理是在知识不完全的情况下发生的。由于知识不完全，为使推理进行下去，就要先做某些假设，并在此基础上进行推理，当以后由于新知识的加入发现原先的假设不正确的时候，就需要推翻该假设以及基于此假设而推出的一切结论，再用新知识重新进行推理。显然前面所说的默认推理是非单调推理，在日常生活和社会实践中，很多情况下进行的推理也都是非单调推理，这是人们常用的一种思维方式。

---

[102]　Pujara J，Miao H，Getoor L，et al. Knowledge Graph Identification［M］. Berlin：Springer，2013.

[103]　Paulheim H. Knowledge graph refinement：A survey of approaches and evaluation methods［J］. Semantic Web. 2017，8（3）：489-508.

[104]　袁凯琦，邓扬，陈道源，张冰，雷凯，沈颖. 医学知识图谱构建技术与研究进展［J］. 计算机应用研究. 2018，8（7）：1929-1936.

（七）机器人

机器人是一种系统的功能描述，可分为一般机器人和智能机器人。

一般机器人不具有智能，只具有一般编程能力和操作功能。而智能机器人至少具备三个要素：感觉要素，用来认识周围环境状态；反应要素，对外界做出反应性动作；思考要素，根据感觉要素所得到的信息，思考出采用什么样的动作。

根据智能机器人的智能程度，可以分为三种：

一是传感型机器人：又称外部受控机器人。机器人的本体上没有智能单元，只有执行机构和感应机构，它具有利用传感信息（包括视觉、听觉、触觉、接近觉、力觉和红外、超声及激光等）进行传感信息处理、实现控制与操作的能力。受控于外部计算机，在外部计算机上具有智能处理单元，处理由受控机器人采集的各种信息以及机器人本身的各种姿态和轨迹等信息，然后发出控制指令指挥机器人的动作。

交互型机器人：机器人通过计算机系统与操作员或程序员进行人-机对话，实现对机器人的控制与操作。虽然具有了部分处理和决策功能，能够独立地实现一些诸如轨迹规划、简单的避障等功能，但是还要受到外部的控制。

自主型机器人：在设计制作之后，机器人无须人的干预，能够在各种环境下自动完成各项拟人任务。自主型机器人的本体上具有感知、处理、决策、执行等模块，可以像一个自主的人一样独立地活动和处理问题。自主型机器人最重要的特点在于它的自主性、适应性和交互性。自主性是指它可以在一定的环境中，不依赖任何外部控制，完全自主地执行一定的任务。适应性是指它可以实时识别和测量周围的物体，根据环境的变化，调节自身的参数，调整动作策略以及处理紧急情况。交互性是指机器人可以与人、与外部环境以及与其他机器人之间进行信息的交流。

在医疗领域，根据不同的应用场景，可以将智能机器人分成四类：有助于提供手术精准程度、缓解医生手术疲劳的手术机器人；有助于行动障碍的患者进行高效治疗和康复的康复机器人；有助于扩展医护人员能力、减少不必要的人力和资源投入、提高医疗质量和服务的辅助机器人；有助于降低医护人员的工作负担，提升诊疗效率的服务机器人。

四、人工智能的起源和发展

（一）人工智能的起源

人们通常认为人工智能的研究从 1956 年开始，但事实上，人工智能概念的确切时间和地点是 1955 年 8 月 31 日在一个持续 2 个月、只有 10 个人参加的达特茅斯夏季研讨会上提出的。在这次研讨会上，人们对人工智能给出的定义是："尝试找到如何让机器使用语言、形成抽象和概念、解决现在人类还不能解决的问题、提升自己等等。对于当下的人工智能来说首要问题是让机器像人类一样能够表现出智能。"

（二）人工智能三大学派

1. 符号主义

符号主义（symbolism），又称为逻辑主义（logicism）、心理学派（psychologism）

或计算机学派（computerism），其原理主要为物理符号系统（即符号操作系统）假设和有限合理性原理。

符号主义认为人工智能源于数理逻辑。数理逻辑从 19 世纪末起得以迅速发展，到 20 世纪 30 年代开始用于描述智能行为。计算机出现后，又在计算机上实现了逻辑演绎系统。其有代表性的成果是用启发式程序 LT（意为"逻辑理论家"）证明了 38 条数学定理，表明可以应用计算机研究人的思维过程、模拟人类智能活动。正是这些符号主义者，早在 1956 年首先采用"人工智能"这个术语。后来又发展了启发式算法、专家系统、知识工程理论与技术，并在 20 世纪 80 年代取得了很大的发展。

符号主义曾长期一枝独秀，为人工智能的发展作出重要贡献，尤其是专家系统的成功开发与应用，为人工智能走向工程应用和实现理论联系实际具有特别重要的意义。在人工智能的其他学派出现之后，符号主义仍然是人工智能的主流派别。该学派的代表人物有艾伦·纽厄尔（Allen Newell，1927—1992 年）、赫伯特·西蒙（Herbert A. Simon）和尼尔逊（N. J. Nilsson）等。

2. 连接主义

连接主义（connectionism），又称为仿生学派（bionicsism）或生理学派（physiologism），其主要原理为神经网络及神经网络间的连接机制与学习算法。

连接主义认为人工智能源于仿生学，特别是对人脑模型的研究。它的代表性成果是 1943 年由美国神经生理学家麦卡洛克（W. S. McCulloch）和美国数学家沃尔特·皮茨（W. Pitts）创立的"阈值加权和"神经元模型，即 MP 模型，开创了用电子装置模仿人脑结构和功能的新途径。它从神经元开始进而研究神经网络模型和脑模型，开辟了人工智能的又一发展道路。20 世纪 60～70 年代，连接主义，尤其是对以感知机（perceptron）为代表的脑模型的研究出现过热潮，由于受到当时的理论模型、生物原型和技术条件的限制，脑模型研究在 20 世纪 70 年代后期至 80 年代初期落入低潮。

美国物理学家霍普菲尔德（J. J. Hopfield）教授在 1982 年和 1984 年发表两篇重要论文，提出用硬件模拟神经网络。1986 年，鲁梅尔哈特（David Everett Rumelhart）等提出多层网络中的 BP 算法。此后，从模型到算法，从理论分析到工程实现，基于连接主义的研究为神经网络计算机走向市场打下基础，人工神经网络成为人工智能领域受到普遍关注的研究热点。

3. 行为主义

行为主义（actionism），又称为进化主义（evolutionism）或控制论学派（cyberneticsism），其原理为控制论及感知-动作型控制系统。

行为主义认为人工智能源于控制论。控制论思想早在 20 世纪 40～50 年代就成为时代思潮的重要部分，影响了早期的人工智能工作者。控制论把神经系统的工作原理与信息理论、控制理论、逻辑以及计算机联系起来。早期的研究工作重点是模拟人在控制过程中的智能行为和作用，如对自寻优、自适应、自镇定、自组织和自学习等控制论系统的研究，并进行"控制论动物"的研制。到 20 世纪 60～70 年代，上述这些控制论系统的研究取得一定进展，播下智能控制和智能机器人的种子，并在 20 世纪 80 年代诞生了智能控制和智能机器人系统。

行为主义是 20 世纪末才以人工智能新学派的面孔出现的，引起许多人的兴趣。这一学派的代表作者首推美国机器人制造专家罗德尼·布鲁克斯（Rodney Brooks）的六足行走机器人，它被看作是新一代的"控制论动物"，是一个基于感知-动作模式模拟昆虫行为的控制系统。

（三）新一代人工智能的发展目标

以大数据智能、跨媒体智能、群体智能、人机混合增强智能和自主智能系统等为代表的人工智能 2.0 关键理论与技术，将全面推动智能城市、智慧医疗、智能制造等领域的发展。

未来的人工智能将把人的智能和计算机的智能结合起来，就是把人工的机器智能和自然的人类智能结合在一起，最后形成一个更强的智能系统。

第二节　人工智能决策的分析方法

一、人工神经网络基本原理

（一）人工神经网络的概念

人工神经网络简称为神经网络或称作连接模型（connection model），是一种模仿动物神经网络行为特征，进行分布式并行信息处理的算法数学模型。这种网络依靠系统的复杂程度，通过调整内部大量节点之间相互连接的关系，从而达到处理信息的目的。近年来，人工神经网络的研究工作不断深入，已经取得了很大的进展，其在模式识别、智能机器人、自动控制、生物、医学、经济等领域已成功地解决了许多现代计算机难以解决的实际问题，表现出了良好的智能特性。

（二）人工神经网络的架构

人工神经网络由大量的节点（或称神经元）之间相互连接构成。每个节点代表一种特定的输出函数，称为激活函数（activation function）。每两个节点间的连接都代表一个对于通过该连接信号的加权值，称之为权重（weight），这相当于人工神经网络的记忆。网络的输出则依网络的连接方式、权重值和激活函数的不同而不同。

神经元（neuron）是人工神经网络最基本的单元。单元以层的方式组合，共分为输入层（input layer）、输出层（output layer）和隐含层（hidden layers）。每一层的每个神经元和前一层、后一层的神经元连接，三层连接构成了人工神经网络的架构。

输入层由输入单元组成，只从外部环境接收信息。该层的每个神经元相当于自变量，不完成任何计算，只为下一层传递信息。

隐含层介于输入层和输出层之间，完全用于分析，其函数联系输入层变量和输出层变量，使其更适配数据。

输出层生成最终结果，输出特定的分类结果值。

（三）人工神经网络模型

1. 神经元特性

神经元有三个基本要素：一组连接权；一个求和单元；一个非线性激活函数。

设：有 n 个神经元 $X = \{x_1, x_2, \cdots, x_j, \cdots, x_n\}$ 到神经元 k 的连接权值为 $W = \{w_{k1}, w_{k2}, \cdots, w_{kj}, \cdots, w_{kn}\}$，

$$u_k = \sum_{j=1}^{n} w_{kj} x_j$$
$$v_k = u_k - \theta_k$$
$$y_k = \varphi(\theta_k)$$

式中 $x_j (j=1, 2, \cdots, n)$ 为输入信号，$w_{kj} (j=1, 2, \cdots, n)$ 为神经元 j 到神经元 k 的连接权值，$u_k = \sum_{j=1}^{n} w_{kj} x_j$ 为线性组合结果，θ_k 为阈值。φ 为神经元激活函数，y_k 为神经元的输出。

激活函数有线性激活函数、硬限幅激活函数、对称的硬限幅激活函数、Sigmoid 激活函数等。

线性激活函数：

$$f(x) = x$$

硬限幅激活函数：

$$f(x) = \begin{cases} 0, & x < 0 \\ 1, & x \geq 0 \end{cases}$$

对称的硬限幅激活函数：

$$f(x) = \begin{cases} -1, & x < 0 \\ 1, & x \geq 0 \end{cases}$$

Sigmoid 激活函数：

$$f(x) = \frac{1}{1 + e^{-\lambda x}}, \quad \lambda > 0$$

2. 神经网络拓扑结构

（1）前向网络：网络中各个神经元接受前一级的输入，并输出到下一级，网络中没有反馈，可以用一个有向无环路图表示。这种网络实现信号从输入空间到输出空间的变换，它的信息处理能力来自于简单非线性函数的多次复合。网络结构简单，易于实现。反传网络是一种典型的前向网络。

（2）反馈网络：网络内神经元间有反馈，可以用一个无向的完备图表示。这种神经网络的信息处理是状态的变换，可以用动力学系统理论处理。系统的稳定性与联想记忆功能有密切关系。Hopfield 网络、波耳兹曼机均属于这种类型。

3. 神经网络的学习方法

（1）学习的类型：学习有三种基本类型，包括网络权值的学习、网络节点函数的学习和网络拓扑结构的学习。学习的过程就是按照某种特定的度量通过调节自身参数来达到性能改善的过程。

（2）学习的方式：学习的方式有三种：监督学习、无监督学习、强化学习。在监督学

习中，需要外界给定一组输入提供应有的输出结果，这组已知的输入-输出数据称为训练集，神经网络根据已知输入与实际输出之间的差值（误差信号）来调节系统参数。无监督学习完全按照环境提供数据的某些统计规律来调节自身参数或结构，以表示出外部输入的某种固有特性。强化学习介于监督和无监督学习之间，外部环境对系统输出结果只给出评价信息（奖励或惩罚）而不给出正确答案，学习系统通过强化受奖的动作来改善自身的性能。

（3）学习的算法：学习算法有误差纠正学习、Hebb 学习和竞争学习等。

在误差纠正学习中，神经网络的误差信号为

$$e_k(n) = d_k(n) - y_k(n)$$

式中 $d_k(n)$ 为理想输出，$y_k(n)$ 为实际输出。

误差纠正学习的最终目的是使某一基于误差 $e_k(n)$ 的目标函数达到最小，使网络中每个输出单元的实际输出在某种统计意义上逼近理想输出。

在 Hebb 学习中，两个神经元之间的连接权，正比于两个神经元的活动值，当两神经元同为激活或同为抑制时，该连接的强度应增强，反之减弱。

在竞争学习中，网络各输出单元相互竞争，原来输出单元中如有某一单元较强，它将获胜并抑制其他单元，最后只有此强者处于激活状态。

二、张量的概念和表示方法

（一）张量的概念

张量（tensor）是一个可用来表示在一些矢量、标量和其他张量之间的线性关系的多线性函数。

（二）张量的表示方法

张量是一种组合类型的数据类型，表示为一个多维数组，通用的表示形式为

$$[T_1, T_2, \cdots, T_n] \quad (T_i \text{ 为任意正整数})$$

其中 T 可以是指定类型的单个数字，也可以是一个矩阵。

（三）张量的属性

1. 张量的阶

张量的阶（rank）表征了张量的维度。阶为 0 的张量等价于标量（scalar，又称"无向量"，是只有大小、没有方向的量），阶为 1 的张量等价于矢量（vector，又称"向量"，是既有数值大小、又有方向的量），阶为 2 的向量等价于矩阵（matrix）。对于一个阶为 2 的张量，通过 $t[i, j]$ 就能获取它的每个元素。对于一个阶为 3 的张量，需要通过 $t[i, j, k]$ 进行寻址，以此类推。

2. 张量的形状

张量的形状（shape）是指明每一层有多少个元素。

3. 张量的维数

张量的维数（dimension number）与张量阶和形状的关系如表 13-1 所示。

表 13-1　张量的维数与张量阶和形状的关系

阶	形状	维数	实例	
0	[]	0-D		标量：1
1	[D0]	1-D	[3]	向量：1，2，3
2	[D0，D1]	2-D	[3，4]	矩阵：$\begin{bmatrix} 1 & 5 & 9 \\ 2 & 6 & 10 \\ 3 & 7 & 11 \\ 4 & 8 & 12 \end{bmatrix}$
3	[D0，D1，D2]	3-D	[3，4，2]	数组：$\begin{bmatrix} \begin{bmatrix} 1 & 5 & 9 \\ 2 & 6 & 10 \\ 3 & 7 & 11 \\ 4 & 8 & 12 \end{bmatrix}, & \begin{bmatrix} 13 & 17 & 21 \\ 14 & 18 & 22 \\ 15 & 19 & 23 \\ 16 & 20 & 24 \end{bmatrix} \end{bmatrix}$
n	[D0，D1，…，Dn]	n-D	[3，4，2，…，n]	

4. 张量的数据类型

张量的数据类型可以是以下数据类型中的任意一种：32 位浮点数、64 位浮点数、64 位有符号整型、32 位有符号整型、16 位有符号整型、8 位有符号整型、8 位无符号整型、可变长度的字节数组、布尔型、由两个 32 位浮点数组成的复数、用于量化 Ops 的 32 位有符号整型、用于量化 Ops 的 8 位有符号整型、用于量化 Ops 的 8 位无符号整型。在 TensorFlow 中，数据流图中的每个节点都被称为一个 operation（简记为 Op）。各 Op 可接收 0 个或多个 tensor 对象作为输入，并输出 0 个或多个 tensor 对象。

三、深度学习模型

（一）卷积神经网络模型

1. 概念

卷积神经网络（convolutional neural networks，CNN）是一类包含卷积计算且具有深度结构的前馈神经网络（feedforward neural networks），是深度学习的代表算法之一。

2. 结构

（1）输入层：卷积神经网络的输入层可以处理多维数据，常见的有，一维卷积神经网络的输入层接收一维或二维数组，其中一维数组通常为时间或频谱采样；二维数组可能包含多个通道；二维卷积神经网络的输入层接收二维或三维数组；三维卷积神经网络的输入层接收四维数组。

与其他神经网络算法类似，由于使用梯度下降算法进行学习，卷积神经网络的输入特征需要进行标准化处理。输入特征的标准化有利于提升卷积神经网络的学习效率和表现。

（2）隐含层：卷积神经网络的隐含层通常包含卷积层（convolutional layer）、池化层（pooling layer）和全连接层（fully-connected layer）。

卷积层的功能是对输入数据进行特征提取，其内部包含多个卷积核（convolutional kernel），组成卷积核的每个元素都对应一个权重系数和一个偏差量（bias vector），类似于一个前馈神经网络的神经元。卷积层内每个神经元都与前一层中位置接近的区域的多个神经元相连，区域的大小取决于卷积核的大小，也被称为"感受野（receptive field）"。卷积核在工作时，会有规律地扫过输入特征，在感受野内对输入特征做矩阵元素乘法求和并叠加偏差量。

卷积层参数包括卷积核大小、步长（stride）和填充（padding），三者共同决定了卷积层输出特征图的尺寸，是卷积神经网络的超参数。卷积核大小可以指定为小于输入图像尺寸的任意值，卷积核越大，可提取的输入特征越复杂。卷积步长定义了卷积核相邻两次扫过特征图时位置的距离，卷积步长为 1 时，卷积核会逐个扫过特征图的元素，步长为 n 时会在下一次扫描跳过 $n-1$ 个像素。填充是在特征图通过卷积核之前人为增大其尺寸以抵消计算中尺寸收缩影响的方法。

卷积层中包含激活函数以协助表达复杂特征。CNN 通常使用线性整流函数（rectified linear unit，ReLU），其他类似 ReLU 的变体包括有斜率的 ReLU（leaky ReLU，LReLU）、参数化的 ReLU（parametric ReLU，PReLU）、随机化的 ReLU（randomized ReLU，RReLU）、指数线性单元（exponential linear unit，ELU）等。在 ReLU 出现以前，使用的是 Sigmoid 函数和双曲正切函数（hyperbolic tangent）。

ReLU 激活函数：

$$f(x) = \begin{cases} 0, & x < 0 \\ x, & x \geq 0 \end{cases}$$

ELU 激活函数：

$$f(x) = \begin{cases} \alpha(e^x - 1), & x < 0 \\ x, & x \geq 0 \end{cases}$$

在卷积层进行特征提取后，输出的特征图会被传递至池化层进行特征选择和信息过滤。池化层包含预设定的池化函数，其功能是将特征图中单个点的结果替换为其相邻区域的特征图统计量。池化层选取池化区域与卷积核扫描特征图步骤相同，由池化大小、步长和填充控制。

卷积神经网络中的全连接层等价于传统前馈神经网络中的隐含层。全连接层位于卷积神经网络隐含层的最后部分，并只向其他全连接层传递信号。全连接层的作用是对提取的特征进行非线性组合以得到输出。

（3）输出层：卷积神经网络中输出层的上游通常是全连接层，因此其结构和工作原理与传统前馈神经网络中的输出层相同。对于图像分类问题，输出层使用逻辑函数或归一化指数函数（softmax function）输出分类标签。在物体识别（object detection）问题中，输出层可设计为输出物体的中心坐标、大小和分类。在图像语义分割中，输出层直接输出每个像素的分类结果。

3. 模型改进

（1）RCNN：2014 年推出的 RCNN（region-based CNN）是卷积神经网络应用于目标检测问题的一个里程碑式的飞跃。传统的识别是一张图片中有一个物体，而 R-CNN 是用来识别一个图片中的多个物体的方法。

（2）Fast RCNN：Fast RCNN 是一个基于区域的快速目标检测算法。Fast RCNN 中加入了感兴趣区域（region of interest，RoI）。RoI 池化（pooling）从两个方面改善了 RCNN 的性能：一是可接受任意尺寸的输入，有效避免了物体的形变扭曲，保证了特征信息的真实性；二是可采用映射方式从整张图片的特征图上获取 RoI 特征区域。Fast RCNN 与之前的 RCNN 相比，有三个方面得到了提升：测试时的速度得到了提升；训练时的速度得到了提升；不再需要额外存储。

（3）**Faster RCNN**：从 RCNN 到 Fast RCNN，再到 Faster RCNN，一直都有效率上的提升。而对于 Faster RCNN 来说，与 RCNN 和 Fast RCNN 最大的区别就是，目标检测所需要的四个步骤，即候选区域生成、特征提取、分类器分类、回归器回归，这四步全都交给深度神经网络来完成，并且全部在 GPU 上运行，进一步提高了操作的效率。

4. 应用

基于 CNN 的深度学习在计算机视觉（图像识别、物体定位、行为认知、姿态估计）和自然语言处理（语音处理、语音合成、语言建模）等研究中得到了广泛的应用。

（二）循环神经网络

循环神经网络（recurrent neural network，RNN）是一类以序列数据为输入，在序列的演进方向进行递归（recursion）且所有节点（循环单元）按链式连接的递归神经网络（recursive neural network）。待处理的序列通常为时间序列，此时序列的演进方向被称为"时间步（time-step）"。

长短期记忆（long short-term memory，LSTM）网络和双向循环神经网络（bidirectional RNN，Bi-RNN）是常见的循环神经网络。LSTM 是最早被提出的循环神经网络门控算法，其对应的循环单元是 LSTM 单元，包含 3 个门控：输入门、遗忘门和输出门。相对于循环神经网络对系统状态建立的递归计算，3 个门控对 LSTM 单元的内部状态建立了自循环（self-loop）。输入门决定当前时间步的输入和前一个时间步的系统状态对内部状态的更新；遗忘门决定前一个时间步内部状态对当前时间步内部状态的更新；输出门决定内部状态对系统状态的更新。Bi-RNN 是两层的深度循环神经网络，被应用于学习目标与完整（而不是截止至当前时间步）输入序列相关的场合。Bi-RNN 可以由各种类型的循环单元构成，例如由 LSTM 构成的版本被称为双向 LSTM[16]。

循环神经网络在自然语言处理，例如语音识别、语言建模、命名实体识别、机器翻译等领域有广泛的应用，也被用于各类时间序列预报。RNN＋CNN 可以用来处理包含序列输入的计算机视觉问题。

（三）树状递归神经网络和图网络

树状递归神经网络（recursive neural network）是循环神经网络由链式结构向树状结构的推广。不同于循环神经网络的链式连接，树状递归神经网络的每个子节点都可以和多个父节点相连并传递状态。当其所有子节点都仅与一个父节点相连时，树状递归神经网络退化为循环神经网络。递归神经网络的节点可加入门控机制，例如通过 LSTM 门控得到树状长短期记忆网络（tree-structured LSTM）。

---

⑯　Graves，A.，Fernández，S. and Schmidhuber，J. Bidirectional LSTM networks for improved phoneme classification and recognition [C]. In International Conference on Artificial Neural Networks（pp. 799-804）. Springer，Berlin，Heidelberg. 2005.

图网络是循环神经网络和树状递归神经网络的进一步推广，或者说后两者是图网络在特定结构下的神经网络实现。在图网络观点下，全连接的循环神经网络是一个有向无环图，而上下文连接的循环神经网络是一个有向环图。树状递归神经网络和图网络通常被用于学习数据具有结构关系的场合，例如语言模型中的语法结构[⑩]。

四、深度学习在医学领域中的应用

人工智能在医学中的应用越来越广泛，已经涉及医疗服务中的健康管理、智能诊断、辅助治疗、辅助康复等多个环节。特别是深度学习，已经成为医学图像识别和电子健康档案文本解读的主要技术工具之一。2019 年 1 月 7 日，《自然》杂志旗下《自然·医学》杂志同期刊登 9 篇论文，聚焦人工智能在医学领域的应用。

由斯坦福大学与谷歌（Google）研究组合作撰写的"医疗健康深度学习技术指南（A guide to deep learning in healthcare)"，主要介绍了深度学习领域中各类方法在医疗领域中的应用前景，分别从计算机视觉、自然语言处理、强化学习、广义深度学习方法四个方面进行了阐述[⑪]。

第三节　案例分析和软件实现

一、深度学习预测模型

（一）问题描述

请利用模拟数据完成深度学习模型训练、预测和测试。

（二）数据说明

生成四组均数不同、方差不同、符合正态分布、数量各为 50 个的随机数，组成 100 行 2 列的矩阵。矩阵中的两列作为变量 x（样本值）。

生成一组包括 50 个 1 和 50 个 0 的向量，作为变量 y（目标值）。

（三）R 软件包安装

```
# deepnet: deep learning toolkit in R
install.packages(pkgs = "deepnet")
```

[⑩]　Richard Socher，CliffC Lin，Chris Manning & Andrew Y Ng. Parsing natural scenes and natural-language with recursive neural networks [C]. In Proceedings of the 28th International Conference on Machine Learning (ICML-11). 2011：129-136.

[⑪]　Esteva A，Robicquet A，Ramsundar B，Kuleshov V，DePristo M，Chou K，Cui C，Corrado G，Thrun S，Dean J. A guide to deep learning in healthcare [J]. Nat Med. 2019，25（1）：24-29. https://www.nature.com/articles/s41591-018-0316-z.

（四）R 软件代码

```
1   library(deepnet)
2
3   Var1 <- c(rnorm(50, 1, 0.5), rnorm(50, -0.6, 0.2))
4   Var2 <- c(rnorm(50, -0.8, 0.2), rnorm(50, 2, 1))
5   x <- matrix(c(Var1, Var2), nrow = 100, ncol = 2)
6   plot(x[, 1], x[, 2])
7   y <- c(rep(1, 50), rep(0, 50))
8
9   dnn <- sae.dnn.train(x, y, hidden = c(10, 10, 10), activationfun = "sigm",
    learningrate = 0.8, momentum = 0.5, learningrate_scale = 1, output = "sigm",
    sae_output = "linear", numepochs = 300, batchsize = 100, hidden_dropout = 0,
    visible_dropout = 0)
10  dnn <- sae.dnn.train(x, y, hidden = c(5, 5))
11
12  test_Var1 <- c(rnorm(50, 1, 0.5), rnorm(50, -0.6, 0.2))
13  test_Var2 <- c(rnorm(50, -0.8, 0.2), rnorm(50, 2, 1))
14  test_x <- matrix(c(test_Var1, test_Var2), nrow = 100, ncol = 2)
15
16  yy <- nn.predict(dnn, test_x)
17  yy
18  err <- nn.test(dnn, test_x, y)
19  err
```

二、基因本体相似度

（一）问题描述

请计算指定基因本体之间的相似度。

（二）数据说明

R 软件包 GO. db 提供了基因本体库。

（三）R 软件包安装

```
# BiocManager: Access the Bioconductor Project Package Repository
install.packages(pkgs = "BiocManager")

# GO.db: A set of annotation maps describing the entire Gene Ontology
BiocManager:: install(pkgs = "GO.db")

# GOSemSim: GO-terms Semantic Similarity Measures
BiocManager:: install(pkgs = "GOSemSim")

# org.Hs.eg.db:
BiocManager:: install(pkgs = "org.Hs.eg.db")
```

（四）R 软件代码

```
1   library(GO.db)
2   library(GOSemSim)
```

```
3   library(org.Hs.eg.db)
4
5   keytypes(GO.db)
6   columns(GO.db)
7   k <- keys(GO.db, keytype = "GOID")[1:3]
8   select(GO.db, keys = k, columns = c("TERM","ONTOLOGY"), keytype = "GOID")
9   ls("package:GO.db")
10
11  d <- godata('org.Hs.eg.db', ont = "MF", computeIC = FALSE)
12  gosim <- goSim("GO:0004022", "GO:0005515", semData = d, measure = "Wang")
```

第四节　文献导读

文献一

TI：Beginnings of Artificial Intelligence in Medicine（AIM）：Computational Artifice Assisting Scientific Inquiry and Clinical Art-with Reflections on Present AIM Challenges.

AU：Kulikowski CA

SO：Yearb Med Inform. 2019 Apr 25. doi：10.1055/s-0039-1677895.［Epub ahead of print］

简述：20世纪70年代，一系列研究方法的兴起，如生物医学专家以启发式知识为基础（heuristic knowledge-based）的计算建模和问题解决方法、科学研究和医学决策方法以及咨询方法，导致所有人工智能研究的范式发生了重大变化。从那时起，AI的发展经历了一次又一次的"寒冬"，终于迎来了今日"AI-深度学习的繁荣"。通过对生物医学领域AI早期研究和出版物的综述和述评，作者梳理了从医学人工智能（artificial intelligence in medicine，AIM）的起源到当前AI成为生物医学和健康信息学（biomedical and health informatics，BMHI）核心的发展脉络。作者认为，虽然生物医学知识系统在早期影响人工智能方面发挥了关键作用，但50年后，它们已落后于"深度学习"，退居为次要地位，而深度学习则有望在科学探究和临床决策支持方面发现用于推理和预测的知识结构。作者提出，人工智能的进一步发展不仅需要更多地借鉴脑科学、认知和语言模型的研究成果，更紧密地与转化医学（translational medicine）、精准化和个体化治疗（precision and personalization of care）相结合，还需要更深入地关注医患叙述交流过程中的人性化治疗模式（humanistic models of treatment），正如诺伯特·韦纳（Norbert Weiner）所说的伦理上"人有人的用处（human use of human beings）"，从而凸显出遵守希波克拉底誓言（Hippocratic Oath）的重要性。文章作者来自美国罗格斯大学计算机科学系（Department of Computer Science，Rutgers University，USA）。

文献二

TI：Impact of Artificial Intelligence on Interventional Cardiology：From Decision-Making Aid to Advanced Interventional Procedure Assistance.

AU：Sardar P，Abbott JD，Kundu A，Aronow HD，Granada JF，Giri J.

SO：JACC Cardiovasc Interv. 2019 Jul 22；12（14）：1293-1303. doi：10.1016/j. jcin.2019.04.048.

简述：本文对人工智能（artificial intelligence，AI）在介入心脏病学（interventional cardiology）中的应用及其局限性进行了综述。作者认为，在大数据、超级计算机、深度机器学习等高级数学算法的支持下，AI 已经开始从根本上改变医学实践，AI 在自动化临床决策、医学成像分析和介入治疗等领域取得了重大进展，并有可能极大地影响介入心脏病学的实践，将从普通的决策辅助发展为高级的介入治疗支持。文章作者来自美国布朗大学沃伦·阿尔伯特医学院心血管研究所（Cardiovascular Institute，Warren Alpert Medical School at Brown University，USA）、美国马萨诸塞大学医学院心血管内科（Division of Cardiovascular Medicine，University of Massachusetts Medical School，USA）、美国哥伦比亚大学医学中心心血管研究基金会（Cardiovascular Research Foundation，Columbia U-niversity Medical Center，USA）、美国宾夕法尼亚大学（University of Pennsylvania，Philadelphia，Pennsylvania，USA）伦纳德·戴维斯健康经济研究所宾夕法尼亚州心血管结局、质量和评价研究中心（Penn Cardiovascular Outcomes，Quality and Evaluative Re-search Center，Leonard Davis Institute of Health Economics）、心血管医学部（Cardiovas-cular Medicine Division）。

文献三

TI：A Population Health Perspective on Artificial Intelligence.

AU：Lavigne M，Mussa F，Creatore MI，Hoffman SJ，Buckeridge DL.

SO：Healthc Manage Forum. 2019 Jul；32（4）：173-177. doi：10.1177/0840470419848428. Epub 2019 May 19.

简述：人工智能（artificial intelligence，AI）的兴起对公众健康产生了巨大的影响，决策者要把握机遇必须深刻理解 AI 的概念。本文介绍了 AI 的核心概念、方法及其在人口健康领域的应用，并通过示例说明了 AI 对于做出明智决策的作用。作者认为，人工智能是一个广泛而复杂的领域，但是 AI 技术工具正变得比以往更容易获得、更便宜、更易于使用，人工智能的应用有助于临床医生、健康系统管理人员、政策制定者和公共卫生从业人员做出更精确、更有效的决策。文章作者来自加拿大麦吉尔大学（McGill University，Canada）麦吉尔临床与健康信息学监测实验室（Surveillance Lab，McGill Clinical and Health Informatics）、流行病学、生物统计学和职业卫生系（Department of Epidemiolo-gy，Biostatistics，and Occupational Health）、加拿大健康研究院人口与公共卫生研究所（CIHR Institute of Population and Public Health，Canadian Institutes of Health Research，Canada）、加拿大多伦多大学达拉·拉娜公共卫生学院（Dalla Lana School of Public Health，University of Toronto，Canada）、加拿大约克大学（York University，Canada）全球战略实验室（Global Strategy Lab）、健康学院和奥斯古德·霍尔法学院达赫达勒全球健康研究所（Dahdaleh Institute for Global Health Research，Faculty of Health and Os-goode Hall Law School）。

文献四

TI：Artificial Intelligence in Clinical Decision Support：Challenges for Evaluating AI and Practical Implications.

AU：Magrabi F，Ammenwerth E，McNair JB，De Keizer NF，Hypp? nen H，Nykänen P，Rigby M，Scott PJ，Vehko T，Wong ZS，Georgiou A.

SO：Yearb Med Inform. 2019 Aug；28（1）：128-134. doi：10.1055/s-0039-1677903. Epub 2019 Apr 25.

简述：本文通过对国际医学信息学协会（International Medical Informatics Association，IMIA）健康信息学技术评估和质量发展工作组（Working Group on Technology Assessment and Quality Development in Health Informatics）、欧洲医学信息学联合会（European Federation for Medical Informatics，EFMI）健康信息系统评估工作组（Working Group for Assessment of Health Information Systems）专家的访谈，以历史的视角，提出了基于人工智能（artificial intelligence，AI）的临床决策支持（clinical decision support，CDS）评价的主要考虑因素，详细阐述了 AI 设计、开发、选择、应用和持续监测中的挑战和实际意义，对 AI 监测指标进行了讨论。作者认为，致力于严格的初始和持续评估对于确保人工智能在复杂的社会技术环境中安全、有效地集成是至关重要的；新一代基于 AI 的临床决策支持在实际应用过程中更需要增强评估和监测。本文作者来自澳大利亚麦格理大学、澳大利亚健康创新研究所（Macquarie University，Australian Institute of Health Innovation，Australia），奥地利医科大学健康科学、医学信息学和技术大学医学信息学研究所（UMIT，University for Health Sciences，Medical Informatics and Technology，Institute of Medical Informatics，Austria），丹麦奥尔堡大学健康科学和技术系（Department of Health Science and Technology，Aalborg University，Denmark），荷兰阿姆斯特丹数学和计算机科学中心、阿姆斯特丹大学医学信息学系、阿姆斯特丹公共卫生研究所（Amsterdam UMC，University of Amsterdam，Department of Medical Informatics，Amsterdam Public Health Research Institute，The Netherlands），芬兰国家健康和福利研究所信息部（National Institute for Health and Welfare，Information Department，Finland），芬兰坦佩雷大学信息技术与通信科学学院（Tampere University，Faculty for Information Technology and Communication Sciences，Finland），英国基尔大学社会科学与公共政策学院（Keele University，School of Social Science and Public Policy，United Kingdom），英国朴茨茅斯大学朴茨茅斯医疗建模与信息学中心（University of Portsmouth，Centre for Healthcare Modelling and Informatics，United Kingdom），日本圣卢克国际大学（St. Luke's International University，Japan）。

（张豫夫　李　毅　于　娜）

第十四章 混合型决策

专心致志是一种敢于决定哪些事情真正该做和必须先做的勇气。

Concentration is the courage to impose on time and events his own decision as to what really matters and comes first.

彼得·德鲁克（Peter F. Drucker）

提要

本章主要讲解混合型决策概念、研究内容、种类和模糊多准则群体决策的分析方法。

要求掌握混合型决策的概念、种类和案例分析中的 R 软件实现方法。

要求熟悉多准则群体决策的基本模型、方法和基于直觉模糊距离的群体决策专家意见一致性程度的计算方法。

要求了解不同种类的混合型决策研究状况和发展趋势。

第一节 混合型决策概述

一、概念

混合型决策（hybrid decision making）是指决策群体根据实际决策问题和决策环境同时采用多种决策方法而做出的决策。

二、研究内容

混合型决策主要研究决策群体如何在集结决策者个体判断的基础上，构造群体判断，根据问题的属性对备选方案进行群体偏好的选优、排序、分类或分级。

三、种类

（一）定性和定量混合型决策

混合型决策最初就是指定性决策和定量决策相结合的决策。

定性决策是决策者根据其自身的感受、感觉、经验、信息、知识和专家的智慧而制订的决策。这种方法适用于受社会、经济、政治等非计量因素影响较大、所含因素错综复杂、涉及社会心理因素较多以及难以用准确数量表示的综合性问题。

定量决策是借助规范的计量方法，或运用数学工具、建立反映各种因素及其关系的数学模型，并通过对这种数学模型的计算和求解，选择出最佳方案而做出的决策。对决策问题进行定量分析，可以提高常规决策的科学性、准确性和时效性。

（二）理性和渐进性混合型决策

理性和渐进性混合型决策是指将理性决策方法与渐进性决策方法结合起来的混合扫描决策（hybrid scanning decision）模式。

理性决策与渐进性决策是决策理论中的两种根源性模型，对这两种模型可行性、应用性的批评、争议和讨论，引发了以"混合扫描"模式为代表的多种决策模式的出现[18]。

理性决策模式包括综合理性模式和有限理性模式。早期的综合理性模式认为，理性决策者应当选择一个最有可能完美地实现其预期目标的方案。但该模型由于过于理想化、决策者需要十分充足的决策资源、对决策环境有很强的控制力等而受到各方面的批评。针对质疑，有限理性模型提出，承认决策信息的不完备性和决策所需资源的局限性，要求决策者在选择方案时遵循"满意"标准，而不是寻求能使其价值最大化的方案。有限理性模型虽然更加符合实际，但仍存在缺陷。无论是综合的，还是有限的理性决策模型，从本质上都是为了实现手段与目标的完美搭配，即决策者心中有明确的目标。但在许多关键目标上，社会存在不同价值偏好，决策者无法找到一种被一致同意的标准，也很难确定目标。

渐进性决策模型在批驳理性决策模型的基础上，提出要更加注重实际，不要总是寻求解决某一问题，而是要通过渐进方式做出有限的、注重实效并容易被人接受的决策。渐进性决策的形成，从本质上来说是补救性的。渐进主义因其较为切合实际和稳妥可靠的特点而产生了很大影响，但其主要缺点是保守、容易使决策者安于现状，只注重短期目标而忽视长远目标。

针对理性决策和渐进性决策的不足，美国社会学家阿米塔伊·爱兹奥尼（Amitai Etzioni）1967 年提出了混合扫描决策模型（mixing scanning）[19]。混合扫描决策模型提出两个系列的判断[20]。第一个系列是对组织的基本政策和方向的概括的、基本的选择；第二个系列是渐进的决策，这类决策为新的基本判断铺平道路，并且待这些判断确定之后，就付诸具体实施。这样，比起理性决策，混合扫描决策不那么细致，也不那么苛刻，但又比渐进决策宽泛和全面，不容易局限在有限的选择方案中。

在医学领域，医生使用混合扫描决策方法制订治疗方案，相对理性决策者的全面综合，医生不会等找到关于个人病史的所有资料之后才开始治疗，也不会在初步诊断中就试用所有的治疗方法；相对于渐进性决策者的缺乏目标，医生知道有针对性地重点考察某些器官。医生事实上使用了混合扫描的方法，既对患者的健康进行通盘考虑，又会根据患者具体的自诉，集中考察某些区域，开始尝试性的治疗，如果不成功，再尝试其他方法。

⑱　刘文婧. 混合扫描决策模型：理论与方法 [J]. 理论界. 2014，（1）：176-179.

⑲　Mixed-Scanning：A "Third" Approach to Decision-Making [J]. Public Administration Review. 1967，27（5）：385-392.

⑳　Etzioni, Amitai. The Active Society：A Theory of Societal and Political Processes [M]. New York：The Free Press，1968：286-288.

混合扫描决策分为两个层次：高阶的、调整基本方向的根本决策；为根本决策做铺垫并实现根本决策的渐进决策。高级的理性决策过程确定了行动的基本方向，而渐进决策形成过程则为理性决策做准备，并执行根本形的决策。因此，混合扫描模型是一个分层模型，它将高层级的、根本的决策与低层级的、渐进的决策结合起来，"扫描"是指寻找、收集、处理和评估信息并得出结论的必要活动。与此同时，混合扫描还包含了资源分配规则，以基于形式的变化确定不同层级决策过程中的资源配置。

混合扫描决策既遵循循序渐进，也寻求创新，它假定决策者有能力适应不断变化的情况，甚至是重大变化，包括决策者自己的结构性变化。为了更有效地决策，混合模型并不假定唯一最佳的战略，而是根据情况灵活地应用不同战略。

混合扫描决策将理性决策与渐进性决策结合在一起，并根据情况以不同的比重将两者结合，从而灵活地适应决策环境。

（三）多种方法混合型决策

根据实际决策问题和决策条件，采用风险型决策、规则推理决策、模糊决策、一次性决策、三支决策、多准则决策、序贯决策和人工智能决策等多种方法中的两种或多种组合在一起而进行的决策都是混合型决策。

例如，突发危机事件具有突发性、严重性、不确定性和紧迫性等特点。提高应急决策效率和可靠性对于解决突发危机事件、减轻事件的危害性具有非常重要的意义。针对突发危机事件的应急决策不同于常规决策，往往是在信息不完全、时间紧迫的情况下进行的。由于决策失误损失巨大，意味着决策者在决策时需要承受巨大的压力，再加上单个决策者不具备解决所有问题的经验和知识。因此，这个决策过程需要将群体决策和序贯决策结合在一起，根据范例库的信息、观测信息以及专家的经验知识，预测危机事件事态可能的发展状态和趋势，提出决策建议[⑪]。

面对疾病的多样性、多变性、复杂性和特殊性，为提高诊疗的精准性，避免临床差错，减轻医务人员的负担，需要将人类智能和人工智能有效地结合在一起，以充分发挥两者各自的优势，实现真正的医学智能决策。

人类智能具有直觉性、灵活性、主动性和创造性等特征，适合高智能水平的指导、评判、应急处理和抉择等方面的工作；人工智能具有存储数量大、运行速度快、传输距离远和持续时间长等特征，适合需要大量记忆、精确计算、高速查询、远程控制和重复操作的工作。人类智能和人工智能混合型决策是决策理论和方法研究的终极目标。

第二节 模糊多准则群体决策的分析方法

一、模糊多准则群体决策理论的提出

随着群体决策理论的发展，人们逐渐认识到在进行决策时，由于客观事物的复杂性、决策者认识上的局限性以及人的思维判断的不确定性和模糊性等原因，决策者很难

---

⑪ 董静. 突发危机事件应急群决策的序贯决策研究［D］. 上海交通大学硕士学位论文，2009.

用精确的数值来描述自己的评价，而用"大约""左右"这样的模糊量来描述更为贴切、合理，模糊集合理论的发展为多准则群体决策在模糊环境下的扩展提供了可能[12][13]。1970年，贝尔曼与扎德一起将模糊数学引进决策领域后，开创了模糊多准则群体决策研究的新领域。

二、多准则群体决策分析

（一）多目标群体决策的基本模型和方法

1. 基本模型

设有 p 个决策者 D_1，D_2，$\cdots$，D_p 组成多人决策群体，D_k 有 m_k 个目标（$k=1, 2, \cdots, p$），其目标向量为：$f_k(x)=(f_{k_1}(x), f_{k_2}(x), \cdots, f_{k_{m_k}}(x))^T$，其中 $x \in X$，$x=(x_1, x_2, \cdots, x_n)^T$ 是多人决策群体的决策变量，X 为决策空间。于是多人决策群体的目的是选择某一个 $x^* \in X$ 使得：

$$\max f(x)=[f_1(x), f_2(x), \cdots, f_n(x)]^T$$
$$s.t. \quad x \in X$$

由于目标之间相互矛盾与制约，通常意义下最优解在很多目标决策问题中是不存在的，即不存在 $x^* \in X$ 使得

$$f_i(x^*)=\max_{x \in X} f_i(x) \quad i=1, 2, \cdots, n$$

取而代之的解概念是满足 Pareto 条件的解集合，称为有效解或非劣解。

2. 方法

关于模糊约束的多目标规划已经提出了很多的方法，如带权模型、插值模型、加权模型、全局优化法、交互规划法等。关于带模糊系数的多目标决策方法有对称处理法、相对右移法、优先可能法、（αβ）满意法、交互法等。

（二）多属性群体决策分析的基本模型和方法

1. 基本模型

对一组可选方案 A_1，A_2，$\cdots$，A_m，由 p 个决策者 D_1，D_2，$\cdots$，D_p 参与决策，每个方案包含 n 个属性 C_1，C_2，$\cdots$，C_n。各属性的重要程度即权重用 w_1，w_2，$\cdots$，w_n（$w_i \geq 0$，$i=1, 2, \cdots, n$）表示，满足 $\sum_{i=1}^{n} w_i = 1$。各专家权重为 $\bar{w}_1$，$\bar{w}_2$，$\cdots$，$\bar{w}_p$（$\bar{w}_i \geq 0$，$i=1, 2, \cdots, p$），且满足 $\sum_{i=1}^{p} \bar{w}_i = 1$。决策的目的是综合各专家的决策信息对方案 A_1，A_2，$\cdots$，A_m 排序或择优。

2. 方法

属性权重的确定方法有主观法、客观法、主客观综合赋权法。

---

⑫　殷春武. 模糊多准则群决策方法研究［D］. 西安理工大学硕士学位论文，2007.
⑬　王武平. 面向群评价的混合多属性群决策方法研究［D］. 天津大学博士学位论文，2008.

主观法是由决策者根据自己的经验及对各属性的主观重视程度进行赋权的方法，主要有点估计法、属性重要性排序法、模糊子集法、判断矩阵法、层次分析法、最小平方法、专家调查法（Delphi 法）、二项系数法、环比评分法等。主观法体现了决策者的意向，但同时也具有较大的主观随意性。

客观法是单纯利用属性的客观信息而确定权重的方法，主要有熵权信息法、变异系数法、离差最大化法、主成分分析法、多目标规划法、基于方案满意度法、基于方案贴近度法、两阶段法等。客观法具有较强的数学理论依据，但没有考虑到决策者的主观意愿，且有时得出的结果会与各属性的实际重要程度相悖，难以给出明确的解释。

主客观赋权法克服主观赋权和客观赋权各自的不足，主要有方差最大化赋权法、最佳协调权法、组合目标规划法、组合最小二乘法等。

三、基于直觉模糊距离的群体决策专家意见一致性分析

（一）专家意见一致性程度

设群体决策中的专家集为 $E=\{e_1,\ e_2,\ \cdots,\ e_m\}$，备选方案集为 $A=\{a_1,\ a_2,\ \cdots,\ a_r\}$，备选方案的评价属性为 $C=\{c_1,\ c_2,\ \cdots,\ c_n\}$。

利用直觉模糊集距离可以计算群体决策中专家对各方案评价意见统一的一致性程度[⑪]。

根据直觉模糊距离的含义可得：

若专家两两之间对方案 i 的意见完全一致，则其直觉模糊距离等于 0；

若专家两两之间对方案 i 的意见完全相反，则其直觉模糊距离等于 1；

若专家两两之间对方案 i 的意见在某种程度上不一致，则其直觉模糊距离为 $[0,\ 1]$ 中的某个值。

根据实际情况，结合每位专家的经验及个人偏好，第 i 位专家对方案 k 的第 i 个评价属性做出的直觉模糊评价为 $p_{ij}^k=(u_{ij}^k,\ v_{ij}^k,\ \pi_{ij}^k)$，则可得第 k 专家对备选方案集 A 的直觉模糊评价偏好矩阵为

$$P^k=\begin{bmatrix} (u_{11}^k,\ v_{11}^k,\ \pi_{11}^k) & (u_{12}^k,\ v_{12}^k,\ \pi_{12}^k) & \cdots & (u_{1n}^k,\ v_{1n}^k,\ \pi_{1n}^k) \\ (u_{21}^k,\ v_{21}^k,\ \pi_{21}^k) & (u_{22}^k,\ v_{22}^k,\ \pi_{22}^k) & \cdots & (u_{2n}^k,\ v_{2n}^k,\ \pi_{2n}^k) \\ \vdots & \vdots & & \vdots \\ (u_{r1}^k,\ v_{r1}^k,\ \pi_{r1}^k) & (u_{r2}^k,\ v_{r2}^k,\ \pi_{r2}^k) & \cdots & (u_{rn}^k,\ v_{rn}^k,\ \pi_{rn}^k) \end{bmatrix}$$

其中，$i=1,\ 2,\ \cdots,\ r$；$j=1,\ 2,\ \cdots,\ n$；$k=1,\ 2,\ \cdots,\ m$。

若评价属性 $\{c_1,\ c_2,\ \cdots,\ c_n\}$ 的权重分别为 $w=(w_1,\ w_2,\ \cdots,\ w_n)$，$\sum_{j=1}^n w_j=1$。每一对专家 $(k,\ t)$ 对备选方案 i 的直觉模糊距离为

$$e_i^{k,t}=\sqrt{\frac{1}{3n}\sum_{j=1}^n \left[w_j((u_{ij}^k-u_{ij}^t)^2+(v_{ij}^k-v_{ij}^t)^2+(\pi_{ij}^k-\pi_{ij}^t)^2)\right]}$$

⑪　谭春桥，张强. 基于直觉模糊距离的群决策专家意见聚合分析 [J]. 数学的实践与认识. 2006，36（2）：119-124.

此距离反映了每一对专家（k，t）之间对备选方案 i 意见的一致度。

如果所有专家两两之间一致度测量完毕，则可构造出备选方案 i 的意见一致度矩阵（AM），它表示 m 位专家两两之间对备选方案 i 的意见的一致性程度，

$$AM_i = \begin{bmatrix} 0 & e_i^{12} & \cdots & e_i^{1j} & \cdots & e_i^{1m} \\ \vdots & \vdots & & \vdots & & \vdots \\ e_i^{k1} & e_i^{k2} & \cdots & e_i^{kj} & \vdots & e_i^{km} \\ \vdots & \vdots & & \vdots & & \vdots \\ e_i^{m1} & e_i^{m2} & \cdots & e_i^{mj} & \cdots & 0 \end{bmatrix}$$

当 $k \neq j$ 时，$e_i^{kj} = e_i^{jk}$；当 $k = j$ 时，$e_i^{kj} = 0$。对于备选方案 i 而言，专家的平均一致度为

$$A(e_i^k) = \frac{1}{m-1} \sum_{j=1, j \neq k}^{m} e_i^{kj}$$

专家的相对一致度为

$$RAD(e_i^k) = \frac{A(e_i^k)}{\sum_{k=1}^{m} A(e_i^k)}$$

（二）专家的相对权重

在一些情况下，每位专家的相对重要性是不一样的，一些专家的意见比另一些专家的意见更重要，因此有必要考虑每位专家的相对重要权重。

专家相对重要权重的确定方法如下：

首先，从全体专家中选取最重要的一位专家，并指定其权重等于 1；

然后，把第 k 位专家与最重要的专家进行比较，得到第 k 位专家的相对比较权重 r_k，$k = 1, 2, \cdots, m$；

最后，按下式确定每位专家相对重要权重 w_k：

$$w_k = \frac{r_k}{\sum_{i=1}^{m} r_k}, \quad k = 1, 2, \cdots, m$$

如果每位专家的重要性都相等，则 $w_1 = w_2 = \cdots = w_m = \frac{1}{m}$。

（三）综合一致度

综合每位专家的相对重要权重及对备选方案意见的相对一致度，得到所有专家对备选方案 $i(i = 1, 2, \cdots, r)$ 意见的综合一致度为

$$e_i = \sum_{k=1}^{m} w_k \cdot RAD(e_i^k)$$

按照由小到大的顺序排列的值，值最小的方案表示专家群体对此方案评价意见的一致性程度要高，专家之间的意见分歧不大。

第三节　案例分析和软件实现

一、基于区间值 Vague 集的多属性模糊决策

（一）问题描述

假定基于区间值 Vague 集的模糊决策系统中，有 5 个候选方案 A_1、A_2、A_3、A_4、A_5；每个候选方案又有 3 个约束条件属性 C1、C2、C3，且每个候选决策方案 A_i（$1 \leqslant i \leqslant 5$）在各约束条件属性 C_j（$1 \leqslant j \leqslant 3$）下的属性值 c_{ij}（$1 \leqslant j \leqslant 3$），以及它们出现的真隶属度区间、假隶属度区间如下：

$A_1 = \{(20，<[0.4，0.6]，[0.1，0.2]>)，(60，<[0.5，0.7]，[0.1，0.2]>)，(100，<[0.6，0.8]，[0.1，0.2]>)\}$；

$A_2 = \{(20，<[0.3，0.4]，[0.2，0.3]>)，(60，<[0.4，0.6]，[0.2，0.3]>)，(100，<[0.5，0.7]，[0.2，0.3]>)\}$；

$A_3 = \{(20，<[0.5，0.6]，[0.2，0.3]>)，(60，<[0.3，0.5]，[0.1，0.3]>)，(100，<[0.6，0.7]，[0.0，0.2]>)\}$；

$A_4 = \{(25，<[0.6，0.7]，[0.1，0.3]>)，(55，<[0.7，0.9]，[0.0，0.1]>)，(100，<[0.5，0.8]，[0.0，0.1]>)\}$；

$A_5 = \{(30，<[0.2，0.3]，[0.5，0.6]>)，(70，<[0.3，0.5]，[0.3，0.4]>)，(80，<[0.7，0.8]，[0.1，0.2]>)\}$。

现需要从这 5 个候选决策方案中选择一个最优方案，使得其所带来的效益最大。

（二）数据说明

参见：张倩生，蒋盛益. 基于区间值 Vague 集的多属性模糊决策方法 [J]. 小型微型计算机系统. 2010，31（5）：942-946.

（三）R 软件包安装

♯ 使用 R 基础包即可，无须调用其他包.

（四）R 软件代码

```
1   A <- matrix(c(20, 0.4, 0.6, 0.1, 0.2, 60, 0.5, 0.7, 0.1, 0.2, 100, 0.6, 0.8, 0.1,
    0.2, 20, 0.3, 0.4, 0.2, 0.3, 60, 0.4, 0.6, 0.2, 0.3, 100, 0.5, 0.7, 0.2, 0.3, 20,
    0.5, 0.6, 0.2, 0.3, 60, 0.3, 0.5, 0.1, 0.3, 100, 0.6, 0.7, 0.0, 0.2, 25, 0.6, 0.7,
    0.1, 0.3, 55, 0.7, 0.9, 0.0, 0.1, 100, 0.5, 0.8, 0.0, 0.1, 30, 0.2, 0.3, 0.5, 0.6,
    70, 0.3, 0.5, 0.3, 0.4, 80, 0.7, 0.8, 0.1, 0.2), nrow = 5, byrow = TRUE)
2
3   u <- 0.5
4
5   t_11 <- (A[1, 2] + A[1, 3]) / 2
6   f_11 <- (A[1, 4] + A[1, 5]) / 2
7   pai_11 <- 1 - t_11 - f_11
8
```

```
9   t_12 <- (A[1, 7] + A[1, 8]) / 2
10  f_12 <- (A[1, 9] + A[1, 10]) / 2
11  pai_12 <- 1 - t_12 - f_12
12
13  t_13 <- (A[1, 12] + A[1, 13]) / 2
14  f_13 <- (A[1, 14] + A[1, 15]) / 2
15  pai_13 <- 1 - t_13 - f_13
16
17  s_11 <- t_11 + u * pai_11
18  s_12 <- t_12 + u * pai_12
19  s_13 <- t_13 + u * pai_13
20
21  R_1 <- (A[1, 1] * s_11 + A[1, 6] * s_12 + A[1, 11] * s_13) / (s_11 + s_12 + s_13)
22
23  t_21 <- (A[2, 2] + A[2, 3]) / 2
24  f_21 <- (A[2, 4] + A[2, 5]) / 2
25  pai_21 <- 1 - t_21 - f_21
26
27  t_22 <- (A[2, 7] + A[2, 8]) / 2
28  f_22 <- (A[2, 9] + A[2, 10]) / 2
29  pai_22 <- 1 - t_22 - f_22
30
31  t_23 <- (A[2, 12] + A[2, 13]) / 2
32  f_23 <- (A[2, 14] + A[2, 15]) / 2
33  pai_23 <- 1 - t_23 - f_23
34
35  s_21 <- t_21 + u * pai_21
36  s_22 <- t_22 + u * pai_22
37  s_23 <- t_23 + u * pai_23
38
39  R_2 <- (A[2, 1] * s_21 + A[2, 6] * s_22 + A[2, 11] * s_23) / (s_21 + s_22 + s_23)
40
41  t_31 <- (A[3, 2] + A[3, 3]) / 2
42  f_31 <- (A[3, 4] + A[3, 5]) / 2
43  pai_31 <- 1 - t_31 - f_31
44
45  t_32 <- (A[3, 7] + A[3, 8]) / 2
46  f_32 <- (A[3, 9] + A[3, 10]) / 2
47  pai_32 <- 1 - t_32 - f_32
48
49  t_33 <- (A[3, 12] + A[3, 13]) / 2
50  f_33 <- (A[3, 14] + A[3, 15]) / 2
51  pai_33 <- 1 - t_33 - f_33
52
53  s_31 <- t_31 + u * pai_31
54  s_32 <- t_32 + u * pai_32
55  s_33 <- t_33 + u * pai_33
56
57  R_3 <- (A[3, 1] * s_31 + A[3, 6] * s_32 + A[3, 11] * s_33) / (s_31 + s_32 + s_33)
58
59  t_41 <- (A[4, 2] + A[4, 3]) / 2
60  f_41 <- (A[4, 4] + A[4, 5]) / 2
61  pai_41 <- 1 - t_41 - f_41
62
63  t_42 <- (A[4, 7] + A[4, 8]) / 2
64  f_42 <- (A[4, 9] + A[4, 10]) / 2
```

```
65    pai_42 <- 1 - t_42 - f_42
66
67    t_43 <- (A[4, 12] + A[4, 13]) / 2
68    f_43 <- (A[4, 14] + A[4, 15]) / 2
69    pai_43 <- 1 - t_43 - f_43
70
71    s_41 <- t_41 + u * pai_41
72    s_42 <- t_42 + u * pai_42
73    s_43 <- t_43 + u * pai_43
74
75    R_4 <- (A[4, 1] * s_41 + A[4, 6] * s_42 + A[4, 11] * s_43) / (s_41 + s_42 + s_43)
76
77    t_51 <- (A[5, 2] + A[5, 3]) / 2
78    f_51 <- (A[5, 5] + A[5, 5]) / 2
79    pai_51 <- 1 - t_51 - f_51
80
81    t_52 <- (A[5, 7] + A[5, 8]) / 2
82    f_52 <- (A[5, 9] + A[5, 10]) / 2
83    pai_52 <- 1 - t_52 - f_52
84
85    t_53 <- (A[5, 12] + A[5, 13]) / 2
86    f_53 <- (A[5, 15] + A[5, 15]) / 2
87    pai_53 <- 1 - t_53 - f_53
88
89    s_51 <- t_51 + u * pai_51
90    s_52 <- t_52 + u * pai_52
91    s_53 <- t_53 + u * pai_53
92
93    R_5 <- (A[5, 1] * s_51 + A[5, 6] * s_52 + A[5, 11] * s_53) / (s_51 + s_52 + s_53)
94
95    rank(c(R_1, R_2, R_3, R_4, R_5))
96    max(c(R_1, R_2, R_3, R_4, R_5))
```

二、基于直觉模糊距离的群体决策专家意见一致性

（一）问题描述

请利用直觉模糊距离的方法计算群体决策中专家意见的一致性。

（二）数据说明

参见：谭春桥，张强. 基于直觉模糊距离的群决策专家意见聚合分析 [J]. 数学的实践与认识. 2006，36（2）：119-124.

（三）R 软件包安装

♯ 使用 R 基础包即可，无须调用其他包.

（四）R 软件代码

```
1    r_1 <- 1
2    r_2 <- 0.6
3    r_3 <- 0.8
4
```

```
5    w_1_e <- r_1 / (r_1 + r_2 + r_3)
6    w_2_e <- r_2 / (r_1 + r_2 + r_3)
7    w_3_e <- r_3 / (r_1 + r_2 + r_3)
8
9    w_1_c <- 0.3
10   w_2_c <- 0.5
11   w_3_c <- 0.2
12
13   P_1_a_1_c_1 <- c(0.1, 0.9, 0.0)
14   P_1_a_1_c_2 <- c(0.5, 0.4, 0.1)
15   P_1_a_1_c_3 <- c(0.3, 0.5, 0.2)
16
17   P_1_a_2_c_1 <- c(0.3, 0.5, 0.2)
18   P_1_a_2_c_2 <- c(0.4, 0.3, 0.3)
19   P_1_a_2_c_3 <- c(0.6, 0.2, 0.2)
20
21   P_2_a_1_c_1 <- c(0.3, 0.6, 0.1)
22   P_2_a_1_c_2 <- c(0.6, 0.2, 0.2)
23   P_2_a_1_c_3 <- c(0.3, 0.6, 0.1)
24
25   P_2_a_2_c_1 <- c(0.5, 0.3, 0.2)
26   P_2_a_2_c_2 <- c(0.3, 0.6, 0.1)
27   P_2_a_2_c_3 <- c(0.7, 0.1, 0.2)
28
29   P_3_a_1_c_1 <- c(0.2, 0.5, 0.3)
30   P_3_a_1_c_2 <- c(0.5, 0.3, 0.2)
31   P_3_a_1_c_3 <- c(0.4, 0.4, 0.2)
32
33   P_3_a_2_c_1 <- c(0.3, 0.7, 0.0)
34   P_3_a_2_c_2 <- c(0.5, 0.4, 0.1)
35   P_3_a_2_c_3 <- c(0.5, 0.3, 0.2)
36   n <- 3
37
38   temp <- c(0, 0, 0)
39   for (i in 1:3){
       temp[1] <- temp[1] + (P_1_a_1_c_1[i] - P_2_a_1_c_1[i]) ^ 2
       temp[2] <- temp[2] + (P_1_a_1_c_2[i] - P_2_a_1_c_2[i]) ^ 2
       temp[3] <- temp[3] + (P_1_a_1_c_3[i] - P_2_a_1_c_3[i]) ^ 2
     }
40   e_1_e2_a_1 <- ((1 / (3 * n)) * (w_1_c * temp[1] + w_2_c * temp[2] + w_3_c * temp[3]))
     ^ 0.5
41
42   temp <- c(0, 0, 0)
43   for (i in 1:3){
       temp[1] <- temp[1] + (P_1_a_1_c_1[i] - P_3_a_1_c_1[i]) ^ 2
       temp[2] <- temp[2] + (P_1_a_1_c_2[i] - P_3_a_1_c_2[i]) ^ 2
       temp[3] <- temp[3] + (P_1_a_1_c_3[i] - P_3_a_1_c_3[i]) ^ 2
     }
44   e_1_e3_a_1 <- ((1 / (3 * n)) * (w_1_c * temp[1] + w_2_c * temp[2] + w_3_c * temp[3]))
     ^ 0.5
45
46   temp <- c(0, 0, 0)
47   for (i in 1:3){
       temp[1] <- temp[1] + (P_2_a_1_c_1[i] - P_3_a_1_c_1[i]) ^ 2
       temp[2] <- temp[2] + (P_2_a_1_c_2[i] - P_3_a_1_c_2[i]) ^ 2
       temp[3] <- temp[3] + (P_2_a_1_c_3[i] - P_3_a_1_c_3[i]) ^ 2
```

```
48   }
     e_2_e3_a_1 <- ((1 / (3 * n)) * (w_1_c * temp[1] + w_2_c * temp[2] + w_3_c * temp[3]))
     ^ 0.5
49
50   temp <- c(0, 0, 0)
51   for (i in 1:3){
       temp[1] <- temp[1] + (P_1_a_2_c_1[i] - P_2_a_2_c_1[i]) ^ 2
       temp[2] <- temp[2] + (P_1_a_2_c_2[i] - P_2_a_2_c_2[i]) ^ 2
       temp[3] <- temp[3] + (P_1_a_2_c_3[i] - P_2_a_2_c_3[i]) ^ 2
     }
52   e_1_e2_a_2 <- ((1 / (3 * n)) * (w_1_c * temp[1] + w_2_c * temp[2] + w_3_c * temp[3]))
     ^ 0.5
53
54   temp <- c(0, 0, 0)
55   for (i in 1:3){
       temp[1] <- temp[1] + (P_1_a_2_c_1[i] - P_3_a_2_c_1[i]) ^ 2
       temp[2] <- temp[2] + (P_1_a_2_c_2[i] - P_3_a_2_c_2[i]) ^ 2
       temp[3] <- temp[3] + (P_1_a_2_c_3[i] - P_3_a_2_c_3[i]) ^ 2
     }
56   e_1_e3_a_2 <- ((1 / (3 * n)) * (w_1_c * temp[1] + w_2_c * temp[2] + w_3_c * temp[3]))
     ^ 0.5
57
58   temp <- c(0, 0, 0)
59   for (i in 1:3){
       temp[1] <- temp[1] + (P_2_a_2_c_1[i] - P_3_a_2_c_1[i]) ^ 2
       temp[2] <- temp[2] + (P_2_a_2_c_2[i] - P_3_a_2_c_2[i]) ^ 2
       temp[3] <- temp[3] + (P_2_a_2_c_3[i] - P_3_a_2_c_3[i]) ^ 2
     }
60   e_2_e3_a_2 <- ((1 / (3 * n)) * (w_1_c * temp[1] + w_2_c * temp[2] + w_3_c * temp[3]))
     ^ 0.5
61
62   AM_1 <- matrix(c(0, e_1_e2_a_1, e_1_e3_a_1, e_1_e2_a_1, 0, e_2_e3_a_1, e_1_e3_a_1,
     e_2_e3_a_1, 0), nrow = 3, ncol = 3, byrow = FALSE)
63
64   AM_2 <- matrix(c(0, e_1_e2_a_2, e_1_e3_a_2, e_1_e2_a_2, 0, e_2_e3_a_2, e_1_e3_a_2,
     e_2_e3_a_2, 0), nrow = 3, ncol = 3, byrow = FALSE)
65   m <- 3
66
67   A_1_a_1 <- (e_1_e2_a_1 + e_1_e3_a_1) / (m - 1)
68   A_2_a_1 <- (e_1_e2_a_1 + e_2_e3_a_1) / (m - 1)
69   A_3_a_1 <- (e_1_e3_a_1 + e_2_e3_a_1) / (m - 1)
70
71   A_1_a_2 <- (e_1_e2_a_2 + e_1_e3_a_2) / (m - 1)
72   A_2_a_2 <- (e_1_e2_a_2 + e_2_e3_a_2) / (m - 1)
73   A_3_a_2 <- (e_1_e3_a_2 + e_2_e3_a_2) / (m - 1)
74
75   RAD_1_a_1 <- A_1_a_1 / (A_1_a_1 + A_2_a_1 + A_3_a_1)
76   RAD_2_a_1 <- A_2_a_1 / (A_1_a_1 + A_2_a_1 + A_3_a_1)
77   RAD_3_a_1 <- A_3_a_1 / (A_1_a_1 + A_2_a_1 + A_3_a_1)
78
79   RAD_1_a_2 <- A_1_a_2 / (A_1_a_2 + A_2_a_2 + A_3_a_2)
80   RAD_2_a_2 <- A_2_a_2 / (A_1_a_2 + A_2_a_2 + A_3_a_2)
81   RAD_3_a_2 <- A_3_a_2 / (A_1_a_2 + A_2_a_2 + A_3_a_2)
82
83   e_1 <- RAD_1_a_1 * w_1_e + RAD_2_a_1 * w_2_e + RAD_3_a_1 * w_3_e
84
```

```
85   e_2 <- RAD_1_a_2 * w_1_e + RAD_2_a_2 * w_2_e + RAD_3_a_2 * w_3_e
86
87   which.max(c(e_1, e_2))
```

第四节　文献导读

文献一

TI：Parental Decision Making Involvement and Decisional Conflict：a Descriptive Study.

AU：Boland L，Kryworuchko J，Saarimaki A，Lawson ML.

SO：BMC Pediatr. 2017 Jun 13；17（1）：146. doi：10.1186/s12887-017-0899-4.

简述：决策冲突是在相互竞争的治疗方案中选择最佳治疗方案过程中表现出来的一种不确定性状态。这种状态在未充分参与医疗决策过程的成年人中很常见。研究表明，在儿科，许多家长对孩子的健康没有充分参与决策。本文采用描述性研究方法，进行了经验证的决策冲突筛查项目（validated decisional conflict screening items）指导下的调查，通过对调查结果的分析，探讨了家长感知的决策参与（parents' perceived decision making involvement）及其与家长决策冲突的关联性。结果显示，参与决策的家长比没有参与决策的家长经历较少的决策冲突（5% vs. 42%，P<0.001），而且更有可能确定其决策、了解相关信息、明确风险和收益、获得足够的支持和建议而做出选择。作者建议，应在儿科对家长参与决策的循证干预（如共享决策）进行评估并实施，以此作为减少家长决策冲突的一项策略。文章作者来自加拿大渥太华大学（University of Ottawa，Canada）人口健康科学学院（Faculty of Health Sciences，Population Health）、渥太华医院研究所（Ottawa Hospital Research Institute）、安大略省东部儿童医院研究所家庭决策服务项目（Family Decision Services，CHEO Research Institute，Children's Hospital of Eastern Ontario）、加拿大萨斯喀彻温大学护理健康科学学院（University of Saskatchewan College of Nursing Health Sciences，Canada）和加拿大不列颠哥伦比亚大学护理学院（School of Nursing，University of British Columbia，Canada）。

文献二

TI：How General Practitioners Decide on Maxims of Action in Response to Demands from Conflicting Sets of Norms：a Grounded Theory Study.

AU：Johnsson L，Nordgren L

SO：BMC Med Ethics. 2019 May 14；20（1）：33. doi：10.1186/s12910-019-0360-3.

简述：全科医生（general practitioners，GPs）的工作受到很多规范的影响，其中影响最大的是循证医学、患者为中心，还有美德伦理。本文采用质性研究的方法，基于斯特劳斯扎根理论（Straussian grounded theory）对全科医生如何根据相互冲突的规范要求来决定其行动准则（maxims of action）进行了研究。结果发现，全科医生的行动准则可以根据对情境、自我、系统和职业四种不同规范要求的二分响应（dichotomous responses）来表征，由此相互组合会产生16组行动准则。作者基于四维模型建立了一套概念框架，可以依据该框架向全科医生解释如何对不同规范所施加的压力做出响应。以全科医生的视角看，这个四维模型是迈向质性中程理论（middle-range theory of quality）的第一步，它揭示了全科医生执业的复杂性，揭示了他们在更具体的行动中常为不可见的紧张状态，而且有助于提高全科医生伦理决策实质理论的可转移性（transferability of substantive theories）。通过解释全科医生所经历的伦理冲突的性质，本文提供了一些线索，说明为什么通过对全科医生施加额外规范来提高质量的努力可能会取得不同程度的成功。文章作者来自瑞典乌普萨拉大学（Uppsala University，Sweden）公共卫生和照护科学系（Department of Public Health and Caring Sciences），瑞典索姆兰/乌普萨拉大学临床研究中心（Centre for Clinical Research Sörmland/Uppsala University，Sweden）。

文献三

TI：Purpose in Life and Conflict-related Neural Responses during Health Decision-making.

AU：Kang Y，Strecher VJ，Kim E，Falk EB.

SO：Health Psychol. 2019 Jun；38（6）：545-552. doi：10.1037/hea0000729. Epub 2019 Apr 22.

简述：对生活有强烈的目标与积极的健康行为有关。然而，目标导致健康的过程尚不清楚。本文比较了个体在做出与健康相关的决策时为应对促进健康行为改变的信息而产生的神经活动。作者将受试个体分为两组，一组目标较高，另一组目标较低；关注前扣带回背侧皮质（dorsal anterior cingulate cortex，dACC）、前岛叶（anterior insula，AI）、前额叶背外侧皮质（dorsolateral prefrontal cortex，DLPFC）和前额叶腹外侧皮质（ventrolateral prefrontal cortex，VLPFC）的活动。研究结果显示，具有强烈目的的个体不太可能在健康决策过程中遇到与冲突相关的监管负担，这反过来又可能使他们接受相互冲突但有益的健康信息。dACC、AI、DLPFC 和 VLPFC 中的大脑反应性降低可能反映出与长期生活方式目标相关的健康决策过程中与冲突相关的处理减少。这增加了连接目的和一系列积极的健康相关结果的证据，以及证明 dACC、AI、DLPFC 和 VLPFC 跟踪与长期目标和价值相关的冲突相关过程的证据。文章作者来自美国宾夕法尼亚大学安纳伯格传播学院（Annenberg School for Communication，University of Pennsylvania，USA）、美国密歇根大学公共卫生学院（School of Public Health，University of Michigan，USA）、美国哈佛大学陈曾熙公共卫生学院（T. H. Chan School of Public Health，Harvard University，USA）。

文献四

TI：Psychosocial Information Use for Clinical Decisions in Diabetes Care.

AU：Senteio C，Adler-Milstein J，Richardson C，Veinot T.

SO：J Am Med Inform Assoc. 2019 Apr 26. pii：ocz053. doi：10.1093/jamia/ocz053.［Epub ahead of print］

简述：本文采用混合方法研究社会心理信息（psychosocial information）在 2 型糖尿病照护临床决策中的应用，目的是改善临床决策支持系统（clinical decision support systems，CDSS），提高门诊患者医疗质量。作者基于扎根理论（grounded theory）对临床医生、执业护士（nurse practitioners，NPs）和糖尿病教育者的访谈数据进行了统计分析。

结果显示，受访者认为在社会心理信息中经济压力、心理健康状况和生活压力三个方面的信息是最重要的；与临床医生相比，执业护士和糖尿病教育者认为社会心理信息更重要；虽然有一些临床医生总是使用社会心理信息，但其他医生只是在患者情况不好时才会使用这些信息；医生使用社会心理信息来判断患者的能力、理解和需求。作者建议，具有社会心理信息的 CDSS 触发器应包括社会心理筛查结果、新的诊断或者新诊断的患者以及患者状态的变化情况；CDSS 应支持对成本敏感的药物处方和基于社会心理的低血糖风险评估；电子健康档案应包含不符合专家组管理指南（guidelines for panel management）的照护理由；执业护士和糖尿病教育者是具有社会心理信息的 CDSS 的主要利益相关者。文章作者来自美国罗格斯传播与信息学院图书馆与信息科学系（Department of Library and Information Science，Rutgers School of Communication and Information，USA）、美国加州大学旧金山分校医学部（Department of Medicine，University of California San Francisco，USA）、密歇根大学医学院家庭医学系（Department of Family Medicine，University of Michigan Medical School，USA）、美国密歇根大学公共卫生学院信息学院（School of Information，School of Public Health，University of Michigan，USA）。

（李　毅　张豫夫　于　娜）

主要参考书目

[1] 杨自厚，李宝泽. 多指标决策理论与方法 [M]. 沈阳：东北工学院出版社，1989.

[2] 林诒勋. 动态规划与序贯最优化 [M]. 开封：河南大学出版社，1997.

[3] 刘普寅，吴孟达. 模糊理论及其应用 [M]. 长沙：国防科技大学出版社，1998.

[4] 王永庆. 人工智能原理与方法 [M]. 西安：西安交通大学出版社，1998.

[5] 李荣钧. 模糊多准则决策理论与应用 [M]. 北京：科学出版社，2002.

[6] 马宪民. 人工智能的原理与方法 [M]. 西安：西北工业大学出版社，2002.

[7] 李登峰. 模糊多目标多人决策与对策 [M]. 北京：国防工业出版社，2003.

[8] 陈水利等. 模糊集合理论及其应用 [M]. 北京：科学出版社，2005.

[9] 徐玖平，李军. 多目标决策的理论与方法 [M]. 北京：清华大学出版社，2005.

[10] 杨善林. 智能决策方法与智能决策支持系统 [M]. 北京：科学出版社，2005.

[11] 张文修，仇国芳. 基于粗糙集的不确定决策 [M]. 北京：清华大学出版社，2005.

[12] Milton C. Weinstein（美）编著，曹建文主译. 临床决策分析（哈佛版）[M]. 上海：复旦大学出版社，2005.

[13] 韩崇昭，朱洪艳，段战胜，等. 多源信息融合 [M]. 北京：清华大学出版社，2006.

[14] 史忠植. 高级人工智能（2 版）[M]. 北京：科学出版社，2006.

[15] 徐玖平，吴巍. 多属性决策的理论与方法 [M]. 北京：清华大学出版社，2006.

[16] 杨自厚，许宝栋，董颖. 多目标决策方法 [M]. 沈阳：东北大学出版社，2006.

[17] Peter Drucker. The Essential Drucker [M]. Routledge，2007.

[18] Peter Drucker. The Effective Executive [M]. Routledge，2007.

[19] 侯媛彬，杜京义，汪梅. 神经网络 [M]. 西安：西安电子科技大学出版社，2007.

[20] 史忠植，王文杰. 人工智能 [M]. 北京：国防工业出版社，2007.

[21] 王国俊. 非经典数理逻辑与近似推理 [M]. 北京：科学出版社，2008.

[22] 徐泽水. 直觉模糊信息集成理论及应用 [M]. 北京：科学出版社，2008.

[23] 陈晓红. 复杂大群体决策方法及应用 [M]. 北京：科学出版社，2009.

[24] 方志耕. 决策理论与方法 [M]. 北京：科学出版社，2009.

[25] 刘明广. 复杂群决策系统决策与协同优化 [M]. 北京：人民出版社，2009.

[26] 徐玖平，陈建中. 群决策理论与方法及实现 [M]. 北京：清华大学出版社，2009.

[27] 胡宝清. 模糊理论基础（2 版）[M]. 武汉：武汉大学出版社，2010.

[28] 马锐. 人工神经网络原理 [M]. 北京：机械工业出版社，2010.

[29] 王家良. 循证医学（2 版）[M]. 北京：人民卫生出版社，2010.

[30] 武小悦. 决策分析：应用决策理论 [M]. 北京：科学出版社，2010.

[31] 颜虹. 医学统计学（2 版）[M]. 北京：人民卫生出版社，2010.

[32] 尤天慧. 信息不完全确定的多指标决策理论与方法 [M]. 北京：科学出版社，2010.

[33] Daniel Riffe（美），Stephen Lacy（美），Frederick G. Fico（美）著；嵇美云译. 内容分析法：媒介信息量化研究技巧（2 版）. 北京：清华大学出版社，2010.

[34] 方国华，黄显峰. 多目标决策理论方法及其应用 [M]. 北京：科学出版社，2011.

[35] 巩在武. 不确定模糊判断矩阵原理、方法与应用 [M]. 北京：科学出版社，2011.

［36］李锋刚. 基于案例推理的智能决策技术［M］. 北京：北京师范大学出版集团，合肥：安徽大学出版社，2011.

［37］李华雄，周献中，李天瑞. 决策粗糙集理论及其研究进展［M］. 北京：科学出版社，2011.

［38］刘训涛、曹贺、陈国晶. TRIZ 理论及应用［M］. 北京：北京大学出版社，2011.

［39］沈惠璋. 突发危机事件应急序贯群决策与支持系统［M］. 北京：科学出版社，2011.

［40］姚一豫. 决策粗糙集理论及其研究进展［M］. 北京：科学出版社，2011.

［41］贾修一，商琳，周献中，梁吉业，苗夺谦，王国胤，李天瑞，张燕平. 三支决策理论与应用［M］. 南京：南京大学出版社，2012.

［42］李登峰. 直觉模糊集决策与对策分析方法［M］. 北京：国防工业出版社，2012.

［43］朱建军. 群决策信息分析及集结模型研究［M］. 北京：科学出版社，2012.

［44］Stuart J. Russell（美），Peter Norvig（美）著；殷建平，祝恩，刘越，陈跃新译. 人工智能：一种现代的方法（第 3 版）［M］. 北京：清华大学出版社，2013.

［45］刘盾. 三支决策与粒计算［M］. 北京：科学出版社，2013.

［46］刘盾，李天瑞，苗夺谦，王国胤，梁吉业. 三支决策与粒计算［M］. 北京：科学出版社，2013.

［47］Barnabas Bede. Mathematics of Fuzzy Sets and Fuzzy Logic［M］. Springer，2013.

［48］李道苹. 卫生信息分析（2 版）［M］. 北京：人民卫生出版社，2014.

［49］秦新裕，许剑民. 肿瘤多学科诊疗团队模式［M］. 北京：人民卫生出版社，2014.

［50］叶枫，周根贵，吕旭东. 基于规则与案例推理的临床决策支持［M］. 北京：科学出版社，2014.

［51］周怡. 卫生信息与决策支持（2 版）［M］. 北京：人民卫生出版社，2014.

［52］于洪. 三支决策：复杂问题求解方法与实践［M］. 北京：科学出版社，2015.

［53］曾宪涛，张超. R 与 meta 分析［M］. 北京：军事医学科学出版社，2015.

［54］Guido Schwarzer，James R Carpenter，Gerta Rücker. Meta-Analysis with R［M］. Springer，2015.

［55］简祯富，许嘉裕. 大数据分析与数据挖掘［M］. 北京：清华大学出版社，2016.

［56］雷英杰，路艳丽，王毅，申晓勇. 模糊逻辑与智能系统［M］. 西安：西安电子科技大学出版社，2016.

［57］李丽红，杨亚锋，李言，孙杰. 集对推理与决策［M］. 北京：清华大学出版社，2016.

［58］廖虎昌. 复杂模糊多属性决策理论与方法［M］. 北京：科学出版社，2016.

［59］Siddhartha Mukherjee（美）著；潘澜兮译. 医学的真相：如何在不确定信息下做出正确决策［M］. 北京：中信出版社，2016.

［60］Goodfellow，I.，Bengio，Y.，Courville，A. Deep learning（Vol. 1）［M］. Cambridge：MIT press，2016.

［61］Oksana Kutkina，Stefan Feuerriegel. Deep Learning in R［EB/OL］. MARCH 7，2016. http://www. rblog. uni-freiburg. de/2017/02/07/deep-learning-in-r/.

［62］Gianluca Baio，Andrea Berardi，Anna Heath. Bayesian Cost-Effectiveness Analysis with the R package BCEA（Part of the Use R! book series）［EB/OL］. Springer，2017. https://link. springer. com/chapter/10. 1007%2F978-3-319-55718-2_3.

［63］Sam Abrahams（美），Danijar Hafner（美），Erik Erwitt（美），Ariel Scarpinelli（美）著；段菲，陈澎译. 面向机器智能的 TensorFlow 实践［M］. 北京：机械工业出版社，2017.

［64］蒋雯，邓鑫洋. D-S 证据理论信息建模与应用［M］. 北京：科学出版社，2018.

［65］刘续宝，孙业恒. 临床流行病学与循证医学（5 版）［M］. 北京：人民卫生出版社，2018.

［66］孔芝，王立夫，马廉洁. 软集合约简与决策［M］. 北京：科学出版社，2019.

［67］邱锡鹏. 神经网络与深度学习［EB/OL］. 2019. https://github. com/nndl/nndl. github. io.

［68］Francois Chollet，J. J. Allaire. Deep Learning with R［EB/OL］. 2018. http://www. allitebooks. org/deep-learning-with-r/.

［69］王吉耀. 循证医学与临床实践（4 版）［M］. 北京：科学出版社，2019.

R 软件包参考文献

1. Package arules

Michael Hahsler，Christian Buchta，Bettina Gruen and Kurt Hornik（2020）．arules：Mining Association Rules and Frequent Itemsets．R package version 1.6-6．https://CRAN.R-project.org/package=arules．

Hahsler M，Gruen B，Hornik K（2005）．arules-A Computational Environment for Mining Association Rules and Frequent Item Sets．Journal of Statistical Software，14（15），1-25．ISSN 1548-7660，doi：10.18637/jss.v014.i15．https://doi.org/10.18637/jss.v014.i15．

Hahsler M，Chelluboina S，Hornik K，Buchta C（2011）．The arules R-Package Ecosystem：Analyzing Interesting Patterns from Large Transaction Datasets．Journal of Machine Learning Research，12，1977-1981．http://jmlr.csail.mit.edu/papers/v12/hahsler11a.html．

2. Package arulesViz

Michael Hahsler（2019）．arulesViz：Visualizing Association Rules and Frequent Itemsets．R package version 1.3-3．https://CRAN.R-project.org/package=arulesViz．

Hahsler M（2017）．arulesViz：Interactive Visualization of Association Rules with R．R Journal，9（2），163-175．ISSN 2073-4859．https://journal.r-project.org/archive/2017/RJ-2017-047/RJ-2017-047.pdf．

3. Package bamdit

Pablo Emilio Verde（2018）．bamdit：An R Package for Bayesian Meta-Analysis of Diagnostic Test Data．Journal of Statistical Software，86（10），1-32．doi：10.18637/jss.v086.i10．

4. Package BCEA

Baio et al（2017）．Bayesian Cost Effectiveness Analysis with the R package BCEA．Springer，New York，NY．doi：10.1007/978-3-319-55718-2．http://www.springer.com/us/book/9783319557168/．

5. Package cluster

Maechler，M.，Rousseeuw，P.，Struyf，A.，Hubert，M.，Hornik，K.（2019）．cluster：Cluster Analysis Basics and Extensions．R package version 2.1.0．

6. Package conflicted

Hadley Wickham（2019）．conflicted：An Alternative Conflict Resolution Strategy．R package version 1.0.4．https://CRAN.R-project.org/package=conflicted．

7. Package DecisionAnalysis

Josh Deehr，Christopher Smith，Jason Freels and Emily Meyer（2020）．DecisionAnalysis：Implementation of Multi Objective Decision Analysis．R package version 1.1.0．https://CRAN.R-project.org/package=DecisionAnalysis．

8. Package deepnet

Xiao Rong（2014）．deepnet：deep learning toolkit in R．R package version 0.2．https://CRAN.R-project.org/package=deepnet．

9. Package dplyr

Hadley Wickham, Romain François, Lionel Henry and Kirill Müller (2020). dplyr: A Grammar of Data Manipulation. R package version 1.0.0. https://CRAN. R-project. org/package=dplyr.

10. Package frbs

Lala Septem Riza, Christoph Bergmeir, Francisco Herrera, Jos'e Manuel Ben'itez (2015). frbs: Fuzzy Rule-Based Systems for Classification and Regression in R. Journal of Statistical Software, 65 (6), 1-30. http://www. jstatsoft. org/v65/i06/.

11. Package fuzzySim

Barbosa, A. M. (2015). fuzzySim: applying fuzzy logic to binary similarity indices in ecology. Methods in Ecology and Evolution, 6 (7), 853-858. https://besjournals. onlinelibrary. wiley. com/doi/full/10. 1111/2041-210X. 12372.

12. Package ggplot2

H. Wickham. ggplot2: Elegant Graphics for Data Analysis. Springer-Verlag New York, 2016.

13. Package GO. db

Marc Carlson (2020). GO. db: A set of annotation maps describing the entire Gene Ontology. R package version 3.11.4.

14. Package GOSemSim

Guangchuang Yu (2020). Gene Ontology Semantic Similarity Analysis Using GOSemSim. In: Kidder B. (eds) Stem Cell Transcriptional Networks. Methods in Molecular Biology, 2117: 207-215. Humana, New York, NY.

Guangchuang Yu, Fei Li, Yide Qin, Xiaochen Bo, Yibo Wu and Shengqi Wang (2010). GOSemSim: an R package for measuring semantic similarity among GO terms and gene products. Bioinformatics, 26 (7): 976-978.

15. Package gsDesign

Keaven Anderson (2020). gsDesign: Group Sequential Design. R package version 3.1.1. https://CRAN. R-project. org/package=gsDesign.

16. Package igraph

Csardi G, Nepusz T (2006). The igraph software package for complex network research, InterJournal, Complex Systems 1695. http://igraph. org.

17. Package irr

Matthias Gamer, Jim Lemon and Ian Fellows Puspendra Singh (2019). irr: Various Coefficients of Interrater Reliability and Agreement. R package version 0.84.1. https://CRAN. R-project. org/package=irr.

18. Package knitr

Yihui Xie (2020). knitr: A General-Purpose Package for Dynamic Report Generation in R. R package version 1.29.

Yihui Xie (2015). Dynamic Documents with R and knitr. 2nd edition. Chapman and Hall/CRC. ISBN 978-1498716963.

Yihui Xie (2014). knitr: A Comprehensive Tool for Reproducible Research in R. In Victoria Stodden, Friedrich Leisch and Roger D. Peng, editors, Implementing Reproducible Computational Research. Chapman and Hall/CRC. ISBN 978-1466561595.

19. Package markovchain

    Giorgio Alfredo Spedicato (2017). Discrete Time Markov Chains with R. The R Journal，9：2，pages 84-104. R package version 0. 6. 9. 7. https：//journal. r-project. org/archive/2017/RJ-2017-036/index. html. doi：10. 32614/RJ-2017-036.

20. Package MASS

    Venables，W. N. & Ripley，B. D. (2002). Modern Applied Statistics with S. Fourth Edition. Springer，New York. ISBN 0-387-95457-0.

21. Package MCDM

    Blanca A. Ceballos Martin (2016). MCDM：Multi-Criteria Decision Making Methods for Crisp Data. R package version 1. 2. https：//CRAN. R-project. org/package＝MCDM.

22. Package MCMCpack

    Andrew D. Martin，Kevin M. Quinn，Jong Hee Park (2011). MCMCpack：Markov Chain Monte Carlo in R. Journal of Statistical Software. 42 (9)：1-21. http：//www. jstatsoft. org/v42/i09/.

23. Package mco

    Olaf Mersmann (2014). mco：Multiple Criteria Optimization Algorithms and Related Functions. R package version 1. 0-15. 1. https：//CRAN. R-project. org/package＝mco.

24. Package meta

    Balduzzi S，Rücker G，Schwarzer G (2019). How to perform a meta-analysis with R：a practical tutorial，Evidence-Based Mental Health.

25. Package netmeta

    GertaRücker，Ulrike Krahn，Jochem König，Orestis Efthimiou and Guido Schwarzer (2020). netmeta：Network Meta-Analysis using Frequentist Methods. R package version 1. 2-1. https：//CRAN. R-project. org/package＝netmeta.

26. Package openxlsx

    Philipp Schauberger and Alexander Walker (2020). openxlsx：Read，Write and Edit xlsx Files. R package version 4. 1. 5. https：//CRAN. R-project. org/package＝openxlsx.

27. Package org. Hs. eg. db

    Marc Carlson (2020). org. Hs. eg. db：Genome wide annotation for Human. R package version 3. 11. 4.

28. Package pmr

    Paul H. Lee and Philip L. H. Yu (2015). pmr：Probability Models for Ranking Data. R package version 1. 2. 5. https：//CRAN. R-project. org/package＝pmr.

29. Package prophet

    Sean Taylor and Ben Letham (2020). prophet：Automatic Forecasting Procedure. R package version 0. 6. 1. https：//CRAN. R-project. org/package＝prophet.

30. Package randomForest

    A. Liaw and M. Wiener (2002). Classification and Regression by randomForest. R News 2 (3)，18-22.

31. Package Rcpp

    Dirk Eddelbuettel and Romain Francois (2011). Rcpp：Seamless R and C＋＋ Integration. Journal of Statistical Software，40 (8)，1-18. URL http：//www. jstatsoft. org/v40/i08/.

Eddelbuettel，Dirk（2013）．Seamless R and C＋＋ Integration with Rcpp．Springer，New York．IS-BN978-1-4614-6867-7．

Dirk Eddelbuettel and James Joseph Balamuta（2017）．Extending R with C＋＋：A Brief Introduction to Rcpp．PeerJ Preprints 5：e3188v1．URL https：//doi．org/10．7287/peerj．preprints．3188v1．

32. Package readxl

Hadley Wickham and Jennifer Bryan（2019）．readxl：Read Excel Files．R package version 1．3．1．https：//CRAN．R-project．org/package＝readxl．

33. Package Rglpk

Stefan Theussl and Kurt Hornik（2019）．Rglpk：R/GNU Linear Programming Kit Interface．R package version 0．6-4．https：//CRAN．R-project．org/package＝Rglpk．

34. Package rlang

Lionel Henry and Hadley Wickham（2020）．rlang：Functions for Base Types and Core R and 'Tidyverse' Features．R package version 0．4．6．https：//CRAN．R-project．org/package＝rlang．

35. Package rmda

Marshall Brown（2018）．rmda：Risk Model Decision Analysis．R package version 1．6．https：//CRAN．R-project．org/package＝rmda．

36. Package RoughSets

Andrzej Janusz and Lala Septem Riza（2019）．RoughSets：Data Analysis Using Rough Set and Fuzzy Rough Set Theories．R package version 1．3-7．https：//CRAN．R-project．org/package＝RoughSets．

37. Package rpart

Terry Therneau and Beth Atkinson（2019）．rpart：Recursive Partitioning and Regression Trees．R package version 4．1-15．https：//CRAN．R-project．org/package＝rpart．

38. Package rpart．plot

Stephen Milborrow（2019）．rpart．plot：Plot 'rpart' Models：An Enhanced Version of 'plot．rpart'．R package version 3．0．8．https：//CRAN．R-project．org/package＝rpart．plot．

39. Package RWeka

Hornik K，Buchta C，Zeileis A（2009）．Open-Source Machine Learning：R Meets Weka．Computational Statistics，24（2），225-232．doi：10．1007/s00180-008-0119-7．https：//doi．org/10．1007/s00180-008-0119-7．

40. Package stringr

Hadley Wickham（2019）．stringr：Simple，Consistent Wrappers for Common String Operations．R package version 1．4．0．https：//CRAN．R-project．org/package＝stringr．